航天医学效应与防护

骞爱荣　蔺　泉　陈志浩　主编

U0289554

科学出版社

北京

内 容 简 介

本书围绕"航天特殊环境",系统地介绍了航天特殊环境引起的医学效应及其防护措施。全书共分为2篇11章,第一篇对航天环境以及生物学效应进行介绍,包括航天环境特点、失重的生物学效应、辐射的生物学效应、似昼夜节律、航天环境的其他因素生物学效应等。第二篇主要介绍航天医学效应的防护措施,包括航天医学监督与医学保障、航天生命保障技术以及药物防护技术等。通过对航天环境的特殊性以及航天环境医学效应的深入介绍,激发人们对航天医学的兴趣,吸引更多科研人员致力于航天医学效应及防护措施的研究,为将来太空探索提供理论和实验依据,使我们去往太空的脚步迈得更稳、更远。

本书通过横向拓展、纵向深入,并结合科技前沿,容纳了更多的知识内容和科学问题,具备学术前沿性、知识系统性、观点科学性和视角宽阔性。本书可供航天医学、生物科学、医学等相关专业的师生和从事相关行业的教学与科研技术人员参考。

图书在版编目(CIP)数据

航天医学效应与防护/骞爱荣,蔺枭,陈志浩主编. —北京:科学出版社, 2022.7

ISBN 978-7-03-072612-4

Ⅰ.①航… Ⅱ.①骞…②蔺…③陈… Ⅲ.①航空航天医学 Ⅳ.①R85

中国版本图书馆 CIP 数据核字(2022)第 103925 号

责任编辑:李 悦 孙 青/责任校对:郑金红
责任印制:吴兆东/封面设计:北京蓝正合融广告有限公司

科学出版社 出版
北京东黄城根北街 16 号
邮政编码:100717
http://www.sciencep.com

北京虎彩文化传播有限公司 印刷
科学出版社发行 各地新华书店经销

*

2022 年 7 月第 一 版 开本:720×1000 1/16
2023 年 7 月第二次印刷 印张:17
字数:350 000

定价:228.00 元

前　言

伟大的时代孕育伟大的时刻，伟大的时刻彰显伟大的时代。

在空间和浩瀚宇宙领域，人类从未停止探索，一直梦想揭开其面纱，去走近她、拥抱她。从远古时代中国的神话"嫦娥奔月"，到汉代杰出的天文学家张衡，再到 17 世纪的伽利略、牛顿等，人类逐渐加深对遥远宇宙的了解，一步一步地冲破地球的束缚，向着更高、更远、更广的太空挺近，终于人类走进了太空。

1957 年 10 月 4 日，苏联打开了太空之门，发射了第一颗人造地球卫星"卫星一号"，这在当时的国际社会产生了巨大影响。1961 年 4 月 12 日，苏联成为第一个实现太空飞行计划的国家，成功发射了第一艘载人飞船"东方一号"，并将宇航员尤里·阿列克谢耶维奇·加加林（Yuri Alekseyevich Gagarin）送入太空。1965 年 3 月 18 日，苏联发射了宇宙飞船"上升二号"，将航天员阿列克赛·阿尔希波维奇·列昂诺夫（Alexei Arkhipovich Leonov）送入太空，实现了世界航空史上的第一次太空行走。1969 年 7 月 16 日，美国宇航员尼尔·奥尔登·阿姆斯特朗（Neil Alden Armstrong）乘坐"阿波罗 11 号"（Apollo 11）宇宙飞船成功登陆月球表面，这是人类首次造访月球，引起国际社会的广泛关注。历史的指针仍在有条不紊地运转着，人类探索太空的步伐也从未停歇，宇宙飞船、航天飞机、空间站、月球探测器、火星探测器等接踵进入我们头顶的太空。

1999 年 11 月，我国"神舟一号"飞船的成功发射，为我国的航天工程奠定了不可动摇的基础，为现代中国载人航天工程提供了技术支持。2003 年 10 月，我国"神舟五号"载人航天飞船正式发射，杨利伟是中国进入太空的第一人，这标志着我国真正意义上的首次载人航天飞行圆满完成。2004 年，我国月球探测计划"嫦娥工程"正式实施，到 2020 年 12 月，在一系列嫦娥工程的研发和多次发射的经验基础之上，"嫦娥五号"月球探测器成功登陆月球规划区域。2021 年 4 月，在海南文昌，"长征五号 B 遥二运载火箭"成功发射了中国空间站天和核心舱。2021 年 5 月，我国首颗火星探测器"天问一号"成功登陆火星并完成相关科研任务。2021 年 5 月 30 日，我国用"天舟二号"货运飞船完成了天和核心舱的精确对接，逐步为构建我国自己的空间站添砖加瓦。2021 年 6 月 17 日上午，"神舟十二号"载人飞船发射圆满成功，进入预定轨道，这是我国载人航天工程立项实施以来的第 19 次飞行任务，也是空间站阶段的首次载人飞行任务，标志着中国人首次进入自己的空间站，中国在空间站时代续写航天梦。2021 年 10 月 16 日，"神舟十三号"载人飞船发射，首次径向停靠空间站，航天员首次在轨驻留 6 个月，中国女航天员首次进驻中国空间站。在"神舟十三号"任务的基础上，2022 年 6 月 5 日，搭载"神舟十四号"载人飞船的长征二号 F 遥十四运载火箭发射取得圆满成功。这是中国载人航天工程立项实施以来的第 23 次飞行任务，也是空间站阶段的第三次载人飞行任务，将首次进驻"问天"实验舱和"梦天"实验舱，建立载人环境。进一步开展更多的空间科学实验与技术实验，产出高水平科学成果。

随着我国载人航天事业的迅速发展，太空飞行中所面对的空间环境对人体健康的影响引起科学家们越来越多的关注。与地球环境不同，空间环境主要包括：微重力、高能粒子辐射、电磁辐射、磁场、真空、极端温度等。本书介绍航天特殊环境引起的医学效应及其防护措施，共分为 2 篇 11 章，第一篇主要围绕航天环境及生物学效应进行介绍，包括航天环境特点、失重的生物学效应、辐射的生物学效应、似昼夜节律、航天环境的其他因素生物学效应等；第二篇主要围绕航天医学效应的防护措施进行介绍，包括航天医学监督与医学保障、航天生命保障技术，以及药物防护技术等。通过本书可使人们对航天环境的特殊性以及航天环境医学效应有更加深入的认识，并吸引更多科研人员致力于防护措施的研究，为将来更远、更长时间的太空、深空探索提供理论和实验依据，使我们去往太空的脚步迈得更稳、更远。

本书在编写过程中得到了很多同志的支持和帮助，在此表示衷心感谢。本书出版得到了西北工业大学教务处和研究生院的资助，我们对关心、支持本书出版的老师、同行和单位表示衷心的感谢。

由于编者学识水平有限且参编人员较多，书中遗漏在所难免，恳切希望读者和同道们批评指正。

骞爱荣

2022 年 6 月

目　　录

第二篇　航天医学效应的防护

第一章 绪 论

第一节 航天医学的概念与发展

一、航天医学的概念

航天医学（space medicine）是医学的一个分支，是主要研究航天飞行对人体生理和生物学影响的一门学科。航天医学是一门特殊的环境医学，是以航空医学为根基发展起来的，也是支撑载人航天事业发展的重要学科之一。在科学研究与发展领域中，航天医学又属于空间生命科学的一个部分，涉及所有的医学专业，包括临床医学和基础医学，其与防病、治病、康复和保健，以及研究人体的潜能都有交叉联系[1]。

二、航天医学的形成和发展

人类自古以来就对外星世界是否存在生命感兴趣，但是由于缺乏直接的实验手段和检测技术，只能停留在假设和推测上。直到航天技术发展起来，才有真正意义上的空间生命科学的研究。20 世纪 60 年代后期，人类遨游太空的愿望得到实现。航天员进入环绕地球运行的轨道后，处于失重状态。失重对航天员的骨骼系统、肌肉系统、免疫系统、心血管系统等生理系统有显著影响。此外，空间粒子辐射环境对航天员身体健康也有重要的影响。帮助航天员克服航天特殊环境中失重、辐射等因素对人体的不利影响，对载人航天的顺利实施具有举足轻重的保障作用，航天医学因此应运而生。航天医学主要研究载人航天过程的各种空间特殊因素对人体的影响，探讨其作用机制并制定行之有效的防护措施，以确保航天员在太空飞行中安全高效地完成各种任务。

航天技术使人类遨游太空成为现实以后，航天医学就在不同层次上开展起来，主要分为三个阶段[2,3]。

（1）航天准备阶段（1945～1961 年），也称为高空气球和生物火箭实验阶段。此阶段主要是大量使用一些地基模拟手段，如高空气球、生物火箭等开展空间生命科学实验，研究在空间辐射、失重等条件下的生物学效应。同时在地面模拟失重和短暂时间的失重、超重交替条件下进行了大量实验，检测动物的一些关键性生理指标的变化，以确定航天员进行空间飞行的可能性和安全性。这一阶段除了探讨生物医学本身的科学问题外,很大程度上是为载人航天做技术准备(表 1-1),主要以美国和苏联为代表。

表 1-1 航天准备阶段各国开展的空间生命科学实验研究

时间	国家	实验
1947 年	德国	V2 火箭将果蝇送到 160km 的地球轨道
1948 年	美国	以动物为实验对象的 V2 生物火箭
1951 ~ 1961 年	美国	火箭(Aerobee)、"水星号"(Mercury)飞船将小鼠、猴子、黑猩猩等送入空间,观察其生物学效应
1957 ~ 1961 年	苏联	利用 Sputnik 系列卫星先后运送 12 只犬上天,考察人类进入空间的可能性
1961 年	苏联	航天员尤里·加加林首次完成太空近地轨道飞行,揭开了载人航天的序幕

(2)飞行试验阶段(1961 ~ 1980 年),也称为生物卫星和载人航天器研究阶段,始于 1961 年 4 月 12 日,当时苏联宇航员尤里·加加林乘"东方一号"(Vostok)飞船进入太空,开启了载人航天新纪元。为了保证航天员在太空的生命安全,科学家进行了大量的生命科学研究。同时美国和苏联都进行了大量的生物卫星试验。其中美国有"发现者"(Discoverer)17 号、18 号、32 号和"生物卫星"(Biosatellite)1 号、2 号、3 号。苏联有著名的携带犬"莱卡"的"卫星 2 号"。这一阶段的主要成果是观察了失重状态下人和动物的生理反应,以及宇宙辐射及其他因素对生物体的影响。此期间也进行了很多有关模拟微重力生理学的研究,主要是观察模拟失重对整个生理系统的影响,并提前探讨这种变化的机制,同时制定一些有效的保护措施(表 1-2)。

表 1-2 飞行试验阶段各国开展的空间生命科学实验研究

时间	国家	实验
1966 年	苏联	首次发射专业返回式生物卫星(Bion),主要用于空间生命科学研究
1971 ~ 1986 年	苏联	先后研发了 7 座"礼炮号"(Salyut)空间站,为建造"和平号"(Mir)空间站做技术准备
1973 年	美国	发射第一个"天空实验室"之后,把重心转向航天飞机(1972 ~ 2011 年)计划的实施
1975 年	美国	"阿波罗 18"(Apollo 18)飞船与苏联"联盟-19"(Soyuz-19)飞船实现对接

(3)系统实验阶段(1981 年至今),也称为空间站和行星探测阶段,这个阶段的特点是长期空间实验站的诞生,包括美国的"天空实验室"(Skylab)、欧洲的"空间实验室"(Space Lab)以及苏联的"礼炮号"(Salyut)空间站。2021 年 6 月 17 日,"神舟十二号"载人飞船进入预定轨道,标志着中国进入空间站时代。空间站的出现给空间科学研究提出了新的研究课题。例如,宇航员在太空停留的时

间会越来越长，如何解决长期停留在太空的宇航员的医疗问题，其中失重、辐射、心理因素对人体健康造成的影响最为突出。在这个阶段，空间站的建立为航天医学的研究提供了诸多便利条件，不仅可以观察人体长时间的生理变化，而且可以安装一些实验仪器和设备，进行实时监测研究（表1-3）。

表1-3　各国在系统实验阶段开展的空间生命科学实验研究以及空间站的建立

时间	国家	实验
1981	美国	"哥伦比亚号"（Columbia）航天飞机执行首次太空飞行
1986	苏联	"和平号"（Mir）空间站发射升空
1998	美国、俄罗斯	国际空间站（ISS）核心舱段——"曙光号"（Zarya）成功发射
2001	美国	"命运号"（Destiny）实验舱与国际空间站"团结号"（Harmony）节点舱顺利对接
2008	欧洲10个国家	哥伦布舱/欧洲生理舱建成，用于开展细胞生物学、空间生物学、人类生理学、流体和材料科学、天文学和基础物理学等实验
2009	日本	"希望舱"（Kibo）建成，是国际空间站上最大的舱组，主要开展失重条件下肌肉萎缩及其与神经系统的关系等基础生物学和医学研究、辐射生物学研究，以及细胞生物学和植物生理学研究

经过上述三个阶段的发展，逐渐形成了一系列空间生命科学领域，如空间生物学、空间重力生理学、空间辐射生物学、空间植物学、空间微生物学和地外生物学等。

第二节　航天医学的特点和任务

一、航天医学的特点

航天医学是伴随着载人航天而产生和发展起来的，目的是研究航天飞行过程中各种环境因素对人体生命健康的影响，并探讨其作用机制，制定行之有效的防护措施，以确保航天员的生命安全、身心健康和工作效率。与一般的医学相比，航天医学有其特殊性，主要表现为以下几个方面。

（1）治疗对象：航天医学面对的研究对象是健康状态非常好的健康人，而一般医学面对的是健康状况有问题的病人。

（2）引起疾病的原因：航天医学效应是由于太空复杂环境因素或心理因素引起的生理功能失衡，而一般医学疾病是由于身体器质性病变、遗传病或病原微生物感染引起的疾病等。

（3）治疗目的和治疗方式：针对航天医学环境引起的效应，航天治疗的目的是恢复健康并保持高效的工作能力，大多采用物理性的防护措施，去除诱因后症状消失；一般医学的目的是恢复健康，多采用药物或手术。

此外，航天因素对人体的影响涉及各个生理系统和各层次，因此在研究航天医学过程中还要从系统医学角度进行研究，帮助确定航天因素对人体影响的关键环节，是否会引起健康问题，并检验对抗措施的有效性。

二、航天医学的任务

航天医学的基本宗旨是保证载人航天任务中航天员的身心健康，包括航天基础医学和航天实施医学两部分。航天基础医学的主要目的是探究人体生理和心理系统在各种航天环境因素下的反应变化规律，积累实验数据，并依据这些规律，提出相应的防护或对抗措施，为航天实施医学提供科学依据。航天实施医学的主要任务则是监测在空间飞行前、飞行中和飞行后的航天员健康状况，及时发现航天员身体状况的异常，并选择相应对抗措施，以保证航天员身心健康；同时监督涉及航天员安全和健康的生命保障系统、通信系统和救生系统中的设备、仪器的故障，提出和制定医学监督和医学保障的标准和方法，确保顺利完成航天任务[4~6]。

第三节　航天医学的主要内容

航天医学的主要内容包括：航天环境医学、航天重力生理学与医学、航天心理学、航天分子细胞生物学、航天员选拔训练、航天员医学监督和保障技术[4~6]。

一、航天环境医学

航天环境医学主要开展航天环境因素对人体效应影响和防护技术研究，包括航天环境医学标准和载人飞船舱内环境工程设计的医学要求标准的制定，研究内容涵盖航天作业环境与生活环境中的气体环境、缺氧与供氧、有害气体、乘员舱温度环境、航天振动冲击环境、航天噪声环境、航天辐射环境等对航天员生理和心理的影响及防护措施。

二、航天重力生理学与医学

航天重力生理学与医学主要指特殊的失重、超重环境对航天员生命过程的影响，主要包括对呼吸系统、运动系统、心血管系统、免疫系统、神经系统、血液系统等的影响，引起的效应包括空间运动病、骨质流失、肌肉萎缩、体液头向转移、心血管功能障碍等。航天因素对人体的影响涉及各个生理系统，因此，航天重力生理学研究的目的是为航天医学提供理论基础，帮助确定航天环境因素对人体影响的关键环节是否可能引起健康问题，并验证对抗措施的有效性。

三、航天心理学

航天心理学是特殊人群心理学的分支，其对载人空间飞行中航天员的特殊心理需求及心理变化进行研究，并进行预防和干预。研究内容包括空间飞行特殊环境因素对航天员的心理状态、心理过程和个性特质的影响，有助于航天员的心理选拔和训练、航天员的心理咨询和心理治疗，以及航天活动中的人际关系的处理等。

四、航天分子细胞生物学

航天分子细胞生物学以离体细胞为研究对象，观察失重、辐射等航天因素对细胞结构、功能影响的规律及分子机制，并评价细胞水平变化对整体系统的影响，为航天医学提供理论和实验数据支持。航天分子细胞生物学研究的重点内容包括重力、辐射等特殊环境对细胞代谢过程的影响及其分子机制、航天类老化现象及机制、航天环境下DNA复制的错误率等。

五、航天员选拔训练

随着长期载人航天的特殊需求，以及医学、生理学和心理学的不断发展，航天员选拔方法必然会不断改进和提高。如何将航天分子细胞生物学的成果与航天员的外表症状和机体功能结合起来，可从基因组、代谢组、转录组等图谱特征中获得更深层次信息。心理选拔结合最新的虚拟现实研究技术、人工智能技术等，以克服传统方法的缺点，可以更精准、更科学地选拔合适的航天员。此外，对长期空间飞行或地外居住来说，心理调控能力的训练、航天员-机器人共生模拟训练等具有非常重要的意义。

六、航天员医学监督和保障技术

航天员医学监督和保障技术是针对航天员在航天飞行中的身体、心理问题，以临床医学、预防医学、心理医学和航空航天医学的基本原理、技术方法及研究成果为基础，预防和消除航天环境中不利因素对航天员生命健康的影响，从而维护航天员生理、心理健康，使航天员能够适应于航天特殊环境和空间，顺利执行载人航天任务。航天医学监督的主要内容包括航天员信息的检测、航天医学信息的放大与记录、航天医学信息的记录与输出、航天医学信息的分析与显示等，将它们进行分析后，把结果分门别类地显示出来，以供航天医护人员作为判断的依据。

第四节　航天医学实验条件

一、飞行实验条件

（一）亚轨道飞行

亚轨道一般是指距地球表面 20 ～ 100km 的空域，位于飞机的最高飞行高度和卫星的最低轨道高度之间，也称为空天过渡区或临近空间。这一区域既不是航空区域，也不是航天区域 [7]。

1. 生物火箭

生物火箭（biorocket）用于生物科学实验研究的探空火箭称为生物火箭，其主要任务是将实验生物样品送至高空，研究实验生物对太空飞行的适应性。生物火箭可以达到弹道顶点在 60 ～ 500km 的高度，可获得数分钟到 1h 的持续微重力时间，平均微重力为 10^{-4} ～ 10^{-2}g（表 1-4）。1964 年 7 月 19 日，我国第一枚生物探空火箭"T-7A（S1）"发射成功，火箭搭载了 4 只大白鼠、4 只小白鼠、果蝇等其他生物样品，为我国空间生物学研究和航天医学保障积累了宝贵的经验。

表 1-4　各国生物火箭及其主要试验

时间	国家	主要试验
20 世纪 50 年代	美国、苏联	利用生物火箭将犬、猴子、猩猩和大白鼠等动物送上太空
1964 年	中国［T-7A（S1）］	大、小白鼠及其他生物样品
1965 年	中国［T-7A（S1）］	大、小白鼠及其他生物样品
1966 年	中国［T-7A（S2）］	狗（小豹）、大白鼠及其他生物样品
1966 年	中国［T-7A（S2）］	狗（珊珊）、大白鼠及其他生物样品

2. 抛物线飞行

抛物线飞行（parabolic flight）是指利用失重飞机沿开普勒抛物线连续飞行，可制造人工微重力环境。一般飞行高度是 6 ～ 10km，俄罗斯、美国、法国都有抛物线飞机。美国国家航空航天局（National Aeronautics and Space Administration，NASA）的抛物线飞机每次起落可以有 24 次 25s 的低重力状态（10^{-3} ～ 10^{-2}g）。我国在 20 世纪 70 年代曾将一架"歼 5"改装为失重飞机，这也是世界上第三架失重飞机，用于后来的航天员选拔，但是因空间太小、年代久远，已被淘汰。

（二）近地轨道飞行

1. 生物卫星

生物卫星（biosatellite）是指用于空间生命科学研究的人造地球卫星。生物卫星的返回舱类似于无人空间生物实验室，舱中放置生物容器、生命保障系统，以及生物样品有关信息的监测与遥测系统，可对微重力、超重力、辐射等各种环境中生物生长、代谢、发育、遗传等方面的影响进行研究，平均微重力水平可以达$10^{-5} \sim 10^{-4}g$。

2. 返回式卫星

返回式卫星（return satellite）是指完成预定轨道任务后结构返回地球的人造卫星。由于这种实验卫星携带实验样品，需要回到地面对实验样品进行后续的分析研究。中国是继美国、俄罗斯后，第三个掌握返回式卫星技术的国家，从 1975 年首次发射成功以来，中国一共发射了 23 颗返回式卫星。中国利用自己的返回式科学探测卫星开展了大量的空间生物学实验研究，有植物、动物、微生物、水生生物、细胞和组织等 200 余种样品被搭载进行了科学研究。卫星留轨时间约 14 天，轨道高度 200 ～ 300km（表 1-5）。其中"实践十号"（SJ-10）是空间科学战略性先导专项首批确定的科学卫星项目中唯一的返回式卫星，也是中国第一个专用的微重力实验卫星。中国科学院上海生命科学院植物生理生态研究所黄勇平研究员将家蚕胚胎搭载在"实践十号"返回式卫星上，首次获取了空间环境下家蚕胚胎发育过程的图像，并发现搭载的家蚕胚胎在地面饲养后，幼虫发育时间缩短 3 天，筛选出了蚁蚕中差异表达的基因和信号通路。

表 1-5　中国已发射的返回式卫星

卫星	回收情况
FSW-0	10 次发射，9 次成功回收。通过该型号促进了卫星发射、卫星制造、跟踪测控和卫星回收的技术发展
FSW-1	5 次发射，4 次成功回收。在计算机控制技术、舱压控制等方面取得了很大进步，卫星飞行时间增加到 8 天
FSW-2	3 次发射，3 次成功回收；飞行时间 15 天
FSW-3	3 次发射，3 次成功回收；飞行时间 18 天
FSW-4	2 次发射，2 次成功回收；飞行时间 27 天
SJ-8	2006 年 9 月 9 ～ 24 日，育种卫星，主要进行空间诱变育种和空间微重力科学试验
SJ-10	2016 年 4 月 6 ～ 18 日，中国第一个专用的微重力实验卫星，开展微重力科学实验研究

3. 宇宙飞船

宇宙飞船（spacecraft）是一种运送航天员及货物到达太空，并能保障航天员在太空生活、工作及执行航天飞行任务并安全返回的航天器。世界上第一艘载人宇宙飞船是苏联 1961 年 4 月 12 日发射成功的"东方一号"（Vostok）飞船。苏联的宇宙飞船还有"上升号"（Voskhod）和"联盟号"（Soyuz）系列等。中国的宇宙飞船命名为"神舟飞船"系列，从 1999 年发射的"神舟一号"无人飞船开始到 2021 年发射的"神舟十二号"载人飞船，使中国成为继美国、苏联之后世界上的第三个航天大国，也是掌握载人航天技术和成功发射载人飞船的国家之一（表 1-6）。

表 1-6　各国载人飞船及其试验概况

国家	时间	载人飞船名称	飞行试验概况
苏联	1961 年	"东方一号"（Vostok）	把 1 名航天员送上太空并安全返回，以考察人在太空的自我感觉和工作能力
苏联	1965 年	"上升号"（Voskhod）	试验承载多人的飞船系统的可靠性，考察航天员之间的合作能力，以及航天员在舱外活动的能力
苏联	1967 年	"联盟号"（Soyuz）	主要任务是给空间站运送人员和必备物资，主要内容包括：①测试飞船的性能；②实现飞船与飞船、飞船与空间站之间的交会对接；③为空间站定期运送货物、人员、设备、材料等；④开展一些军事侦察活动
美国	1963 年	"水星号"（Mercury）	把 1 名航天员送入太空并安全返回；考察空间环境对人体生命安全的影响以及人在太空特殊环境中的工作效能。重点考察飞船的再入气动力学、热动力学以及高加速度和零重力等环境因素的影响
美国	1966 年	"双子星座号"（Gemini）	主要任务：①研究载人登月所需的长达两星期的载人轨道飞行对航天员健康的影响；②发展交会对接技术并掌握机动飞行能力；③发展载人飞船准确再入、溅落和回收技术；④发展航天员在太空飞行中进行舱外活动的能力；⑤开展空间科学实验、航天医学实验和军事技术
美国	1972 年	"阿波罗号"（Apollo）	主要目的是实现载人登月飞行，并开展人对月球的实地考察
中国	1999 年	"神舟一号"	成功实现天地往返，为中国载人飞船太空飞行奠定基础
中国	2001 年	"神舟二号"	主要目的是测试工程各系统从发射到运行、返回、留轨的全过程，检验各技术方案的匹配性与正确性，获得与载人飞行有关的医学实验数据
中国	2002 年	"神舟三号"	主要目的是考核火箭逃逸功能、飞船应急救生、自主应急返回、人工控制及系统冗余等功能，这次任务载有模拟航天员
中国	2002 年	"神舟四号"	在无人状态下全面考核的一次飞行试验，目的是进一步完善和考核火箭、飞船、测控系统的可靠性，确保载人飞行中航天员的绝对安全
中国	2003 年	"神舟五号"	首次载人飞行，杨利伟作为首名航天员，成功围绕地球 14 圈
中国	2005 年	"神舟六号"	首次进行多人多天的载人航天飞行，承载的航天员是费俊龙和聂海胜

续表

国家	时间	载人飞船名称	飞行试验概况
中国	2008 年	"神舟七号"	首次承载三名航天员翟志刚、刘伯明和景海鹏进入太空，并成功进行出舱活动
中国	2011 年	"神舟八号"	首次成功与组合"天宫一号"实施交会对接，成为中国空间站的一部分
中国	2012 年	"神舟九号"	与"天宫一号"首次进行载人交会对接，承载的航天员是景海鹏、刘旺、刘洋
中国	2013 年	"神舟十号"	成功与"天宫一号"交会对接，承载的航天员是聂海胜、张晓光、王亚平
中国	2016 年	"神舟十一号"	成功与"天宫二号"交会对接，承载的航天员是景海鹏、陈冬
中国	2021 年	"神舟十二号"	2021 年 6 月 17 日 18 时 48 分，航天员聂海胜、刘伯明、汤洪波先后进入天和核心舱，标志着中国人首次进入自己的空间站。7 月 4 日，"神舟十二号"航天员进行中国空间站首次出舱活动
中国	2021 年	"神舟十三号"	2021 年 10 月 16 日 0 时 23 分发射"神舟十三号"载人飞船，飞行乘组由航天员翟志刚、王亚平和叶光富组成，主要任务：①载人飞船采用自主快速交会对接的方式，首次径向停靠空间站；②实现核心舱、2 艘货运飞船、1 艘载人飞船共 4 个飞行器组合运行；③航天员将首次在轨驻留 6 个月；④中国女航天员首次进驻中国空间站，航天员王亚平也成为中国首位实施出舱活动的女航天员，而"神舟十三号"乘组也将包括中国首次出舱的男、女航天员；⑤在"神舟十二号"任务的基础上，进一步开展更多的空间科学实验与技术试验，产出高水平科学成果；⑥实施任务的飞船、火箭均在发射场直接由应急待命的备份状态转为发射状态

4. 航天飞机

航天飞机（space shuttle）是可往返于地球和近地轨道之间携带有效载荷的飞行器。航天飞机可以往返于天地之间，可作为太空运输系统（STS）。著名的航天飞机有美国的"开路者号"（Pathfinder）、"企业号"（Enterprise）、"哥伦比亚号"（Columbia）、"挑战者号"（Challenger）、"发现号"（Discovery）、"亚特兰蒂斯号"（Atlantis）和"奋进号"（Endeavour），以及苏联的"暴风雪号"（Buran）、"小鸟号"（Птичка）和"贝加尔湖号"（Buran 2.01）等。航天飞机在 1981 ～ 1993 年，由 STS-2 到 STS-51，进行了 243 个生物学实验。同期在 STS-1 到 STS-58 进行的人体航天医学实验有 140 个（表 1-7）。

表 1-7　美国航天飞机飞行记录

航天飞机	飞行次数	搭载人次	飞行时长
"企业号"（Enterprise）	0	0	0 天
"哥伦比亚号"（Columbia）	28	160	300 天 17 小时 40 分

续表

航天飞机	飞行次数	搭载人次	飞行时长
"挑战者号"（Challenger）	10	60	62天7小时56分
"发现号"（Discovery）	39	252	365天
"亚特兰蒂斯号"（Atlantis）	33	207	307天
"奋进号"（Endeavour）	25	173	299天

5. 天空实验室

"天空实验室"（Skylab）计划原名为"阿波罗应用计划"，是美国建成的第一个航天站，开始于1996年，作为沿轨道飞行的科学实验室和科研基地，主要研究内容包括人的生理反应和工作能力、返回地面后的再适应能力、生物医学和行为特性等的实验。美国和苏联利用天空实验室开展了大量的生物医学实验研究，结果表明：人完全能够适应失重环境，并能有效地开展各种工作，再次返回地球也能适应常重力环境。

6. 空间实验室

欧洲航天局（European Space Agency，ESA）为充分利用航天飞机，将其货舱改造为一半封闭、一半敞开的实验室，称为空间实验室（Space Lab）。苏联在"礼炮号"与"和平号"上进行了大量的生物医学实验研究，实验对象包括单细胞生物、脊椎动物不同进化水平的生物样品等。美国利用航天飞机的空间实验室专门进行了系列空间生命科学实验（space lab life science，SLS），包括大鼠、水母及人体科学实验等，以SLS编号。

7. 空间站

空间站（space station）又称太空站，是一种在近地轨道长时间运行的载人航天器，可供多名航天员长期工作、生活并开展科学实验研究。苏联空间站有"礼炮号"（Salyut）系列与"和平一号"（Mir I），1971～1996年，苏联有9个空间站进入近地轨道。

1984年美国决定建造"自由号"空间站，国际空间站（International Space Station，ISS）由日本、西欧九国和加拿大共同参加，1998年进行第一次发射，达到长期载人的能力。北京时间2021年6月17日18时48分，航天员聂海胜、刘伯明、汤洪波先后进入"天和"核心舱，标志着中国人首次进入自己的空间站（表1-8）。

表 1-8　各国空间站概况

国家/地区	名称	概况
苏联	"礼炮号"（Salyut）系列空间站	1971～1985年，此系列共发射了7个空间站，包括"礼炮1号"至"礼炮7号"。主要任务是开展天体物理学、航天生物学、航天医学等方面的科学实验研究
美国	天空实验室（Skylab）	1973年由"土星5号"运载火箭发射入轨，先后发射了3艘"阿波罗号"飞船的指挥-服务舱与其交会对接，每次送3名航天员进入太空
苏联	"和平号"（Mir）空间站	"和平号"空间站于1986年发射升空，是礼炮计划的后继项目。并在接下来的十年间陆续对接了5个模块，一直被运用到2000年，2001年废弃后烧毁。苏联与美国在"和平号"空间站上进行了多项航天项目的合作
美国、俄罗斯、日本、加拿大、欧洲	国际空间站（International Space Station，ISS）	自1998年开始建造，各功能模块后续被陆续送入轨道装配，于2011年2月国际空间站组装工作全部结束。国际空间站是迄今为止人类拥有的规模最大的空间站
中国	"天宫一号"（Tiangong 1）目标飞行器	"天宫一号"是我国独立设计建造并发射运用的目标飞行器，它于2011年成功发射。"天宫一号"与随后发射的"神舟八号"至"神舟十号"飞船进行对接，我国成为掌握交会对接技术的国家之一
中国	"天宫二号"（Tiangong 2）空间实验室	"天宫二号"是我国第一个真正意义上的空间实验室，在将近三年的工作时间里，总共搭载了十余项应用载荷以及航天医学实验设备和在轨维修试验设备，开展了60余项空间科学实验研究和技术试验项目。此外，"天宫二号"还与"天舟一号"货运飞船配合，实现了我国航天器推进剂在轨补加任务，使我国推进剂补加系统性能指标达到世界领先水平

二、地面模拟实验条件

（一）地面微重力条件

1. 落管/落塔

落管（falling tube）是一种垂直放置的真空或充气长管，样品在其中进行落体实验以模拟空间环境，研究微重力条件下的落体过程及物质性质。落塔（falling tower）是一种能够实现自由下落的建筑，能使实验样品由一定的高度自由下落，在系统内产生微重力环境，是对样品进行试验和观察以及回收的实验设备。我国的微重力落塔建成于2000年，它是我国自行研制的地基微重力实验设施。我国的微重力落塔高116m，微重力持续时间3.60s，最大冲击加速度<15g。单舱实验模式微重力水平为$10^{-3}g$，最大可搭载70kg实验载荷。双舱实验模式微重力水平达到$10^{-5}g$的量级，最大可搭载30kg实验载荷。

2. 高空气球

高空气球（aerostat）又称高空科学实验气球，是指在平流层飞行的无动力浮空器。将气球放飞使其上升到离地面 40km 左右时遥控释放气球所携带的落舱，使其自由下降到离地面 14 ～ 20km 高度，在此段内产生约 1min 的微重力状态。高空气球对实验设备没有太多限制，没有强烈的震动和过载，数据可以远程测量。美国、俄罗斯、法国和瑞士都有微重力气球落舱。高空气球在基础学科、航天、环境等领域发挥着不可忽视的作用。

3. 自由下落机

自由下落机（free fall machine，FFM）利用自由落体运动获得长时间真实微重力。自由下落机提供的是一个连续的真实微重力环境，但是由于向上的弹力会产生一个 20g 的瞬间加速度，所以每秒有一个 50ms 的持续中断时间。但一般认为细胞对这个瞬间的超重力来不及响应，所以细胞实际上还是处于连续的微重力环境中。

（二）低重力效应模拟

1. 头低位卧床

头低位卧床法（head-down bed rest experiment），即头低脚高位卧床法，这种方法可以模拟失重引起的体液头向分布以及运动减少对人体健康的影响，其所引起的骨质疏松、肌肉萎缩、心血管功能紊乱、免疫功能下降、内分泌失调、水盐代谢变化等，与失重效应非常相似。因此，这种方法可以用来探究失重对人体生理功能的影响、作用机制和防护措施。该方法简便、易行，是目前应用最广泛的地基人体模拟失重的方法。20 世纪 50 年代，苏联、美国就开始进行头低位卧床模拟失重效应实验研究，我国自 60 年代起也开展了头低位卧床实验研究（表 1-9）。

表 1-9　各国开展的头低位卧床实验

国家	时间	卧床时间	措施
苏联	20 世纪 80 年代起	短期：30 ～ 60 天；90 天；120 天	锻炼防护（药物防护）
苏联	1987 ～ 1988 年	370 天	药物防护、锻炼防护 120 天其对照组亦有对抗措施
俄罗斯	2013 年	120 天 5° 头低位	锻炼防护
美国	20 世纪 90 年代至 2003 年	数小时、数天、数周；90 天（头低位 6°）；17 周（多次水平位）	锻炼防护（药物防护）
美国	2004 年	≤90 天	防护措施进行评估、比较和优化
法国	2001 年	90 天	飞行锻炼；药物（二磷酸盐类）

续表

国家	时间	卧床时间	措施
德国	2001 年	14 天	营养代谢研究
德国	2003 年	56 天	振动锻炼
法国	2005 年	60 天	抗阻锻炼、有氧锻炼、下体负压（LBNP）；营养支持
中国	2008 年（地心一号）	60 天（头低位-6°）	抗阻锻炼、药物防护
中国	2019 年（地星一号）	90 天（头低位-6°）	抗阻锻炼、太空跑台锻炼、综合防护

2. 浸水

浸水（immersion）实验是在特制的中性浮力水槽中进行的，水槽温度控制在 33～34℃，水的含盐量为 1%～2%。由于向上的浮力和向下的重力相互抵消，产生了类似于失重的重量相等的漂浮感。实验时被试者以坐姿或卧姿浮在水面，或穿特制的服装潜入水中。浸水所产生的生理效应如体液再分配、肌肉活动减少、代谢能力降低、立位性低血压等与失重产生的效应相似，因此可作为模拟失重效应研究的方法之一。由于长时间浸水可以引起受试者皮肤的浸渍，并且完全浸在水中的受试者，需要加压呼吸，这些附加的负荷，会对人体会产生新的影响。苏联研制了一种"干浸法"（dry immersion），使受试者躺在一种特制的防水薄膜上，使其身体与水完全隔开，并可以把各种传感器和电极固定在受试者身上进行医学监督或测试。

浸水方法的优点是能够不受时间限制模拟微重力作业，在没有任何约束并具有 6 个自由度的情况下使训练对象进行各种试验操作。缺点是人体浸在水中，由于身体的各部分不在同一水平面上，水压对人体系统各部分的影响可能会不同，这将影响人体生理变化。此外，浸水实验中的水黏度比较高，在水中运动的物体会受阻力影响。目前浸水实验已经使用于航天员训练、实施任务支持、对接和组装大型空间结构、评价硬件设计等。

3. 鼠后肢尾部悬吊

鼠后肢尾部悬吊（hind limb suspension，HLU）是常用的模拟失重效应的实验方法之一，最初由莫雷-霍尔顿（Morey-Holton）和弗龙斯基（Wronski）建立，具有应激程度轻的特点，已被广泛采用。其主要方法是将鼠尾部吊起，头部向下，前肢着地，头与地面呈 30°。研究结果表明，鼠后肢尾部悬吊后会造成骨质流失、肌肉萎缩、循环系统发生紊乱、立位耐力降低等，这些变化与人体在失重或模拟失重条件下的生理变化趋势相似，是目前使用最广泛的地基动物模拟失重方法[8]。

（三）微重力效应模拟

1. 回转器

回转器（clinostat）是一种使受试的生物样品（细胞）围绕一个轴进行旋转的设备。水平回转器在工作时，通过带动细胞持续绕水平轴匀速旋转，使受试样品处在不断改变方向的力场中。在此过程，重力矢量方向持续处于变化中，使细胞来不及对所处的力场方向改变做出响应，即重力效果来不及表现，从而可达到模拟失重生物效应的结果。从力学角度分析，细胞仍处于重力场中，但以细胞为参照体剖析其受力情况，其所处的重力方向处于持续变化之中。受试样品在一个回转周期内，重力矢量和为零，使细胞表现出失重环境效应。虽然水平回转器可用于模拟失重效应，但由于其回转时存在等效重力加速度（$10^{-5} \sim 10^{-3}g$），因而仍然不能等同于真实失重条件。此外，水平回转器的缺陷在于：①细胞培养室密闭、充满培养基，在细胞培养过程中培养室内压力容易发生改变；②在实验期间，为保持持续的模拟失重状态，培养基无法更新，容易导致细胞代谢产物的积累，因而限制了长期模拟失重条件的研究[9]。

2. 随机定位仪

随机定位仪（random positioning machine，RPM）由回转器和控制器两部分构成。回转器包括两个相互独立的转轴，分别用于驱动内框和外框进行回转。控制器控制内框和外框的转速与转动方向。控制器有两种回转模式，随机模式和固定模式。随机模式下，内外框的转动速度和转动方向都是随机的。固定模式下，内外框各自的转动速度和转动方向均是固定的。随机定位仪模拟失重效应的原理同水平回转器，细胞在进行回转时，其重力方向不断变化，在一个回转周期内，重力矢量和为零。此外，细胞回转时，细胞重力矢量方向不断变化，在一定转速下，细胞总是来不及响应某一方向的重力矢量，从而细胞表现出类似于失重条件下的生物学效应。与水平回转器相同，随机定位仪的等效重力加速度是 $10^{-5} \sim 10^{-3}g$，其优缺点与水平回转器类似。另外，随机定位仪还存在两方面不足：①不同于真实失重环境，随机定位仪模拟失重环境不能实现沉淀效应消失；②回转过程中，如果存在流体剪切力，可能会影响失重效应[10,11]。因此，其与航天失重环境的生物学效应可能存在差异。也有人认为，随机定位仪的重力矢量平均化过程与水平回转器相比更加随机，因此这种仪器的模拟失重效果可能更好。

3. 旋转细胞培养系统

旋转细胞培养系统（rotary cell culture system，RCCS）不同于水平回转器和随机定位仪，细胞培养时，将悬浮细胞直接接种于培养基中，事先将贴壁细胞接种在微载体上进行培养，贴壁后再转移到培养基中，因此细胞是悬浮在培养基中生长的。细胞培养容器在旋转细胞培养系统中围绕水平轴旋转时，细胞同时受到重力和培养基浮力的作用。在一个回转周期中，细胞所受的重力矢量随机分布，且细胞处于类似于自由落体运动中，细胞所受的表观重力近似零，从而达到模拟失重效应的结果。旋转细胞培养系统不同于水平回转器和随机定位仪的突出优点在于贴壁细胞可在三维（3D）方向自由生长。旋转细胞培养系统与水平回转器和随机定位仪的显著不同之处在于：①旋转细胞培养系统中，贴壁细胞需要先在微载体上生长，这样可以使细胞充分接触培养基中的营养物质；②细胞一直处于运动状态，因此剪切应力对细胞的刺激在所难免；③旋转细胞培养系统中可以进行培养基更新，既可避免细胞代谢产物的堆积，又可给细胞充足的营养物质。由于旋转细胞培养系统中的剪切应力和高营养因素等的影响，细胞的生物学效应与航天失重环境有明显差别。因此，旋转细胞培养系统在模拟失重研究中应用较少，但在组织工程研究中应用较多[12~15]。

4. 抗磁悬浮超导磁体

抗磁悬浮超导磁体（diamagnetic levitation superconduct magnet）利用大梯度强磁场产生的强磁重力环境，是一种新型的人工极端环境。生物大分子、细胞、组织及生物体均具有抗磁性特点。大梯度强磁场重力效应技术通过梯度强磁环境，平衡物体的本身重力，可使物体本身处于失重状态。由于梯度磁场提供的磁化力是体积力，该力作用在物体内部每一个质点上，因此其失重状态的力学环境与空间环境是类似的，这就解决了力学环境相似性问题。同时，该梯度强磁场由超导磁体提供，可长时间持续工作，因此它同时又满足了生命科学研究的时间需求问题，十分适合开展生命科学研究[16,17]。抗磁悬浮模拟失重环境不会产生剪切应力作用，培养装置简单，普通培养皿即可进行相关实验，也为空间生命科学研究中地基模拟实验开展提供了一种可供选择的新方法[18~20]。西北工业大学是我国最早也是目前唯一拥有抗磁悬浮模拟失重平台的单位，利用该平台，研究人员开展了大量分子细胞生物学实验研究[21,22]。

三、超重环境模拟

实现超重的最有效方法是采用离心机。进行生物样品的超重实验，离心机半径 10cm 左右，可以实现 $0\sim40g$ 的恒加速度或变加速度加载。进行人体实验的离心机，半径在数米以上，主要用于航天员超重耐力训练以及重力生理学人体实验研究。用于人体实验的离心机最大过载 $16g$（在 $1.4\sim16g$ 范围可调），稳态运行精度 $\pm0.2g$，最大过载增长率 $6.0g/s$（在 $0.1\sim6.0g/s$ 范围可调），最大过载下降率 $2.0g/s$（在 $0.1\sim2.0g/s$ 范围可调）。旋转半径为 8m，单人单轴座舱，可进行 $+G_x$

和+G_z两个方向的过载试验，有效载荷 165kg。

四、空间辐射环境模拟

粒子加速器是一种借助形态不同的电场，人工将各种不同种类的带电粒子加速至较高能量的电磁装置[23]。兰州近代物理研究所兰州重离子加速器（heavy-ion research facility of Lanzhou，HIRFL）是我国规模最大、能量最高、加速离子种类最多的重离子研究装置，装置的一些主要技术指标达到国际先进水平。兰州重离子加速器是国内唯一的中高能重离子加速器，也是迄今为止亚洲能量最高的重离子研究装置。重离子加速器具有加速全离子的能力，可提供宽能量范围、多种类的稳定核束和放射性束，用以展开重离子物理、空间科学以及交叉学科的实验研究[24,25]。

总结与展望

宇宙空间是一个特殊的环境，对人类来说陌生而又向往。在载人航天过程中，人的健康是一个根本性问题。除系统安全、辐射防护等技术外，核心科学问题是在不同时程的空间飞行过程中，微重力环境对生命体结构与功能的影响，以及由此引起的长期效应。航天医学是研究航天飞行对人体生命健康影响的一门学科，对航天飞行过程中各种特殊环境因素对人体健康的影响展开研究，探讨其作用机制及制定安全有效的防护措施，以确保航天员在太空飞行中安全高效地完成任务。目前，国内外已经建立了多种航天医学实验条件，包括真实的空间飞行条件以及地面模拟条件等，并开展了大量的空间生命科学实验研究，为载人航天飞行提供了丰富的理论和实验依据。

然而，人类对宇宙空间的认识和了解还非常有限，空间生命科学及航天医学研究将任重而道远。进入 21 世纪，国际主要空间国家纷纷开展太空探索计划。美国更是提出重返月球、登陆火星，以及把足迹遍布太阳系的宏伟目标。我国 21 世纪中叶的国家目标是"基本实现现代化、达到中等发达国家水平"。为实现这一目标，中国的空间科学技术发展必须要面向国家发展的重点战略需求，努力提升空间科学、技术水平，担当起历史使命和重任，航天医学的发展也要迎接新科技革命挑战，为伟大时代的建设贡献力量。

思 考 题

1. 什么是航天医学，其主要任务和内容是什么？
2. 飞行实验条件有哪些？
3. 地面模拟失重的实验条件有哪些？

参 考 文 献

[1] 魏金河, 黄端生. 航天医学工程概论 [M]. 北京: 国防工业出版社, 2000.

[2] 刘振兴. 20 世纪中国学术大典: 空间科学 [M]. 福州: 福建教育出版社, 2002.

[3] 江丕栋. 空间生物学 [M]. 青岛: 青岛出版社, 2000.

[4] 国家自然科学基金委员会, 中国科学院. 学科发展战略研究报告: 空间生命科学 [M]. 北京: 科学出版社, 2014: 409-473.

[5] Hodkinson P D, Anderton R A, Posselt B N, et al. An overview of space medicine[J]. British Journal of Anaesthesia, 2017, 119: 143-153.

[6] Martyn Y. Changes in space medicine over the last 50 years[J]. Occupational Medicine, 2009, 69: 314-315.

[7] Grimm D. Microgravity and space medicine[J]. International Journal of Molecular Sciences, 2021, 22: 6697.

[8] Lin Y, Qian A, Liu Z, et al. A mice hindlimb unloading (HLU) model to simulate microgravity[J]. Space Medicine & Medical Engineering, 2012, 25 (4): 239-242.

[9] Barjaktarović Z, Nordheim A, Lamkemeyer T, et al. Time-course of changes in amounts of specific proteins upon exposure to hyper-g, 2-D clinorotation, and 3-D random positioning of Arabidopsis cell cultures[J]. Journal of Experimental Botany, 2007, 58(15-16): 4357-4363.

[10] Borst A G, Loon J J W Av. Technology and developments for the random positioning machine, RPM[J]. Microgravity Science & Technology, 2009, 21(4): 287-292.

[11] Qian A, Li D, Han J, et al. Fractal dimension as a measure of altered actin cytoskeleton in MC3T3-E1 cells under simulated microgravity using 3-D/2-D clinostats[J]. IEEE Transactions on Biomedical Engineering, 2012, 59(5): 1374-1380.

[12] Liu T, Li X, Sun X, et al. Analysis on forces and movement of cultivated particles in a rotating wall vessel bioreactor[J]. Biochemical Engineering Journal, 2004, 18(2): 97-104.

[13] Bai S, Li Y, Wang J, et al. Modeled microgravity suppressed expansion of the MBP-specific T lymphocytes of rats with experimental autoimmune encephalomyelitis[J]. Immunological Investigations, 2001, 40(5): 535-551.

[14] Li S, Ma Z, Niu Z, et al. NASA-approved rotary bioreactor enhances proliferation and osteogenesis of human periodontal ligament stem cells[J]. Stem Cells & Development, 2009, 18(9): 1273-1282.

[15] Zheng L, Liu J, Hu Y, et al. Simulated microgravity, erythroid differentiation, and the expression of transcription factor GATA-1 in CD34$^+$ cells[J]. Aviation Space & Environmental Medicine, 2011, 82(5): 513-517.

[16] Qian A, Zhang W, Weng Y, et al. Gravitational environment produced by a superconducting magnet affects osteoblast morphology and functions[J]. Acta Astronautica, 2008, 63: 29-946.

[17] Qian A, Di S, Gao X, et al. cDNA microarray reveals the alterations of cytoskeleton-related genes in osteoblast under high magneto-gravitational environment[J]. Acta Biochimica et Biophysica Sinica, 2009, (7): 561-577.

[18] Qian A, Hu L, Gao X, et al. Large gradient high magnetic field affects the association of MACF1with actin and microtubule cytoskeleton[J]. Bioelectromagnetics, 2009, 30: 545-555.

[19] Qian A, Wang L, Gao X, et al. Diamagnetic levitation causes changes in the morphology, cytoskeleton and focal adhesion proteins in osteocytes[J]. IEEE Transactions on Biomedical Engineering, 2012, 59 (1): 68.

[20] Qian A, Gao X, Zhang W, et al. Large gradient high magnetic fields affect osteoblast ultrastructure and function by disrupting collagen I or fibronectin/αβ1 integrin[J]. PLoS One, 2013, 8 (1): e51036.

[21] Qian A, Yin D, Yang P, et al. Application of diamagnetic levitation technology inbiological sciences research[J]. IEEE Transactions on Applied Superconductivity, 2013, 23 (1): 3600305.

[22] Qian A, Yang P, Hu L, et al. High magnetic gradient environment causes alterations of cytoskeleton and cytoskeleton associated genes in human osteoblasts cultured *in vitro*[J]. Advances in Space Research, 2010, 46: 687-700.

[23] DeJohn C. Aerospace medicine research: the division of environmental physiology and the swedish aerospace physiology centre[J]. Aerospace Medicine and Human Performance, 2021, 92(4): 213-214.

[24] Kreykes A J, Petersen E H, Lowry C L. Expanding knowledge and exposure to aerospace medicine by creating a medical student curriculum[J]. Aerospace Medicine and Human Performance, 2020, 91(5): 448-452.

[25] Yashina E R, Kurashvili V A, Turzin P S. Influence of aerospace medicine achievements on the development of sport medicine methodology[J]. Aviakosmicheskaia i Ekologicheskaia Meditsina, 2016, 50(5): 56-62.

第一篇

航天医学效应

第二章　航天环境

引　言

航天环境是指航天器在外层空间飞行时所处的环境条件。航天环境是航天器空间飞行的基本环境条件，对航天飞行和各项系统的工作有很大影响。航天环境可以分为自然环境和人工诱导环境。自然环境指各种空间环境，包括距地面几十千米高度以上直至太阳的广阔空间内的环境，涵盖区域包括高层大气、电离层、磁层、行星空间及太阳活动区等。而人工诱导环境是指在太空环境作用下航天器的某些系统在工作时所产生的环境[1]，如轨道控制推力器点火和太阳电池翼伸展引起的振动、冲击环境，航天器上的磁性材料和电流回路在空间磁场中运动产生的感应磁场，航天器上有机材料逸出物沉积在其余部位造成的分子污染等。同时，航天环境的改变提供了一种极端的物理条件，也造成了一些物质的理化特性发生变化。利用这些地面上难得的特殊环境条件，可进行许多地面上难以进行的科学实验，生产特殊的材料、药品和工业品等。本章内容结合航天环境，包括地球环境、月球环境、火星环境、运载器发射与返回时环境的特殊性，以及它们对航天飞行和航天员生理健康的影响等内容做重点阐述。

第一节　地球环境

地球环境（earth environment）是指大气圈（主要是对流层）、水圈、土壤圈、岩石圈和生物圈，又称为全球环境或地理环境。地球作为人类的唯一家园，为我们提供了一个良好的生存环境，构成地球环境的气体、水资源、生物和地理条件等因素众多。其中，气体资源的主要成分是氮气和氧气，还有极少量的氦、氖、氩、氪、氙等稀有气体，以及水蒸气、二氧化碳和尘埃等[2]，常温下的空气是无色无味的气体。另外，水资源包括天然水，如河流、湖泊、大气水、海水、地下水等；人工制水，如通过化学反应使氢氧原子结合生成的水。

地球环境还包括重力环境、电磁辐射、磁场等。其中，重力与辐射是影响人体健康的两种最主要因素。地球是目前唯一被证实存在生物体的星球，且地球上所有生物体均在地球独特的环境中生存。

（一）重力环境

重力（gravity）（或称引力）在本质上是四个基本相互作用（万有引力、电磁力、强相互作用、弱相互作用）之一。所有具有质量的物体之间均存在引力，且与物体之间的距离有关，该相互作用是四种相互作用中最为微弱的一种，在微观现象的研究中，基本可以忽略不计。但重力也是四种相互作用中作用距离最长的一种。因此，在宏观天体运动中，我们可以得到地面上物体的重力加速度值 g：

$$a = g = \frac{F}{m} \tag{2.1}$$

式中，F 为物体受到的引力，m 为物体的质量。在地球的表面，$a=g=9.806\,65\mathrm{m/s}^2$。

地球上重力水平为 $1g$，即重力加速度为 $9.81\mathrm{m/s}^2$（图 2-1），地球上的生物体均在地球重力环境下生存、进化。因此，地球上生物体的生长发育、生理规律均与地球重力场有着密切关系。

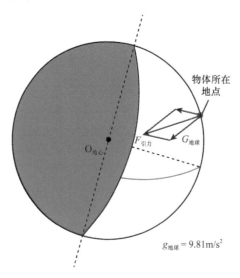

图 2-1 地球重力示意图

（二）地球辐射

地球辐射（radiation of earth）又称长波辐射和热红外辐射，是一种由地球放射的电磁辐射。在地球辐射中，由地面向上发射的长波辐射称为地面辐射，大气发射的长波辐射称为大气辐射，大气向下发射的长波辐射称为大气逆辐射。地球辐射的波长范围为 4 ～ 120μm，辐射能量的 99% 集中在 3μm 以上的波长范围内，地球辐射的最强波长约为 9.7μm。由于地球周围覆盖有大气层，阻挡了大部分宇宙辐射，屏蔽了来自太阳和宇宙的紫外线、γ 射线、X 射线和重离子辐射（图 2-2）。地面长波辐射大部分被云体和大气层吸收，一小部分透过大气层直射太空。而在地球所处的空间环境中，则不存在这样的大气层的保护。围绕地球的空间环境中存在多种辐射源，主要可分为电离辐射和电磁辐射，电离辐射是太阳大气射出带电粒子流，属于高能粒子；电磁辐射基本上都源于太阳，在近地轨道处的能量密度约为1390W/m²，到达地球的连续电磁辐射的能量密度与距离有关：

$$I = \frac{I_0}{r^2} \qquad\qquad (2.2)$$

式中，r 为星体到太阳的距离，太阳常数 I_0=1390W/m²。

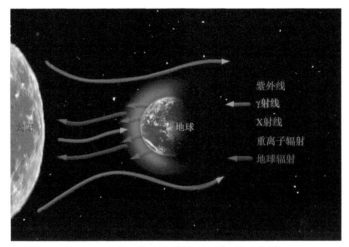

图 2-2　太阳粒子辐射与地球辐射示意图

（三）磁场环境

地磁场强度为 50 ～ 60μT。在远离地球表面的不同位置，磁场的方向和磁感应强度有所不同，地磁南极接近于地球的地理北极，而地磁北极则接近于地球的地理南极，南北磁极轴线与地球自转轴线之间存在约 11.3° 的夹角。理论上讲，地磁场是一个自地球向外延伸数万千米的磁气圈（magnetosphere）（图 2-3）。磁气圈将地球表面包裹，太阳风吹来的带电粒子进入磁场后受到洛伦兹力的影响，运动轨迹弯曲，因此磁气圈基本上能将带电粒子的辐射屏蔽。磁气圈总是在正对太阳方向受到压缩，而在背对太阳方向被延伸。对生物体而言，由于磁气圈的作用，可最大限度免受太阳粒子辐射的影响。地球磁场形成了近地空间环境的天然屏障，它阻挡着高温、高速的太阳风等离子体直接到达近地高度，对人类生存环境具有重要影响。随着时间的改变，磁层的大小和结构也相应发生变化，从而引起近地环境的改变。地球磁层系统的空间天气过程及其效应一方面取决于太阳风向该系统输入能量的形式和多少，另一方面取决于系统对能量输入的响应（如能量储存和释放），不同的磁层结构也会产生不同的天气过程。

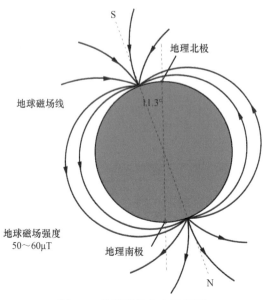

图 2-3　地球磁场分布示意图

（四）地球大气

地球大气（atmosphere）是指地球外围的空气层，是地球自然环境的重要组成部分之一。通常地球大气层厚度是从地面到 1000 ～ 1400km 高度，其中大气总质量的 98.2% 集中在 30km 以下 [3]。地球环境与生命保障相联系，二者共同构成的环境与生命保障系统是有效保障航天员在太空中生活的基础，它的状态和变化影响着人类的活动与生存 [4]。

我们通常将地球大气层按照地球大气的密度、温度、压力、化学组成等参数，对地球大气进行分层（图 2-4）。

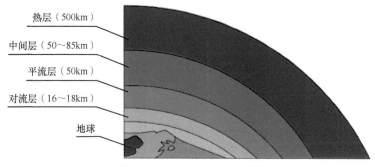

图 2-4　地球大气分层示意图

（1）对流层，靠近地表的底层大气，对流运动显著，其厚度因纬度、季节及其他条件而不同，在赤道区为 16 ～ 18km，中纬度区为 10 ～ 12km，两极区为 7 ～ 8km。通常，夏季厚度增加而冬季厚度降低。对流层与地表联系最为密切，受地表状况影响最大，大气中的水汽大部分集中于此，形成云和降水等现象。对流层的上部称为"对流层顶"，厚度为 1 ~ 2km。对流层的温度几乎随高度直线下降，到对流层顶时约为–50℃。

（2）平流层（又称同温层），从对流层顶到距离地表 50km 高度，大气主要是平流运动。层内温度随高度增加而略微上升，至 50km 高度处温度达到极大值（–10 ~ 20℃）。

（3）中间层（又称散逸层），距离地表 50 ~ 85km 高度，温度随高度增加而下降，到距离地表高度 85km 的中间层顶，温度接近最小值，约为–80℃。

（4）热层，该层位于中间层以上，在离地表 500km 处，即热层顶，温度随高度增加而上升，该层大气因为大量吸收太阳紫外辐射温度升高达到 1100℃左右。热层顶以上为外大气层。这里的大气极度稀薄，密度在 10^7 个原子/cm^3 以下。

地球大气是人类生存的基本条件，大气聚集在地球的周围，距离地面越近，大气密度越高。地球大气组成具有多种成分，如果按体积计算，氮气约占 78%、氧气约占 21%，还有其他多种成分，但含量都很少，如二氧化碳，仅占 0.03%。地球大气的这种组成，使得紫外辐射几乎不能到达地面。

地球环境是地球上生物赖以生存的基本条件，一方面为地球生物提供了不可缺少的氧气。另一方面，由于太阳辐射穿过地球周围大气层时，地球环境吸收、散射和反射一部分辐射，使得太阳对地球的辐射总能量受到削弱。因此，白天太阳照射地球时热量均匀发散，地表的温度也随之缓慢升高；晚上背对太阳，地面将吸收的热量散发到大气中，夜晚地表的温度缓慢降低[5]。由于地球环境的特殊性，在航天环境中失去这种保护将面临种种危险，因此了解地球环境有利于探索航天环境的潜在威胁与应对措施。

第二节 月球环境

月球环境（lunar environment）是指围绕月球表面的空间及影响人类生产和生活的各种自然因素的总和。月球大气处于一种高度的真空状态，声音无法传播。经过科学探索发现月球的岩石中没有水分，而且月球上没有大气层，导致月面直接暴露在宇宙空间。由于月球上没有适度的大气，表面温度极差很大，白天月表温度可达 127℃，夜间温度则可下降到–183℃。因为月球环境没有大气与水存在，月球上也就没有云、雾、雨、雪等气象变化。因此，在地球上用望远镜观察月球可以清楚地看到月表的各种形态。自从 1959 年月球探测器拍摄了月球背面的照片以后，围绕着月球飞行的航天员可直接观察到月球背面的景象。月面大部分地方的地势是平缓的，没有参差不齐的山峰和尖锐的岩石。在月球的表面，覆盖着一层厚薄不一的碎屑物质，在高原、高山区碎屑覆盖物较厚（约为1km）；而月海区域碎屑物较薄（约为1m）。对月蚀表面进行波长为11μm红外辐射的深入研究，发现 1000 多个异常的小型温暖区域，在月蚀红外温度和反照温度之间存在一个近似的反对射关系，解释了月面上存在大量裸岩局部高温异常现象的原因。

一、月球物理环境

人类开展了一系列的月球探测活动。例如，20 世纪 80 年代前，苏联的 Luna 系列月球探测任务和美国的 Apollo 月球探测任务；21 世纪之初，随着航天技术的不断发展，人们开始进入第二个月球探测热潮[6]。月球是距离地球最近的天然卫星，距离地球大约 4×10^5 km，也是人类第一个曾经登陆过的地外星球。月球上地势低洼呈现阴暗的区域称为"月海"，约占月球表面的 1/4。同时，月球表面分布有大量的高地山脉及环形山，这些地貌形态是由陨星碰撞及火山活动形成的。月球地质主要由硅酸盐物质组成，月球地质的平均密度（3.342g/cm³）小于所有岩石构造的行星而大于其他天然卫星[7]。大量的探测数据表明月球内部结构在深度方向存在密度梯度，密度随深度增加而增加。月球内部由月壳（0 ~ 60km）、月幔（60 ~ 800km）和月核（800 ~ 1000km）三部分构成[8]，根据月球大量岩石和土壤分析发现，月岩成分同地岩成分基本相同。月球表面未探测到大气，只是在月球表面近地空间范围内有一定数量的游离态镁等元素，气压一般达到 10^{-7}Pa。月球自转一周是 680h，大约相当于地球的 27.3 天，在月球上 14 天内一直处于白昼。

（一）重力环境

根据万有引力定律与牛顿第二定律（图 2-5），可以推算出月球的重力加速度（$g_{月球}$）公式为

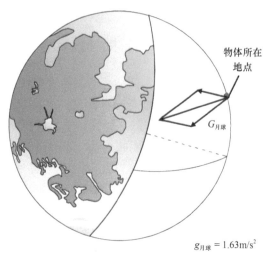

$$g_{月球} = 1.63 \text{m/s}^2$$

图 2-5　月球重力示意图

$$g_{月球} = \frac{GM}{r^2} \tag{2.3}$$

式中，r 为该天体的半径，G 为万有引力常量，M 为天体质量。根据式（2.3），与地球比较，$g_{月球}$ 大约为地球重力加速度（9.8m/s²）的 1/6，即月球表面重力加速度约为 1.63m/s²，且月球自身磁场可忽略。

（二）月球辐射

月球辐射（lunar radiation）主要有两种，第一种是银河宇宙射线，主要由带电粒子（如质子和裸氦原子核）组成；第二种是太阳风粒子，来自太阳的外部辐射与月球土壤中的原子碰撞，释放出中子和伽马射线（图 2-6）。由于月球不具有大气层，外来辐射可以到达月球表面，使得月表辐射增强。根据"嫦娥四号"的探测数据，月表环境辐射达到 60μSv/h，是国际空间站辐射水平的 2 倍，是地球表面辐射水平的 200 倍。由于月球表面不存在强地磁场，无法屏蔽来自银河系的带电粒子及太阳风辐射，大量带电粒子可以在极区沉降到底层大气，从而能到达月球表面。高能量的银河宇宙射线与太阳风能到达月球表面，粒子的通量巨大，各种能量的带电粒子都可以到达月球表面，导致月表存在带电粒子辐射。我国航天局公布了"嫦娥四号"探测到的月球表面的宇宙辐射情况，其粒子辐射剂量率为 13.2μGy/h，相当于火星表面辐射的 2 倍、地球表面辐射的 300 倍，这也是人类首次对月表实地粒子辐射环境的监测。

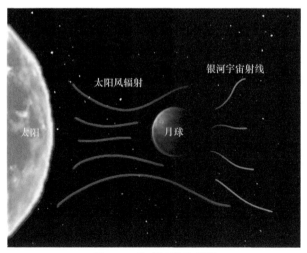

图 2-6 月球辐射示意图

（三）磁场环境

月球表面是存在磁场的，但是强度很弱，磁感应强度为 $1 \times 10^{-9} \sim 5 \times 10^{-9}$ T（图 2-7）。目前研究结果表明，月球磁场应该出现于 39 亿年前至 36 亿年前，即月球形成后的 5 亿～ 10 亿年。一方面，科学家对比了月球上的岩石样本之后发现，在 40 亿年前月球的磁场强度可以超过地球，但是随着时间的推移，月球的磁场强度越来越弱，直到现在月球几乎不存在磁场。另一方面，月球的磁场分布不均匀，月球的磁场集中于月球的某一个方向，根据科学家的推测，月球的磁场很有可能来源于一次大冲击，月球上存在很多质量较轻且流动的岩石，这些岩石在月球表面残留许多放射性元素，元素崩解后让月球内核以及周围的物质形成对流产生月球磁场，随着放射性元素的衰竭，月球内核逐渐冷却，磁场也逐渐消失。在月球背面，最高的磁感应强度达到 100nT，小于地球表面的磁感应强度（50 ～ 60μT）。

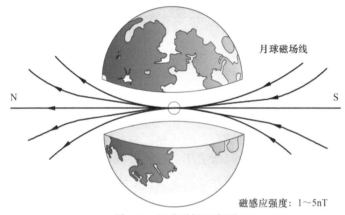

图 2-7　月球磁场示意图

（四）月球大气

在地球上观测月球，只能看到月球的半个球面，即朝向地球的半个月球面，叫作月球的正面。月球不存在连续的"低层大气"（lower atmosphere），只有外大气层（exosphere）。月球"高层大气"（upper atmosphere）延伸至月球表面，近似为自由气体[9]。月球大气包括太阳风入射月球的惰性气体及太阳风中氢原子与月球矿物发生还原反应生成的一些分子气体。月球大气是一个自由原子的临时储存库，通过把冷凝气体横向输送到高纬度冷阱的一个通道，在高纬度冷阱沉积了大量的水冰和其他固体化合物（这些物质的累积时间高达 20 亿年之久），月球大气接近真空状态，不会发生光的反射和折射，也不能传播声波，因此在月球大气环境中生命个体难以生存[10]。

二、月球环境与航天飞行

自 20 世纪 50 年代开始，人类先后成功发射了一系列人造卫星和月球探测器。研究探测数据得知月球的直径是地球的 1/4，月球上的引力只有地球的 1/6。通常月球环境对飞行器不具有明显的"爆发性"破坏，一般表现为飞行器某部件或某一部分系统的工作异常，即无法预测的或不正常的工作状态，月球环境因素直接导致的飞行器异常或故障占故障总数的 40% 左右。随着人类对月球探索的深入，复杂的月球环境对航天飞行的影响越来越受到关注。2007 年 10 月 24 日我国"嫦娥一号"卫星发射升空，卫星在地球轨道上经历 3 次调相轨道变轨，并于 11 月 5 日进入月球捕获轨道，经历 3 次近月制动后进入工作轨道。目前，我国月球探测任务主要分为"绕"、"落"和"回"三个阶段。

（1）月球环绕："嫦娥一号"绕月工程。这是我国月球探测的第一期目标，包括研制和发射中国第一颗月球探测卫星，以获取月球的三维立体图像等。

（2）月球着陆：探月二期工程。在实现"绕"的基础上实施月球探测着陆，发射月球软着陆器，试验月球软着陆和月球车巡视勘察。

（3）返回地球：探月三期工程。不仅向月球发射软着陆器，而且发射小型采样返回舱，采集关键性月球样品返回地球。

美国在 1961～1972 年组织实施的一系列载人登月飞行任务，即"阿波罗计划"（Apollo Project），目的是实现载人登月飞行和对月球的实地考察，为载人行星飞行和探测进行技术准备。1969 年 7 月 11 日装载着"阿波罗 11 号"的"土星 5 号"火箭在肯尼迪航天中心发射升空，"阿波罗 11 号"于 1969 年 7 月 19 日经过月球背面。美国国家航空航天局（NASA）最近公布了"阿尔忒弥斯"（Artemis Accord）登月计划，再次重启登月计划，于 2024 年航天员将再次登陆月球。2021 年 11 月，"阿尔忒弥斯 1"（Artemis Program 1）任务是进行第一次无人飞行，新型巨型火箭太空发射系统将首次同"猎户座"（Orion）飞船一起升空。2023 年，"阿尔忒弥斯 2"（Artemis Program 2）将携带航天员绕月飞行。预计 2024 年，"阿尔忒弥斯 3"（Artemis Program 3）将在月球上着陆，只不过其停留时间为期一周，还将进行 2～5 次"舱外活动"。

综上所述，月球大气极为稀薄，其主要成分为氢、氦、氩等。由于月球表面没有大气层和大气活动，大气不具有热传导性，月球表面白昼与夜晚温差大，夜晚温度 $-183℃$，白昼温度 $127℃$。月球表面辐射主要由电磁波、太阳风、高能粒子流和宇宙射线组成。同时月球表面不存在全球性磁场，根据近月探测结果发现，月球正面盆地的投影区探测到区域性分布磁场，磁感应强度为 1～5nT[11]。

第三节　火星环境

火星到地球的最近距离约为 $5.5×10^7km$，最远距离则超过 $4×10^8km$。火星最有可能孕育出生命，是人类未来实现太空移民的首选星球。大量的火星探测结果揭示了火星古环境的演化历史，即从约 35 亿年前曾存在河流湖泊演变为现代寒冷干燥的地表。火星被公认为是太阳系中和地球最为相似的卫星，1960 年 10 月 10 日苏联"闪电号"火星探测器（lighting mars rover）点火起飞，虽然未能进入地球轨道就以失败告终，但却掀起了人类探测火星的大幕。火星上存在稀薄的大气，主要成分为二氧化碳，标准大气压为7mbar（1bar=100kPa）。火星是人类长期探索太空时驻足建基的首选地。火星表面的平均太阳辐射为615W/m²，表面温度反差很大，标称温度为215K（-58.15℃），温度变化范围在130～300K（-143.15℃～26.85℃）。火星表面的重力加速度为3.73m/s²，同时表面有磁场存在，但其磁场强度仅为地球的0.03%。

一、火星物理环境

在太阳系的八大行星中，火星与地球最为相似。火星的质量和体积略小于地球，虽然距离地球最远达4×10⁸km，但它是太阳系中距离地球较近的行星。天文学家数年来的观测研究和火星探测器发现的大量证据表明，火星的直径约为6800km，在离太阳平均距离2.28×10⁸km的椭圆形轨道上围绕太阳公转，公转一周所需的时间相当于地球上的687天，自转周期比地球多37min，自转轴与轨道平面的夹角为25°[12]。由于火星距离太阳较远，所接收到的太阳辐射能只有地球的43%，因而地面平均温度大约比地球低30℃，昼夜温差可达上百摄氏度。在火星赤道附近，最高温度可达20℃左右。火星存在大气层，密度只有地球大气的1%，其中二氧化碳占95%，其余成分是氮气（2.7%）、氩气（1.6%）和微量的氧气（0.15%）。从太空的角度观测，地球因为表面的大面积海水覆盖而被称为"蓝色星球"，而火星则因大部分表面布满了氧化物而呈现出铁锈般的橘红色[13]。火星上也有巨大火山——奥林匹斯山，高约2.7km，是地球最高山峰——珠穆朗玛峰高度的3倍，是太阳系中最高的山峰。在300多年前，科学探索首次发现火星的两极存在"极冠"，夏天会收缩变小，冬天会扩大，极冠类似于火星两极的冰层，是火星存在着水分的证据[14]。

在对火星探测的过程中，其物理环境主要是重力环境、表面辐射、磁场环境及火星大气这些因素。

（一）重力环境

火星表面重力是0.39g，属于微重力环境，航天员到达火星受火星表面上微重力的作用[15]。根据万有引力定律与牛顿第二定律，可以推算出火星上的重力加速度$g_{火星}$为

$$g_{火星} = \frac{GM}{r^2} \tag{2.4}$$

式中，r为该天体的半径，M为天体质量。根据式（2.4），与地球比较，火星重力加速度约为地球表面上重力加速度的4/9。

（二）表面辐射

火星表面的辐射环境，是空间重离子辐射，通过与火星大气和表面土壤的相互作用在火星表面形成的辐射环境。火星表面辐射由于能量高，具有很强的贯穿能力，因此比较难以防护。这种粒子的主要成分是质子（约占85%）、α粒子（约占13%）以及原子序数2以上的元素的原子核（约占2%）。在原子序数2以上的原子核中，有一类称为高能重粒子，不仅原子序数大，而且能量极高，能穿透载人飞船座舱的舱壁，击中人体后能引起组织器官的严重损伤。

（三）磁场环境

火星磁场是指火星地壳的表面磁化区域，引起地壳磁化的作用仅存在火星形成早期。根据对火星磁化陨石的研究发现，磁极作用大约在39亿年前已经停止，但其动力来源以及产生的磁场形态与消失原因目前还没有定论。火星磁场是火星的主要观测物理场之一，火星磁场研究对火星探索具有重要的科学意义。火星存在一个中强磁场，约为地球磁场的10%，但宇宙飞船仅检测到弱磁场，其磁场强度大约为60nT，为地球磁场的0.1%～0.2%。最新探测结果证实，火星没有一个全球性偶极磁场，却存在众多的局域性的偶极磁场。没有磁场保护，火星将暴露于太阳风的完全灼烧下，它将缓慢地侵蚀火星大气层。火星的地壳磁场强度如同地表结构，具有南北半球的差异，相对于北半球，南半球拥有较强的磁场，这与地壳磁场造成南北半球地形不对称的成因有关。目前认为产生南北地貌不对称有两种可能：一是陨石撞击北半球；二是早期火星内部的地幔对流，在陨石撞击北半球时，同时将地壳消磁以及造成磁场强度分布不对称。

（四）火星大气

火星大气（mars atmosphere）对人体的危害主要集中在三个方面：浮尘、静电放电和尘暴。火星空气的一大特点就是有大量浮尘。这种浮尘的危害主要是对航天员机械设备的磨损，严重影响火星服的气密性。如果在飞船居住舱内使用过滤器，过滤器很容易堵塞，影响航天员的视觉；如果浮尘落在服装的面窗上或是光学仪器上，将影响航天员的观察。此外，这种浮尘还会影响火星的温度变化，并在火星环境中聚积大量的静电[16,17]。火星上有尘暴，尘暴中的尘粒碰撞会产生静电。当航天员在出舱活动时，他们的火星服上会产生静电，特别是当他们在火星地面上行走时，靴底与地面摩擦又会产生静电，甚至手套与服装摩擦也会产生静电，这些装备之间会产生电弧放电的现象。如果不加防护，这种放电现象轻则会对火星服和其他仪器设备上的电子元件造成损伤，重则会击伤航天员。

二、火星环境与航天飞行

在火星探测飞行过程中，最大的挑战是如何保证航天员的安全。人类经过 40 多年的载人航天实践，特别是通过对"和平号"空间站的使用，探索出多种行之有效的对抗措施，航天员最长的单次太空停留时间已达 438 天，为前往火星所面对的挑战积累了丰富的经验。

对航天员的医学检查发现，在失重状态下航天员从尿液中排出大量的钙，结合这些火星环境因素会对机体产生一些有害的效应，这些效应可能影响到航天员的生命安全、身体健康和工作效率，进而影响飞行任务的完成，因此受到特别关注。按照暴露机体产生效应的时间划分，可将有害效应归纳为急性效应和远期效应。急性效应是当有害环境因素作用量级（作用强度和时间）到达一定程度时，短时间内必然发生的一种效应，而且效应的严重程度与作用的强度有关，如低压缺氧反应、高低温反应、有害气体污染效应、噪声的听觉效应、电离辐射的确定性效应等。远期效应是暴露于有害环境因素以后较长时间才显现出来的效应，如某些化学致癌物和电离辐射所产生的致癌和遗传效应，而致癌和遗传效应的发生是随机的，有较长的潜伏期，效应的发生概率与作用量级有关，但效应的严重程度与作用量级无关[18]。

综上所述，火星探测是我国未来载人深空探测的一项重要任务，对火星环境的特殊性的研究也至关重要。在火星环境航天飞行过程中，往往多种有害环境因素同时存在，其产生的复合作用是相当复杂的，尤其是产生相同效应环境因素间的协同作用，会比单一因素的效应严重得多[19]（图 2-8）。随着航天技术的发展，通过对火星的深空探测可帮助人类了解火星物理环境的特点，并为开展地外行星的生命探测提供可靠的数据（表 2-1）。

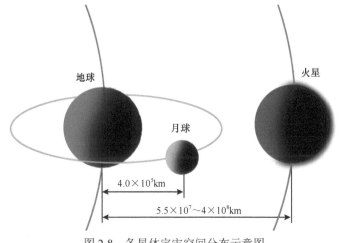

图 2-8　各星体宇宙空间分布示意图

表 2-1　地球、月球和火星环境物理参数

星球名称	重力加速度/(m/s²)	大气压/kPa	磁场强度	星体半径/km	表面温度/℃	自转周期	与地距离/km
地球	9.81	101.325	50～60μT	6371.393	15	23.9345h	
月球	1.63	10^{-10}	1～5nT	1738	夜晚−183 白昼 127	27.3d	4×10^5
火星	3.73	0.5～0.7	60nT	3400	−63	24.6229h	5.5×10^7

第四节　运载器发射与返回时的环境因素

运载器（launch vehicle）是把有效载荷从地面运送到预定的空间位置的运输工具的统称，其技术水平体现了一个国家进入太空开发空间资源的能力。20 世纪，运载器作为航天器，能够支撑一个国家进入空间开发与利用太空资源、参与国际合作与国际竞争[20]。世界主要航天大国为了确保其航天运输的可持续发展，均积极着手多种先进运载器的研制。我国也已开展相关先进运载器的研制工作，向运载器的空射辅助入轨、垂直起降、亚轨道、单级入轨、重型运载等先进运载方案方向发展[21]。

运载器和航天器在寿命期内经历各种自然环境包括噪声、振动、冲击、超重等环境因素的影响。随着航天事业的发展，研发出了多种类型的飞行器，飞行器结构呈柔性；飞行器的动力装置功率增大，经历了从低到高的飞行马赫数[22]。在动力学环境中，主要是指飞行器的噪声和振动。噪声属于随机振动，对于高速飞行器，不论是喷气式飞机还是化学推进剂的运载火箭，其噪声分为两类，一类是机器噪声，另一类是气动噪声，其总声压级在 130～170dB，其作用时间和强度足以使飞行器上的仪器失效，结构疲劳破坏。而振动在飞行运载器上表现为周期性规则振动与非周期性随机振动，从时间的性质上表现为平稳的与非平稳的随机振动，以及稳态和瞬态的振动，这在飞行器上是实际存在的工程问题，其振动频率为 800～1500Hz。飞行器返回地面经历脱离轨道、进入大气层及地面着陆等过程。飞行器以大约 8km/s 的速度进入大气层与之产生摩擦，进入大气回收控制系统开始工作，返回舱实现软着陆，飞行器着陆冲击为 500～1000G/s。同时，飞船在非正常着陆情况下可能产生较高的冲击过载（20～50G）。

目前，与其他先进复杂的武器装备研制一样，航天运载器的研制是一项庞大的系统工程。20 世纪 50 年代，载人航天运载技术是一个复杂的难题，也直接关系着航天员身体健康和生命安全的系统，更关系到航天任务能否圆满完成[23]。航天器在太空飞行，经历极端温度环境，航天器在太空轨道上做惯性运动时处于失重环境。失重环境是航天器上独有的环境，在这种环境下，气体和液体对流现象消失，不同密度气体引起的组分分离和沉浮现象消失，流体的静压力消失，液体仅

由表面张力约束[24]。同时，载人航天系统如何保障航天员的安全必须满足以下几点：①密封，温度、湿度控制，有害气体过滤，废物处理等问题；②飞行过载与着陆出现超重，而在近地轨道出现失重；③在航天运载器发射升空和返回地球的过程中，应急救生装置的设计。

总结与展望

结合地球环境与空间星体环境的研究，月球与火星环境主要表现为高真空、高缺氧、低重力、强辐射、极端温度等。同时，空间环境中的许多因素不同于地面环境，人类长期生活在地球上，适应了地球上24h的昼夜节律周期，建立了与之相适应的人体内环境的平衡，与昼夜节律同步变化。从太阳系来讲，各行星、卫星上的环境各有差异，如水星、月球没有大气，火星存在稀薄的大气，而大气的成分也各不相同，金星大气的主要成分是二氧化碳，木星大气的主要成分是氢元素；同时地球存在相应的强磁场，其他星体只存在亚磁场。针对航天运载器的环境研究更为困难，航天器是个相对封闭的应激环境，活动空间十分有限；外界感官刺激较少。

随着国际航天工作的推进，近地空间的开发和利用仍将是世界航天活动的重点，并进入更大规模开发和服务社会的新阶段；载人航天向月球及火星探索成为深空探测的新热点。中国探月工程遵从"绕""落""回"三步走的发展战略，从2007年开始到现在，共发射了5颗嫦娥卫星、1颗鹊桥中继星、1个返回试验器；2020年11月24日，我国"长征五号"火箭助推"嫦娥五号"升空，12月17日凌晨，"嫦娥五号"返回器携带月壤成功返回地球，开启在月球自动采样并将样本带回地球的新篇章。随着人类在航天方面的发展，我国已经开始了对火星的探测，2021年5月我国成功将"祝融号"探测器发射到达火星，这也表明中国成为世界上第三个登陆火星的国家，"祝融号"将会在火星上完成探测任务，并随时向人们传输在火星上的观测结果。目前，中国航天正处在重点跨越、快速发展的新时期，并且明确了中国航天事业未来发展的目标和主要任务。随着我国空间实验室和空间站建设目标的提出和实施，针对航天环境（特别是微重力、辐射等）严重影响航天员的健康、安全和工作能力这一问题，需考虑在航天特殊环境下如何能够有效保障航天员生命健康安全。

思　考　题

1. 你认为航天医学效应的科学目标和关键科学问题是什么？

2. 地球物理环境的特点是什么？与火星物理环境有什么差异？

3. 地球、月球、火星表面环境有什么异同点？

4. 你认为未来在航天技术领域最大的挑战是什么?

参 考 文 献

[1] 马爱军, 黄晓慧. 载人航天环境模拟技术的发展 [J]. 航天医学与医学工程, 2008, 21(3): 224-232.

[2] 谢树成, 殷鸿福, 史晓颖. 地球生物学: 生命与地球环境的相互作用和协同演化 [M]. 北京: 科学出版社, 2011.

[3] 闻新, 宋华华. 地球的大气层 [J]. 太空探索, 2020, 356(2): 80-81.

[4] 吴世荣. 独一无二的地球大气层 [J]. 大科技 (科学之谜), 2008, 2(128): 24-24.

[5] Crane L. Young Earth had a toxic atmosphere[J]. The New Scientist, 2020, 248(3311): 21.

[6] 邹永廖, 欧阳自远, 徐琳, 等. 月球表面的环境特征 [J]. 第四纪研究, 2002, 22(6): 533-539.

[7] Yushkova O V, Kibardina I N, Dymova T N. Electrophysical model of the moon's soil[J]. Solar System Research, 2020, 54(6): 488-496.

[8] 黄雨, 蒋馥鸿. 月壤工程地质特性综述 [J]. 同济大学学报 (自然科学版), 2013, 41(9): 1281-1285.

[9] Tyler A L, Hunten D M, Kozlowski R. Observations of sodium in the tenuous lunar atmosphere[J]. Geophysical Research Letters, 2013, 15(10): 1141-1144.

[10] Pokorný P, Janches D, Sarantos M, et al. Meteoroids at the moon: Orbital properties, surface vaporization, and impact ejecta production[J]. Journal of Geophysical Research: Planets, 2019, 124(3):752-778.

[11] Elphic R C, Delory G T, Hine B P, et al. The lunar atmosphere and dust environment explorer mission[J]. Springer International Publishing, 2014, 185(1-4):3-25.

[12] Ortore E, Circi C, Bunkheila F, et al. Earth and Mars observation using periodic orbits[J]. Advances in Space Research, 2012, 49(1): 185-195.

[13] 欧阳自远, 肖福根. 火星及其环境 [J]. 航天器环境工程, 2012, 6: 591-601.

[14] 赵志萍, 赵阳东. 火星表面环境分析 [J]. 沈阳航空航天大学学报, 2014, 2: 28-31.

[15] Bandstra E R. The spaceflight environment and the skeletal system[D]. Dissertations & Theses-Gradworks, 2008.

[16] Alzate N, Grande M, Matthiae D. Mars radiation surface model[C]. European Planetary Science Congress, 2017.

[17] Spiga A, Faure J, Madeleine J B, et al. Rocket dust storms and detached dust layers in the Martian atmosphere[J]. Journal of Geophysical Research Planets, 2013, 118(4): 746-767.

[18] 虞学军. 我国航天环境医学研究的实践与成就 [J]. 航天医学与医学工程, 2008, 21(3): 188-191.

[19] Daniluk A Y, Klyushnikov V Y, Kuznetsov I I, et al. The past, present, and future of super-heavy launch vehicles for research and exploration of the Moon and Mars[J]. Solar System Research, 2015, 49(7): 490-499.

[20] Liu D, Liu L, Meng J. Research and classification of inflatable space vehicle and its materials[J]. Materials Science Forum, 2011, 686: 792-796.

[21] 张小达, 吕维鉴. 国外运载器、航天器从地面到空间自然环境标准综述 [J]. 航天标准化, 2001, 1: 29-33.

[22] 罗霄. 重视空间环境条件对航天器的作用 [J]. 现代防御技术, 2007, 35(1): 1-5.

[23] 汤兰祥, 高峰, 邓一兵, 等. 中国载人航天器环境控制与生命保障技术研究 [J]. 航天医学与医学工程, 2008, 3: 15-22.

[24] 钟国徽, 李玉恒, 凌树宽, 等. 太空微重力环境对人体的影响及防护措施 [J]. 生物学通报, 2016, 51(10): 5-8.

第三章　失重对肌肉/骨骼系统的影响

引　言

在数十亿年的演变中，重力是唯一恒定的环境参数，地球上的一切生命都在重力环境中起源、发展、进化和消亡，生物的结构、功能和行为完全适应了地球的引力，且形成了重力依赖性。载人航天的经验告诉我们，空间飞行时的失重环境可对人体生理功能产生不利影响，是影响最大的空间环境因素之一。失重环境已被证明可引起人体几乎所有系统的生理变化，包括骨骼和矿物质代谢、肌肉结构和功能、运动系统功能、免疫功能、心血管功能、神经系统功能等。因此，研究和预防航天失重环境对人体健康的影响对未来的太空探索十分重要。研究人体在失重环境下的生物效应一直是航天医学的重要研究方向之一，它对于了解人体在适应失重环境过程中所出现的不利因素及其产生的机制，以及消除和缓解这些不利因素等有着重要的作用。

骨骼肌肉系统又称运动系统，由肌肉、骨骼、软骨、关节、肌腱、韧带和其他结缔组织组成，是受失重影响最大的系统之一，暴露于失重环境会导致骨骼和骨骼肌组织的损伤，这两者都具有重要的临床意义。本章重点关注失重如何影响肌肉骨骼系统的功能，失重对骨组织细胞和骨骼肌细胞增殖、分化、代谢等的影响，以及暴露于失重环境导致骨骼和肌肉组织损失的细胞和分子机制等。

第一节　失重对肌肉系统的影响

肌肉系统具有产生活动、维持身体姿势、供能和产热等功能，一般附于骨的表面。如果没有有效的对抗措施，航天员进入失重环境后不久，就会出现肌肉萎缩、肌肉疲劳、运动协调受损和代谢改变，这些肌肉质量、力量以及耐力的变化严重影响航天员的身体健康，并制约太空飞行中重要操作的可实施性，因此航天员肌肉系统的变化是飞行任务中重点关注的内容。通过太空飞行实验以及地面模拟失重实验，失重条件对肌肉萎缩的作用和生理机制正被逐步揭示。

一、失重对肌肉系统影响的在轨研究证据

在"阿波罗计划"（Apollo Project）飞行任务执行时，测量了航天员的下肢围度，得到了腿部肌肉丢失的最早证据[1]。"天空实验室"（Skylab）任务中通过测量

航天员的上臂和下肢的围度获得上臂和下肢的容积变化数据，并采用肌力计测量肌肉力量，结果发现下肢肌肉质量的丢失明显，上臂肌肉质量的变化不大；返回地面后下肢肌肉体积和肌肉质量的丢失可缓慢地恢复到飞行前水平。"天空实验室2号"（Skylab 2）任务飞行中航天员只通过自行车功量计进行锻炼，在太空飞行5天后，航天员肌肉功能有部分恢复，但肌肉力量仍然存在较明显地降低，下肢肌肉力量的降低接近25%，上臂肌肉力量降低较少但仍存在明显的肌肉质量丢失。"天空实验室4号"（Skylab 4）任务中航天员使用自行车功量计、拉力器和跑台进行锻炼，返回地面后身体情况较好，肌力测试的结果表明肌肉力量丧失较少，膝关节伸肌力量比飞行前增高[2]。

　　自1981年以来，研究人员在航天飞机计划中进行了骨骼肌功能相关的研究。最详细的是在轨时间延长医学计划（extended duration orbiter medical project, EDOMP），飞行时长16天。其中详细补充说明DSO477（Detailed Supplementary Objective 477）和详细补充说明DSO617（Detailed Supplementary Objective 617）项目主要评价飞行前后航天员躯干、上臂、下肢的向心离心力量（峰值力矩）和耐力（疲劳指数）。与飞行前相比，航天员返回地面当天，背部和腹部的向心和离心力量显著降低。在返回地面后7天，航天员的背伸向心和背屈离心力量仍显著低于飞行前水平，腹部离心和背部伸肌的向心和离心力矩有所恢复。与飞行前相比，返回地面当天航天员股四头肌耐力降低较多，在75°/s动态肌肉力量测试时股四头肌力矩降低15%，60°/s测试时腘绳肌降低12%。耐力数据在返回地面后7天和飞行前相比只有微小差异，表明航天员的肌耐力在着陆后7天恢复到了基础水平。飞行中锻炼的受试者相对于飞行前肌耐力没有变化；飞行中没有锻炼的受试者在飞行后5h内背部向心力量、股四头肌向心和离心力（30°/s）、腘绳肌离心力相比于飞行前显著降低，说明锻炼可以防止肌耐力降低和对抗疲劳。详细补充说明DSO606（Detailed Supplementary Objective 606）项目对8名航天员（5名飞行7天，3名飞行9天）在飞行前30天、16天和飞行后2天、7天进行了测试，发现与飞行前相比，航天员下肢总体积、比目鱼肌和腓肠肌的体积均显著降低，其中比目鱼肌降低5.8%、腓肠肌降低4.0%、下肢肌肉总共降低4.3%，且着陆7天后恢复不明显，说明骨骼肌组织的萎缩与体液转移无关[3,4]。通过研究美国国家航空航天局"和平号"（Mir）的7次（共977天，平均140天）飞行任务中的7名美国航天员和12名俄罗斯航天员的生理数据，发现航天员飞行后的肌肉体积尤其是腿部肌肉和背部肌肉体积降低，萎缩程度显著超过短期飞行。在三项飞行时间均在20～170天的国际空间站独立飞行任务研究中，发现长期飞行导致航天员膝关节伸屈力量丢失25%，与在"和平号"飞行任务中23%的丢失比例相近，早期国际空间站任务中航天员股四头肌、腘绳肌的力量丢失与美国国家航空航天局"和平号"任务相似，但国际空间站航天员腿部肌肉质量丢失明显减少，并且耐力测试结果与美国国家航空航天局"和平号"比较有所提高，这可能与国际空间站上的锻炼条件改善有关。国际空间站航天员通过参加返回后的锻炼计划，使大部分的降低指标在返回地面 30 天后得以恢复[5]。

此外，我国在航天计划中对肌肉系统功能的变化也进行了相关的研究。在"神舟九号"和"神舟十号"12 ～ 15 天的飞行任务中，航天员通过拉力器、自行车功量计和下体负压等进行锻炼，飞行后航天员小腿的肌围度和膝、踝关节的伸屈肌力降低，返回地面 30 天后基本恢复到飞行前水平；在"神舟十一号"33 天的飞行任务后，航天员小腿的肌围度和膝、踝关节的伸屈肌力降低，返回地面 60 天后恢复[6]。

二、失重对肌肉系统影响的危害

失重对机体不同部位的不同类型肌肉组织影响不同，肌肉质量和力量的减少主要发生在腿部和躯干的运动性肌肉中，且直接附着于骨骼的骨骼肌最容易受到失重的影响。若不加以防护，短期太空飞行可导致 10% ～ 20% 的肌肉质量丢失，而在长期飞行中，肌肉质量的丢失可达 50%[7,8]（图 3-1）。

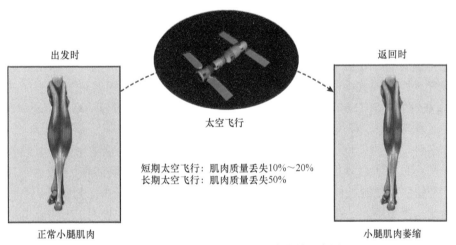

出发时　　　　　　　　　太空飞行　　　　　　　　　返回时

短期太空飞行：肌肉质量丢失10%～20%
长期太空飞行：肌肉质量丢失50%

正常小腿肌肉　　　　　　　　　　　　　　　小腿肌肉萎缩

图 3-1　失重导致航天员腿部肌肉萎缩示意图

磁共振成像（magnetic resonance imaging，MRI）显示，在航天飞行 6 ～ 9 天后，股四头肌（减少 6%）、腓肠肌（减少 6%）和背部肌肉（减少 10%）会出现快速的体积损失[9,10]。为期约 6 个月的国际空间站太空飞行任务导致股四头肌（减少 12%）、比目鱼-腓肠肌（减少 13%）和背部肌肉（减少 20%）的损失更大[10-12]。在太空飞行后重新回到地面重力环境时，首先由于发生肌肉萎缩，航天员进行离心性收缩时的负荷可能会超过此时肌肉的承受范围，因此容易发生肌肉损伤。其次，由于肌纤维连接蛋白选择性丢失，肌肉收缩时肌纤维膜也容易损伤。此外，失重性肌萎缩将导致航天员运动困难和协调性不足，还会引起骨矿物质流失和心血管功能紊乱，严重威胁航天员返回地面后的健康状况。在太空飞行过程中，运动可以部分抵消由失重引起的肌肉质量和肌肉力量的损失，对失重引起的肌肉萎缩恢复也至关重要。

三、失重对肌肉系统影响的细胞和分子机制

（一）失重对骨骼肌细胞的影响

骨骼肌是由成束状排列的肌纤维构成的。肌纤维是一种多核肌细胞，由称为肌原纤维的较小单位组成。肌原纤维由肌动蛋白（细）和肌球蛋白（粗）细丝组成的重复结构重叠而成[13]。这些重复结构称为肌节，是构成骨骼肌的主要功能单位。当收到神经冲动信号时，由肌浆网释放 Ca^{2+}，促进肌动蛋白-肌球蛋白的交叉桥接和收缩，进而完成肌节收缩。

体外研究揭示短期（5～10 天）暴露于失重环境期间，骨骼肌细胞可发生表型变化。在空间运输系统（space transportation system，STS）-45 任务中飞行 9 天后，大鼠 L8 成肌细胞无法融合形成肌管[14]。另有一项空间运输系统研究显示，在太空飞行暴露于失重环境 9 天后，鸟类骨骼肌细胞的肌管横截面积（减少 12%）和总蛋白质合成（减少 75%）均减少。这些影响在太空飞行回到地面后得到缓解，同时伴随着肌球蛋白重链（myosin heavy chain，MHC）的增加[15]。Uchida 等[16]的研究表明，与 1G（万有引力常数）对照相比，在空间运输系统上培养 10 天的L6 成肌细胞中肌球蛋白含量降低，肌管尺寸减小，氧化应激反应增强。这些研究表明，暴露于失重环境会直接影响骨骼肌细胞的分化和代谢。

多种动物模型用于研究太空飞行期间失重对骨骼肌功能的影响。骨骼发育成熟的小鼠和大鼠暴露于失重条件下会导致比目鱼肌和腓肠肌在 14 天内迅速减少，与快肌（如趾长伸肌）相比，慢肌（如比目鱼肌）的减少尤为明显[17~20]。这是由于与慢肌不同，快肌的保护性信号因子，如胰岛素样生长因子 1（insulin-like growth factor 1，IGF-1）、白介素（interleukin，IL）-6、核因子 κB（nuclear factor-κB，NF-κB）和热激蛋白 70 1A（heat shock 70 kDa protein 1A，HSPA1A）等应激相关基因表达上调[17]。地面模拟失重对骨骼肌的影响与太空飞行期间观察到的组织水平变化类似。例如，在大鼠后肢去负荷或神经切除术后的前几周，由于肌肉生长抑制素表达增加和 PI3K/AKT/mTOR 通路的蛋白质合成减少，导致骨骼肌质量显著减少（15%～20%）[21,22]。类似的研究还表明，模拟失重条件下小鼠的骨骼肌萎缩伴随着肌肉 E3 泛素连接酶［如促进骨骼肌退化的肌肉萎缩蛋白 Fbox-1（Atrogin-1）和肌肉环指蛋白 1（muscle RING-finger protein-1，MuRF1）］增加，*MuRF1* 基因敲除小鼠对由神经切除术或大鼠后肢去负荷诱导造成的骨骼肌萎缩具有一定抵抗力[23~25]。Ikemoto 等[26]证明太空飞行 16 天的新生大鼠的快速型肌球蛋白重链降解增加，腓肠肌萎缩且蛋白酶表达增加，还发现太空飞行会刺激肌球蛋

白重链等蛋白质的泛素化，促进肌球蛋白重链降解片段在肌肉中的积累。这些结果表明，暴露于失重环境会改变骨骼肌代谢，进而影响骨骼肌的功能。

（二）失重对骨骼肌细胞的调控机制

失重引起肌肉萎缩的机制主要通过地面模拟失重方法进行研究。借助三维回转仪、随机回转仪、旋转细胞培养系统等装置研究发现，在模拟失重环境下，两种成肌细胞（C2C12 细胞和 L6 细胞）的主要组织相容性复合体（MHC）表达降低、肌管厚度和肌管融合指数减小，进而抑制了肌生成[27,28]。模拟失重引起的骨骼肌表型变化与太空飞行中观察到的类似。此外，Baek 等[27] 发现模拟失重环境会导致 C2C12 成肌细胞磷脂酶活性增加，进而导致 AKT 磷酸化减少、叉头转录因子 FOXO1 的去磷酸化增加，以及与肌肉细胞凋亡和自噬相关的基因表达上调，最终使肌生成减少。Harding 等[29] 研究表明，旋转细胞培养系统模拟失重会增加肌细胞中骨骼肌降解途径的基因表达，包括叉头转录因子 FOXO3 和 MuRF1。另外一些研究结果表明，模拟失重还通过表观遗传学调控 AKT 的下游靶标生肌调节因子（myoblast determination，MyoD）和肌细胞生成素（myogenin，MyoG）的基因编码，进而调控肌源性分化[30]。因此，力学去负荷通过上调与降解相关的基因，下调与骨骼肌分化和蛋白质合成相关的基因，直接影响成肌分化进程。

失重环境对骨骼肌分化的另外一种调节机制是 Ca^{2+} 信号转导。研究表明，随机回转仪模拟失重会降低 C2C12 成肌细胞的胞质中 Ca^{2+} 的浓度。Benavides Damm 等[31] 的研究表明，这是由于瞬时受体电位阳离子通道亚家族 C 成员 1（transient receptor potential cation channel subfamily C member 1，TRPC1）的表达水平降低所致。Calzia 等[28] 发现，随机回转仪模拟失重可以诱导成肌细胞活性氧积累增加，而通过靶向利阿诺定受体的药物可以激活并促进细胞内 Ca^{2+} 释放，进而降低细胞内的活性氧。这些研究结果表明，钙调控和 Ca^{2+} 内流的失调是模拟失重引起骨骼肌生成和代谢减少的潜在原因，促进骨骼肌钙内流可能是减轻太空飞行失重环境引起的骨骼肌损失的关键对策。

第二节　失重对骨骼系统的影响

骨骼系统具有运动、支持和保护身体、制造红细胞和白细胞、储藏矿物质等功能。骨与骨之间通过骨连接相连，骨和部分软骨构成人体的支架。失重环境下，骨骼不再承受人体的重量，加上肢体运动量减少，减轻了对骨骼的力学刺激，可出现骨质流失（bone loss）现象，表现为骨矿物质流失和骨矿物质密度（bone mineral density，BMD）降低。航天员在回到地面后的生活中将面临骨质疏松、脊髓神经压缩、肾结石等风险。骨骼系统结构和功能的变化严重威胁长期空间飞行的航天员的身体健康，成为人类进行长期航天飞行的一个主要限制因素。

一、失重对骨骼系统影响的在轨研究证据

执行"双子星计划"（Gemini Project）和"阿波罗计划"（Apollo Project）的航天员在飞行过程中出现钙的负平衡。我国"神舟六号"执行 5 天飞行任务的航天员也出现负钙平衡[6]。在"天空实验室"（Skylab）的 3 次飞行任务中发现，与飞行前相比，航天员血浆中的钙和磷含量随着飞行时间的延长出现持续性升高，在粪便和尿液中的排泄量也逐渐增加，在尿液、粪便以及血浆样本中发现羟脯氨酸含量升高，表明承重骨的胶原基质降解[32]。研究执行"礼炮 6 号"（Salyut 6）任务的 8 名航天员（飞行 75 ～ 184 天）的骨钙矿物质密度变化，发现 75 天飞行后骨钙矿物质密度下降了 0.7%，140 天飞行后下降了 19.8%。

"天空实验室"（Skylab）飞行任务中的航天员全身骨骼矿物质平均流失 1.4%，且腰椎、骨盆和腿骨矿物质密度的下降最明显。"和平号"（Mir）上的航天员持续飞行 4.5 ～ 7 个月后，不同骨骼部位的骨密度也发生了显著变化（图 3-2）[33]。其中颅骨骨矿物质密度水平明显增加，胸椎骨矿物质密度变化不大，腰椎和股骨近端的骨矿物质密度减少。有些航天员的脊椎、胫骨的骨干、跟骨的骨矿物质密度没有变化，可能是由于被试者存在个体差异或飞行中采用了防护措施[34]。"欧洲-和平号 95"（EuroMir 95）联合任务飞行 180 天后测量了航天员的骨形成和骨吸收相关的生物标志物，发现甲状旁腺激素（parathyroid hormone，PTH）水平降低大约 50%，骨碱性磷酸酶、骨钙素和 I 型胶原多肽比飞行前降低大约 30%，首次发现了骨形成和骨吸收的不平衡。采用定量计算机断层扫描（quantitative

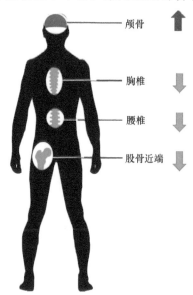

图 3-2　"和平号"航天员持续飞行 4.5 ～ 7 个月后不同部位骨组织的骨密度变化

computed tomography，QCT）对国际空间站飞行 6 个月的 14 名航天员的脊柱和髋关节进行扫描，发现髋关节和股骨颈骨小梁的骨质流失最为严重，髋关节骨小梁每月骨质流失 2.2%～2.7%，脊柱骨每月平均骨质流失 0.7%。脊柱骨质流失没有结构特异性。股骨颈结构变化导致股骨远端在弯曲和压缩时的力学性能降低。长期飞行骨小梁的骨质流失与正常人群绝经后骨质流失的几何学变化相似 [35,36]。

二、失重对骨骼系统影响的危害

航天飞行中航天员的骨矿物质以每月 1%～2% 的速率流失，部分航天员飞行 6 个月后下肢骨质流失可达 20%[37]。对 1990～1995 年进行 4～14.4 个月长期飞行任务的 18 位航天员进行骨矿物质密度测量，结果表明，失重导致的骨质流失的病理学与骨质疏松症相似，但高度局限于承重骨，如颈椎、腰椎、骨盆和股骨等，表 3-1 列出了多个不同骨骼位置每月骨质流失的百分比，其中髋骨、股骨和腰椎骨矿物质流失最快，每月达到 1.06%～1.56%。

表 3-1 航天员飞行 4～14.4 个月后的骨矿物质密度变化

变量	例数	月变化/%	标准差
腰椎骨密度	18	−1.06*	0.63
股骨颈骨密度	18	−1.15*	0.84
股骨转子骨密度	18	−1.56*	0.99
全身骨密度	17	−0.35*	0.25
骨盆骨密度	17	−1.35*	0.54
上臂骨密度	17	−0.04	0.88
腿骨密度	16	−0.34*	0.33

注：*$P < 0.05$

相反，非负重的骨骼（如上肢）的骨矿物质密度降低很少或没有降低 [9,38]。头低位卧床实验得到类似的结果（表 3-2）。在另外一项研究中，进行 15 天航天飞行后，小鼠颅骨的骨体积和厚度增加 [39]。这些区域特异性的骨量变化可能与其在失重条件下发生的体液头向转移分布有关。

表 3-2 头低位卧床实验 4 个月后的骨矿物质密度变化 [40]

变量	例数	月变化/%	标准差
腰椎骨密度	8	−0.87*	0.13
股骨颈骨密度	8	−0.82*	0.17
股骨转子骨密度	8	−1.04*	0.17
全身骨密度	8	−0.35*	0.13

变量	例数	月变化/%	标准差
骨盆骨密度	8	−1.26*	0.22
上臂骨密度	8	−0.61	0.39
腿骨密度	8	−0.43*	0.17

注：*$P < 0.05$

失重环境下的骨质流失没有自限性，随飞行任务的延长而持续存在。在短期航天飞行任务中，骨质流失一般不会引起严重后果，但在中长期飞行任务中，航天员骨量持续减少，达到一定程度后，骨折风险会大大增加，严重威胁航天员的身体健康[41]。尽管先进抵抗性锻炼设备（advanced resistive exercise device，ARED）和双磷酸盐等药物治疗可能会改善骨质流失，但目前的研究表明这些预防措施的保护作用仍不全面，并且具有一定的副作用和风险[42]。飞行后航天员矿物质密度恢复速度的个体差异较大，一些航天员返回地面后腰椎矿物质密度恢复的时间比飞行时间长 2 倍。11 名执行国际空间站任务的航天员返回地面后 1 年的 QCT 结果分析表明，与刚着陆时相比，航天员的股骨颈横截面积增加，但骨小梁骨矿物密度的恢复不明显。对执行不同飞行任务（4 ～ 14 个月）的 45 名航天员飞行后 5 年的双能 X 线吸收（dual-energy x-ray absorptiometry，DXA）骨密度测量数据进行分析，发现返回地面后航天员的骨矿物质密度恢复明显，且骨矿物质密度恢复一半所用时间为 3 ～ 9 个月。在国际空间站任务结束一年后，航天员的股骨骨矿物质密度仅得到部分恢复。随着年龄的增长，一些航天员面临着更多的骨质疏松症和骨折风险。另外，在飞行过程中，由于骨代谢的改变，航天员的尿钙、磷增加，导致肾结石形成的风险增加[43]。

三、失重对骨骼系统影响的细胞和分子机制

（一）失重对骨髓基质细胞的影响

在骨骼内部的骨髓中有多种不同类型的细胞，包括骨髓基质细胞（bone marrow stromal cell，BMSC）和造血干细胞（hematopoietic stem cell，HSC）。骨髓基质细胞可分化为成骨细胞、软骨细胞、脂肪细胞和成肌细胞等，在组织再生和维持体内平衡中起重要作用。造血干细胞可分化为免疫细胞、红细胞和破骨细胞，对骨组织的修复和骨转换调控至关重要[44]。研究表明，暴露于失重环境将影响骨髓基质细胞和造血干细胞的分化方向（图 3-3）[45,46]。

失重导致骨髓基质细胞数量减少，并且优先分化为成脂谱系细胞，而不是成骨或成肌谱系细胞，这会影响它们维持骨骼和骨骼肌组织的动态平衡以及响应和

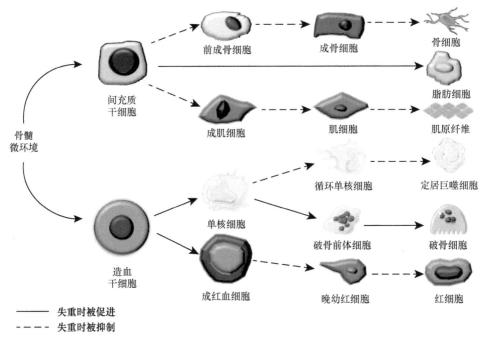

前成骨细胞　成骨细胞　骨细胞

间充质
干细胞

脂肪细胞

骨髓
微环境

成肌细胞　肌细胞　肌原纤维

循环单核细胞　定居巨噬细胞

单核细胞

破骨前体细胞　破骨细胞

造血
干细胞

成红血细胞　晚幼红细胞　红细胞

—— 失重时被促进
- - - - 失重时被抑制

图 3-3　失重对骨髓基质细胞和造血干细胞分化的影响

适应力学环境的能力[47]。模拟失重可促进脂肪生成相关的基因，如过氧化物酶体增殖物激活受体γ（peroxisome proliferators-activated receptors-γ，PPAR-γ）、瘦素（leptin）和葡萄糖转运蛋白 4（glucose transporter 4，GLUT-4）的表达[47]。同时，模拟失重会抑制骨髓基质细胞的增殖，破坏细胞周期，减少细胞骨架蛋白和肌肉骨骼蛋白的表达，减少生长因子如 IGF-1 的分泌[48~50]。此外，模拟失重条件下的体内外模型研究表明，失重环境下的人类和啮齿动物骨髓基质细胞成骨性较低，不易分化为成骨细胞，这会对机体骨形成能力产生负面影响[51,52]。骨髓基质细胞暴露于失重环境后即使在诱导成骨条件下进行培养也无法促进其向成骨细胞分化[51,52]。航天飞行后恢复重力也不能完全恢复成骨细胞数量，表明失重对骨髓基质细胞分化为成骨细胞的能力有长期影响[53]。

（二）失重对成骨细胞的影响

成骨细胞（osteoblast）来源于骨膜和骨髓的间充质干细胞，是形成骨骼的主要功能细胞。在成骨细胞的分化和成熟过程中，成骨细胞会产生细胞外基质，并沉积在细胞外基质中促进基质矿化，最后终末分化为骨细胞。成骨细胞可以感知并响应重力的变化，在失重条件下，负载环境的改变会导致成骨细胞增殖、成熟、细胞形态、矿化能力以及相关基因表达的变化，从而影响骨形成[21,50,54]。

1. 对成骨分化相关基因表达的影响

在正常重力条件下，前成骨细胞分化增强伴随着成骨特异性转录因子（*Runx2*）、Ⅰ型胶原 α1（*Col1α1*）和碱性磷酸酶（*Alp*）等基因的表达上调。成熟的成骨细胞高表达锌指转录因子（Osterix）和骨钙素（osteocalcin，OCN），这些基因对于启动成骨细胞成熟和矿化以及骨形成必不可少[55]。Hu 等[56]观察到暴露于模拟失重环境的成骨细胞矿化能力降低。Pardo 等[57]在随机回转仪模拟失重条件下，检测了 MC3T3-E1 前成骨细胞系中的 140 个基因表达，发现与在正常重力环境中培养的细胞相比，模拟失重导致成骨细胞分化相关基因如 *Alp*、*Runx2*、*OCN*、*Col1α1*、骨形态发生蛋白 2（bone morphogenetic protein-2，BMP-2）基因和编码各种整合素的基因表达显著下调。在 Foton 10 卫星上培养 9 天的 MG-63 骨肉瘤细胞系也表现出 *Alp*、*Ocn* 和 *Col1α1* 基因表达下调[58]。在国际空间站上暴露于失重环境 60 天后的青鳉，成骨细胞标记基因 *Osterix* 和 *Col1α1* 表达下调，提示成骨细胞活性降低和骨基质内的胶原蛋白生成减少[59]。综上所述，在体内与体外研究中观察到的相似的成骨细胞表型变化表明，与成骨细胞分化和骨形成相关的基因表达均受到失重的显著影响。

2. 对成骨细胞形态和骨架的影响

对模拟失重条件下的成骨细胞骨架进行分析，发现模拟失重导致细胞骨架微丝解聚，且即使有流体剪切应力的刺激仍难以完全逆转细胞微丝骨架的退行性变化。这提示模拟失重时成骨细胞对流体剪切应力的响应下降，可能是航天失重环境中即使进行体育锻炼仍然不能完全对抗骨质流失的原因之一[60]。失重对成骨细胞分化影响的一种可能机制是 Ras 同源基因家族成员 A 蛋白（Ras homolog gene family member A，RhoA）的表达抑制。RhoA 通过上调 Rho 相关蛋白激酶（Rho-associated kinase，ROCK）和形成肌动蛋白纤维来调节细胞骨架排列[61]。除了调节细胞的形状外，有证据表明细胞内的肌动蛋白应力纤维在力学转导、将力学信号传递到细胞核和调节细胞基因表达中发挥作用[61,62]。Nabavi 等[62]从 CD1 小鼠中分离原代成骨细胞，并暴露于失重条件下 5 天，观察到细胞微管组装减少，黏着斑大小和数量减少，F-肌动蛋白减少，细胞核变得更大且形状更不规则。由于细胞核形态及功能与细胞骨架排列密切相关，因此模拟失重环境下的细胞核扩大，可能是由细胞骨架破坏引起的。

3. 分子机制

微管微丝交联因子 1（microtubule actin crosslinking factor 1，MACF1）作为一种重要的力学敏感细胞骨架蛋白，是成骨细胞感受力学刺激的因子之一，可通过调控细胞骨架参与成骨细胞对力学的感知和响应。将成骨细胞在三维随机回转模拟失重条件下进行培养，可使 MACF1 的表达降低，进而阻碍成骨细胞的分化 [63~65]。此外，有研究表明，模拟失重环境通过破坏肌动蛋白细胞骨架激活大肿瘤抑制因子 1（large tumor suppressor gene 1，LATS1）的表达，抑制具有 PDZ 结合序列的转录辅激活物（transcriptional coactivator with PDZ-binding motif，TAZ）的核转位 [66]。TAZ 是一种带有 PDZ 结合基序的转录共激活因子，它可以在细胞质和细胞核之间穿梭，并与 TEA 结构域家族成员（TEA domain family member，TEAD）转录因子相互作用，参与调控基因转录，同时 TAZ 能够进入细胞核激活 Runx2，促进成骨细胞分化和骨形成。

在暴露于失重环境的成骨细胞中可观察到胞内 Ca^{2+} 浓度的变化。Sun 等 [67] 观察到暴露于模拟失重环境后的原代小鼠成骨细胞中 Ca^{2+} 浓度降低，电压敏感的 Ca^{2+} 通道活性降低，介导细胞内 Ca^{2+} 释放的肌醇 1,4,5-三磷酸（inositol 1,4,5-trisphosphate，IP3）受体和兰尼碱受体的表达降低。Ca^{2+} 是成骨细胞内不可或缺的第二信使，可调节成骨细胞增殖和分化，在细胞骨架调节中也起着不可或缺的作用。因此，Ca^{2+} 浓度的变化在一定程度上调节了失重暴露后成骨细胞表型的变化。

已有研究表明，失重条件下骨质流失的另一种机制是细胞静止和衰老的增加。例如，在 STS-131 上暴露于失重环境 15 天期间，雌性 C57BL/6J 小鼠的骨体积分数减少了约 6%，骨厚度减少了 11%，成骨细胞的周期蛋白依赖性激酶抑制剂 1A（p21 cyclin dependent kinase 4 inhibitor 1A，Cdkn1a/p21）的表达增加了约 3 倍，而 p53 抑癌基因（Trp53/p53）的表达减少了 3/4，许多其他调节细胞周期和细胞凋亡的基因也受到不同程度的影响 [68]。此外，Michaletti 等 [69] 将成骨细胞暴露于随机回转仪模拟失重环境后，发现线粒体稳态发生显著变化，典型的线粒体活动出现失调，糖酵解、三羧酸循环、磷酸戊糖途径、甘油-磷酸穿梭以及苹果酸-天冬氨酸穿梭都显著减少。这些数据表明，失重破坏了成骨细胞的细胞周期和线粒体稳态，这可能是造成骨质流失的部分原因。

Wnt/β-联蛋白（β-catenin）信号通路在成骨细胞分化早期发挥促进作用。在失重条件下，成骨细胞的 Wnt/β-catenin 信号通路激活受抑制，影响了成骨细胞的增殖和分化，进而导致骨质流失。研究发现，失重环境下 Wnt 相关蛋白，如 Wnt3a 蛋白的表达降低，细胞质中 β-catenin 含量降低，且 β-catenin 的入核减少 [70]。进一步研究发现，在模拟失重条件下，Wnt 蛋白的重要膜受体蛋白 FZD9 的表达明显降低，Wnt 通路下游靶基因细胞周期蛋白 D1（Cyclin D1）和淋巴增强因子 1（lymphoid enhancer factor-1，LEF1）的表达水平降低，间隙连接蛋白 43（connexin 43，CX43）的表达水平显著上调，提示模拟失重条件下，成骨细胞 Wnt/β-catenin 信号通路的活性降低 [71,72]。此外，研究发现，力学敏感的细胞骨架蛋白 MACF1 能够提高 β-catenin 的表达和活性，在模拟失重条件下 MACF1 的表达水平降低，导致 β-catenin 的活性受到抑制，进而影响 Wnt/β-catenin 信号通路的激活，使成骨细胞的增殖和分化受阻 [63~65]。综上所述，Wnt/β-catenin 信号通路中的多种信号因子参与调控了失重条件下的成骨细胞增殖和分化。

（三）失重对骨细胞的影响

骨细胞（osteocyte）是含量最多的骨组织细胞，占骨组织细胞的 90% 以上。骨细胞是终末分化的成骨细胞，被矿化的骨基质所包裹。骨细胞早期分化过程中可表达牙本质基质蛋白 1（dental matrix protein 1，DMP1）、基质细胞外磷酸糖蛋白（matrix extracellular phosphoglycoprotein，MEPE）和 X 连锁磷酸调节内肽酶同系物（phosphate-regulating endopeptidase homolog X-linked，PHEX）等，这些蛋白质有助于调节骨基质结构的形成。成熟的骨细胞可表达骨硬化蛋白（sclerostin，SOST）和成纤维细胞生长因子 23（fibroblast growth factor 23，FGF23），它们分别调节成骨细胞活性和磷酸盐代谢。此外，骨细胞还可表达 NF-κB 受体激活蛋白配体（receptor activator of nuclear factor-κB ligand，RANKL）和护骨因子（osteo-protegerin，OPG），它们分别是破骨细胞形成的正调节因子和负调节因子。

大量研究表明，骨细胞是骨骼中的主要力学响应细胞。骨细胞通过树突状突起与其他骨细胞、成骨细胞和破骨细胞相连，从而形成一个巨大的通信网络，称为骨陷窝-骨小管系统。在响应骨力学加载或卸载时，骨细胞通过这个系统来调节骨稳态。在暴露于失重环境期间，骨细胞作为骨骼中主要的力学感应细胞可以通过分泌相关蛋白质来调节骨形成和骨吸收的稳态。研究表明，在旋转细胞培养系统模拟失重条件下，OCY454 骨细胞系的 RANKL 表达上调，Opg 表达下调，提示骨细胞直接响应失重并促进破骨细胞分化和抑制成骨细胞分化 [73]。同时，失重环境还会诱导骨细胞凋亡。研究表明，暴露于失重环境的骨骼具有更多的空骨陷窝，且骨小管和骨陷窝空隙更大、骨陷窝的形状更不规则，表明在力学去负荷的骨骼中发生了更大程度的骨细胞溶骨 [68]。骨陷窝空腔的增加，以及大小和形状的变化，归因于骨细胞的凋亡、骨吸收的增加及骨细胞形态的改变。同时，骨细胞活力的丧失可能会在太空飞行过程中显著改变骨骼和骨细胞的力学感应。此外，暴露于失重环境期间，骨细胞凋亡会使相邻骨细胞的 RANKL 表达和分泌增加，导致破骨细胞分化和招募迁移增加，最终导致骨吸收增加和骨量减少 [74,75]。

（四）失重对破骨细胞的影响

与成骨细胞和骨细胞不同，破骨细胞（osteoclast）来源于造血干细胞。暴露于失重环境会影响破骨细胞的数量、活力、基因表达和活性 [76]。在正常生理条件下，破骨细胞通过分泌特定因子来吸收骨并抑制成骨细胞生成。当处于模拟失重条件时，这种现象会加剧，导致破骨细胞活性和骨吸收增加，同时抑制骨形成 [62,77]。

失重环境导致的骨质流失与破骨细胞活性的增强密切相关。Sambandam 等 [78]

使用旋转细胞培养系统模拟失重，发现 RAW264.7 细胞中约 3000 个基因差异表达，且破骨细胞关键调控基因显著上调，包括许多基质金属蛋白酶和组织蛋白酶 K（cathepsin K，CTSK）等。此外，Tamma 等[79]还发现破骨细胞总 RNA 的浓度也增加，表明失重环境不仅会引起破骨细胞基因表达的变化，还可能增加破骨细胞的数量和蛋白质合成。失重环境下，这些关键的破骨细胞基因的上调也与破骨细胞祖细胞向破骨细胞分化的增强有关。Tamma 等[79]将小鼠骨髓单核细胞接种到类骨生物材料上，在 Foton-M3 上经过 10 天飞行后，发现多核破骨细胞数量增加，这表明失重环境会诱导破骨细胞分化增强。此外，培养基中 I 型胶原交联氨基末端肽（N-telopeptide of type I collagen，NTx）的含量增加，表明破骨细胞活性增加。这种失重诱导的破骨细胞活性增强在 RAW264.7 细胞中也得到证实：失重条件下的 RAW264.7 细胞产生的骨吸收坑数量和大小显著增加[62]。通过研究在国际空间站上养殖的青鳉，发现与地面对照相比，暴露于失重环境的青鳉体内抗酒石酸酸性磷酸酶（tartrate resistant acid phosphatase，TRAP）活性升高，表明破骨细胞生成也增加。在另外一项研究中，从太空飞行 15 天后的 C57/B6J 雌性小鼠股骨中分离的前破骨细胞显示出更强的分化潜能，导致股骨内的多核破骨细胞数量增加了大约 50%[80]。此外，Saxena 等[81]发现短暂暴露于失重环境会使破骨细胞前体细胞对可溶性因子 RANKL 更加敏感，促进了破骨细胞的分化和成熟。

在正常重力条件下，骨组织通过成骨细胞的骨形成和破骨细胞的骨吸收维持动态平衡，这种持续活跃的过程可维持骨骼结构、机械强度和正常功能。骨细胞是骨骼中主要的力学敏感细胞，可以检测作用于骨组织的力学信号，而成骨细胞和破骨细胞之间的平衡也有部分是通过骨细胞信号决定的。暴露在失重环境中会改变骨组织细胞的增殖、分化和功能，破坏成骨细胞和破骨细胞之间的体内平衡，进而导致骨量减少（图 3-4）。

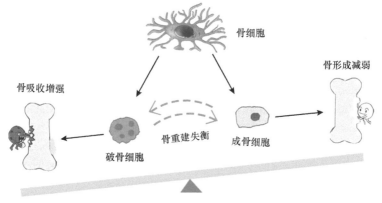

图 3-4 失重破坏成骨细胞和破骨细胞之间的骨重建平衡

总结与展望

失重环境会对肌肉/骨骼系统的正常功能造成严重的影响。肌肉和骨骼组织严重依赖并适应地球上的力学负荷环境，在暴露于失重环境期间，力学负荷减少会导致骨骼肌萎缩和骨量减少，使航天员在太空飞行和重新回到正常重力环境时面临受伤的风险。本章列举了失重影响肌肉/骨骼系统的在轨和地面模拟研究证据，并介绍了失重影响肌肉骨骼系统的细胞和分子机制。

最新的研究证据揭示了骨骼和肌肉系统间的相互作用以及肌肉/骨骼系统与其他生理系统如内分泌、神经系统等之间相互作用的重要性，未来的研究需关注失重如何影响这些系统间的相互作用，以及如何利用这些相互作用来减轻失重对身体健康的负面影响[82]。此外，研究肌肉/骨骼系统在长时间暴露于失重环境后对重新加载的反应也具有重要意义，将有助于制定恢复期间的锻炼对策，减轻失重环境对肌肉骨骼系统分解代谢的影响。通过全面的研究，可以让我们更加深入地了解暴露于失重环境对航天员肌肉/骨骼系统结构和功能的影响和发生机制，并且帮助制定更加合理有效的预防和恢复措施，保障航天员的身体健康。

思 考 题

1. 失重环境导致航天员肌肉萎缩和骨质流失的原因是什么？
2. 失重环境对航天员骨骼和肌肉组织的影响分别有什么特点？
3. 失重环境可对骨组织中的哪些细胞产生影响，如何影响？

参 考 文 献

[1] Leach C S, Alexander W C, Johnson P C. Biomedical results of Apollo[M]. Houston, Texas: National Aeronautics and Space Administration, 1975, 11(10):932-940.

[2] Johnston R S, Dietlein L F. Biomedical results from Skylab (NASA SP-377)[M]. Houston, Texas: National Aeronautics and Space Administration, 1977.

[3] Sawin C F, Taylor G R, Smith W L, et al. Extended Duration Orbiter Medical Project[M]. Houston, Texas: National Aeronautics and Space Administration, 1999.

[4] Antonutto G, Apelli C C, Girardis M, et al. Effects of microgravity on maximal power of lower limbs during very short efforts in humans[J]. Journal of Applied Physiology, 1999, 86(1): 85-92.

[5] Lee S M C, Loehr J A, Guilliams M E, et al. Isokinetic strength and endurance after international space station (ISS) missions[J]. Medicine & Science in Sports & Exercise 2003, 35(5): S262.

[6] 王林杰, 曲丽娜, 李英贤, 等. 我国失重生理学研究进展与展望 [J]. 航天医学与医学工程, 2018, 31(2): 131-139.

[7] Fitts R H, Riley D R, Widrick J J. Physiology of a microgravity environment invited review:

microgravity and skeletal muscle[J]. Journal of Applied Physiology, 2000, 89(2): 823-839.

[8] Akima H, Kawakami Y, Kubo K, et al. Effect of short-duration spaceflight on thigh and leg muscle volume[J]. Medicine and Science in Sports and Exercise, 2000, 32(10): 1743-1747.

[9] LeBlanc A, Schneider V, Shackelford L, et al. Bone mineral and lean tissue loss after long duration space flight[J]. Journal of Musculoskeletal & Neuronal Interactions, 2000, 1(2): 157-160.

[10] LeBlanc A, Lin C, Shackelford L, et al. Muscle volume, MRI relaxation times (T2), and body composition after spaceflight[J]. Journal of Applied Physiology, 2000, 89(6): 2158-2164.

[11] Trappe S, Costill D, Gallagher P, et al. Exercise in space: human skeletal muscle after 6 months aboard the International Space Station[J]. Journal of Applied Physiology, 2009, 106(4): 1159-1168.

[12] Fitts R H, Trappe S W, Costill D L, et al. Prolonged space flight-induced alterations in the structure and function of human skeletal muscle fibres[J]. The Journal of Physiology, 2010, 588(18): 3567-3592.

[13] Frontera W R, Ochala J. Skeletal muscle: a brief review of structure and function[J]. Calcified Tissue International, 2015, 96(3): 183-195.

[14] Kulesh D A, Anderson L H, Wilson B, et al. Space shuttle flight (STS-45) of L8 myoblast cells results in the isolation of a nonfusing cell line variant[J]. Journal of Cellular Biochemistry, 1994, 55(4): 530-544.

[15] Vandenburgh H, Chromiak J, Shansky J, et al. Space travel directly induces skeletal muscle atrophy[J]. FASEB Journal: Official Publication of the Federation of American Societies for Experimental Biology, 1999, 13(9): 1031-1038.

[16] Uchida T, Sakashita Y, Kitahata K, et al. Reactive oxygen species upregulate expression of muscle atrophy-associated ubiquitin ligase Cbl-b in rat L6 skeletal muscle cells[J]. American Journal of Physiology: Cell Physiology, 2018, 314(6): 721-731.

[17] Sandonà D, Desaphy J F, Camerino G M, et al. Adaptation of mouse skeletal muscle to long-term microgravity in the MDS mission[J]. PLoS One, 2012, 7(3): e33232.

[18] Ohira Y, Jiang B, Roy R R, et al. Rat soleus muscle fiber responses to 14 days of spaceflight and hindlimb suspension[J]. Journal of Applied Physiology, 1992, 73(2 Suppl): 51-57.

[19] Sung M, Li J, Spieker A J, et al. Spaceflight and hind limb unloading induce similar changes in electrical impedance characteristics of mouse gastrocnemius muscle[J]. Journal of Musculoskeletal & Neuronal Interactions, 2013, 13(4): 405-411.

[20] Harrison B C, Allen D L, Girten B, et al. Skeletal muscle adaptations to microgravity exposure in the mouse[J]. Journal of Applied Physiology, 2003, 95(6): 2462-2470.

[21] Pan Z, Yang J, Guo C, et al. Effects of hindlimb unloading on ex vivo growth and osteogenic/adipogenic potentials of bone marrow-derived mesenchymal stem cells in rats[J]. Stem Cells and Development, 2008, 17(4): 795-804.

[22] Zhang D, Liu M, Ding F, et al. Expression of myostatin RNA transcript and protein in gastrocnemius muscle of rats after sciatic nerve resection[J]. Journal of Muscle Research and Cell Motility, 2006, 27(1): 37-44.

[23] Bodine S C, Latres E, Baumhueter S, et al. Identification of ubiquitin ligases required for skeletal

muscle atrophy[J]. Science, 2001, 294(5547): 1704-1708.

[24] Cadena S M, Zhang Y, Fang J, et al. Skeletal muscle in MuRF1 null mice is not spared in low-gravity conditions, indicating atrophy proceeds by unique mechanisms in space[J]. Scientific Reports, 2019, 9(1): 9397.

[25] Labeit S, Kohl C H, Witt C C, et al. Modulation of muscle atrophy, fatigue and MLC phosphorylation by MuRF1 as indicated by hindlimb suspension studies on MuRF1-KO mice[J]. Journal of Biomedicine & Biotechnology, 2014, 2010(1110-7243):693741.

[26] Ikemoto M, Nikawa T, Takeda S, et al. Space shuttle flight (STS-90) enhances degradation of rat myosin heavy chain in association with activation of ubiquitin-proteasome pathway[J]. FASEB Journal: Official Publication of the Federation of American Societies for Experimental Biology, 2001, 15(7): 1279-1281.

[27] Baek M O, Ahn C B, Cho H J, et al. Simulated microgravity inhibits C2C12 myogenesis via phospholipase D2-induced Akt/FOXO1 regulation[J]. Scientific Reports, 2019, 9(1): 14910.

[28] Calzia D, Ottaggio L, Cora A, et al. Characterization of C2C12 cells in simulated microgravity: possible use for myoblast regeneration[J]. Journal of Cellular Physiology, 2020, 235(4): 3508-3518.

[29] Harding C P, Vargis E. Muscle atrophy marker expression differs between rotary cell culture system and animal studies[J]. BioMed Research International, 2019, 2019:1-12.

[30] Furukawa T, Tanimoto K, Fukazawa T, et al. Simulated microgravity attenuates myogenic differentiation via epigenetic regulations[J]. NPJ Microgravity, 2018, 4: 11.

[31] Benavides Damm T, Richard S, Tanner S, et al. Calcium-dependent deceleration of the cell cycle in muscle cells by simulated microgravity[J]. FASEB Journal: Official Publication of the Federation of American Societies for Experimental Biology, 2013, 27(5): 2045-2054.

[32] Sibonga J D, Pietrzyk R. Evidence Report: Risk of Renal Stone Formation[M]. Houston, Texas: National Aeronautics and Space Administration, 2017.

[33] Vico L, Hargens A. Skeletal changes during and after spaceflight[J]. Nature Reviews Rheumatology, 2018, 14(4): 229-245.

[34] Turner R T. Physiology of a microgravity environment invited review: what do we know about the effects of spaceflight on bone?[J]. The Lancet, 2000, 89(2): 840-847.

[35] Vico L, Collet P, Guignandon A, et al. Effects of long-term microgravity exposure on cancellous and cortical weight-bearing bones of cosmonauts[J]. The Lancet, 2000, 355(9215): 1607-1611.

[36] Smith S M, Heer M. Calcium and bone metabolism during space flight[J]. Nutrition, 2002, 18(10): 849-852.

[37] Spector E R, Smith S M, Sibonga J D. Skeletal effects of long-duration head-down bed rest[J]. Aviation, Space, and Environmental Medicine, 2009, 80(5 Suppl): 23-28.

[38] 苗治平, 仇伍霞, 马小莉, 等. 空间微重力环境对骨代谢影响的研究进展 [J]. 宇航学报, 2017, 38(3): 219-229.

[39] Zhang B, Cory E, Bhattacharya R, et al. Fifteen days of microgravity causes growth in calvaria of mice[J]. Bone, 2013, 56(2): 290-295.

[40] Leblanc A D, Schneider V S, Evans H J, et al. Bone mineral loss and recovery after 17 weeks of

bed rest[J]. Journal of Bone and Mineral Research: the Official Journal of the American Society for Bone and Mineral Research, 1990, 5(8): 843-850.

[41] Keyak J H, Koyama A K, LeBlanc A, et al. Reduction in proximal femoral strength due to long-duration spaceflight[J]. Bone, 2009, 44(3): 449-453.

[42] Orwoll E S, Adler R A, Amin S, et al. Skeletal health in long-duration astronauts: nature, assessment, and management recommendations from the NASA Bone Summit[J]. Journal of Bone and Mineral Research: the Official Journal of the American Society for Bone and Mineral Research, 2013, 28(6): 1243-1255.

[43] Smith S M, Heer M, Shackelford L C, et al. Bone metabolism and renal stone risk during International Space Station missions[J]. Bone, 2015, 81: 712-720.

[44] Potier E, Noailly J, Ito K. Directing bone marrow-derived stromal cell function with mechanics[J]. J Biomech, 2010, 43(5): 807-817.

[45] Ozçivici E. Effects of spaceflight on cells of bone marrow origin[J]. Turkish Journal of Haematology: Official Journal of Turkish Society of Haematology, 2013, 30(1): 1-7.

[46] Juhl O J t, Buettmann E G, Friedman M A, et al. Update on the effects of microgravity on the musculoskeletal system[J]. NPJ Microgravity, 2021, 7(1): 28.

[47] Zhang C, Li L, Jiang Y, et al. Space microgravity drives transdifferentiation of human bone marrow-derived mesenchymal stem cells from osteogenesis to adipogenesis[J]. FASEB Journal: Official Publication of the Federation of American Societies for Experimental Biology, 2018, 32(8): 4444-4458.

[48] Merzlikina N V, Buravkova L B, Romanov Y A. The primary effects of clinorotation on cultured human mesenchymal stem cells[J]. Journal of Gravitational Physiology: A Journal of the International Society for Gravitational Physiology, 2004, 11(2): 193-194.

[49] Gershovich J G, Buravkova L B. Morphofunctional status and osteogenic differentiation potential of human mesenchymal stromal precursor cells during *in vitro* modeling of microgravity effects[J]. Bulletin of Experimental Biology and Medicine, 2007, 144(4): 608-613.

[50] Dai Z Q, Wang R, Ling S K, et al. Simulated microgravity inhibits the proliferation and osteogenesis of rat bone marrow mesenchymal stem cells[J]. Cell Proliferation, 2007, 40(5): 671-684.

[51] Basso N, Jia Y, Bellows C G, et al. The effect of reloading on bone volume, osteoblast number, and osteoprogenitor characteristics: studies in hind limb unloaded rats[J]. Bone, 2005, 37(3): 370-378.

[52] Zayzafoon M, Gathings W E, McDonald J M. Modeled microgravity inhibits osteogenic differentiation of human mesenchymal stem cells and increases adipogenesis[J]. Endocrinology, 2004, 145(5): 2421-2432.

[53] Ozcivici E, Luu Y K, Rubin C T, et al. Low-level vibrations retain bone marrow's osteogenic potential and augment recovery of trabecular bone during reambulation[J]. PLoS One, 2010, 5(6): e11178.

[54] Willey J S, Lloyd S A, Nelson G A, et al. Space radiation and bone loss[J]. Gravitational and Space Biology Bulletin: Publication of the American Society for Gravitational and Space Biology, 2011, 25(1): 14-21.

[55] Rutkovskiy A, Stensløkken K O, Vaage I J. Osteoblast differentiation at a glance[J]. Medical Science Monitor Basic Research, 2016, 22: 95-106.

[56] Hu L, Li R, Su P, et al. Response and adaptation of bone cells to simulated microgravity[J]. Acta Astronautica, 2014, 104(1): 396-408.

[57] Pardo S J, Patel M J, Sykes M C, et al. Simulated microgravity using the Random Positioning Machine inhibits differentiation and alters gene expression profiles of 2T3 preosteoblasts[J]. American Journal of Physiology: Cell Physiology, 2005, 288(6): 1211-1221.

[58] Carmeliet G, Nys G, Bouillon R. Microgravity reduces the differentiation of human osteoblastic MG-63 cells[J]. Journal of Bone and Mineral Research: the Official Journal of the American Society for Bone and Mineral Research, 1997, 12(5): 786-794.

[59] Chatani M, Mantoku A, Takeyama K, et al. Microgravity promotes osteoclast activity in medaka fish reared at the international space station[J]. Scientific Reports, 2015, 5: 14172.

[60] 杜挺媛, 张舒, 曹新生, 等. 模拟失重和流体剪切应力对成骨细胞细胞骨架的影响 [C]. 2011 年空间生命与生命起源暨航天医学工程学术研讨会, 2011.

[61] Prowse P D, Elliott C G, Hutter J, et al. Inhibition of Rac and ROCK signalling influence osteoblast adhesion, differentiation and mineralization on titanium topographies[J]. PLoS One, 2013, 8(3): e58898.

[62] Nabavi N, Khandani A, Camirand A, et al. Effects of microgravity on osteoclast bone resorption and osteoblast cytoskeletal organization and adhesion[J]. Bone, 2011, 49(5): 965-974.

[63] Hu L, Su P, Yin C, et al. Microtubule actin crosslinking factor 1 promotes osteoblast differentiation by promoting β-catenin/TCF1/Runx2 signaling axis[J]. Journal of Cellular Physiology, 2018, 233(2): 1574-1584.

[64] Yin C, Zhang Y, Hu L, et al. Mechanical unloading reduces microtubule actin crosslinking factor 1 expression to inhibit β-catenin signaling and osteoblast proliferation[J]. Journal of Cellular Physiology, 2018, 233(7): 5405-5419.

[65] Qiu W X, Ma X L, Lin X, et al. Deficiency of Macf1 in osterix expressing cells decreases bone formation by Bmp2/Smad/Runx2 pathway[J]. Journal of Cellular and Molecular Medicine, 2020, 24(1): 317-327.

[66] Chen Z, Luo Q, Lin C, et al. Simulated microgravity inhibits osteogenic differentiation of mesenchymal stem cells through down regulating the transcriptional co-activator TAZ[J]. Biochemical Biophysical Research Communications, 2015, 468(1-2): 21-26.

[67] Sun Z, Li Y, Zhou H, et al. Simulated microgravity reduces intracellular-free calcium concentration by inhibiting calcium channels in primary mouse osteoblasts[J]. Journal of Cellular Biochemistry, 2019, 120(3): 4009-4020.

[68] Blaber E A, Dvorochkin N, Lee C, et al. Microgravity induces pelvic bone loss through osteoclastic activity, osteocytic osteolysis, and osteoblastic cell cycle inhibition by CDKN1a/p21[J]. PLoS One, 2013, 8(4): e61372.

[69] Michaletti A, Gioia M, Tarantino U, et al. Effects of microgravity on osteoblast mitochondria: a proteomic and metabolomics profile[J]. Scientific Reports, 2017, 7(1): 15376.

[70] 杨先炳, 毛新建, 罗庆, 等. Wnt3a/β-catenin 信号通路调节模拟微重力诱导的骨髓间充质干

细胞增殖抑制 [J]. 空间科学学报, 2016, 36(1): 63-69.

[71] 梁萌, 杨肖, 樊瑜波, 等. 模拟微重力效应对骨细胞 Wnt/β-catenin 通路的影响 [J]. 航天医学与医学工程, 2014, 3: 164-167.

[72] 桂金鹏, 呼延楚翘, 艾琦, 等. 模拟微重力效应对成骨细胞 FZD9 表达的影响 [C]. 第十一届全国生物力学学术会议暨第十三届全国生物流变学学术会议会议论文摘要汇编, 2015.

[73] Spatz J M, Wein M N, Gooi J H, et al. The Wnt inhibitor sclerostin is up-regulated by mechanical unloading in osteocytes *in vitro*[J]. The Journal of Biological Chemistry, 2015, 290(27): 16744-16758.

[74] Aguirre J I, Plotkin L I, Stewart S A, et al. Osteocyte apoptosis is induced by weightlessness in mice and precedes osteoclast recruitment and bone loss[J]. Journal of Bone and Mineral Research: the Official Journal of the American Society for Bone and Mineral Research, 2006, 21(4): 605-615.

[75] Cabahug-Zuckerman P, Frikha-Benayed D, Majeska R J, et al. Osteocyte apoptosis caused by hindlimb unloading is required to trigger osteocyte RANKL production and subsequent resorption of cortical and trabecular bone in mice femurs[J]. Journal of Bone and Mineral Research: the Official Journal of the American Society for Bone and Mineral Research, 2016, 31(7): 1356-1365.

[76] Grimm D, Grosse J, Wehland M, et al. The impact of microgravity on bone in humans[J]. Bone, 2016, 87: 44-56.

[77] Ikeda K, Takeshita S. The role of osteoclast differentiation and function in skeletal homeostasis[J]. Journal of Biochemistry, 2016, 159(1): 1-8.

[78] Sambandam Y, Blanchard J J, Daughtridge G, et al. Microarray profile of gene expression during osteoclast differentiation in modelled microgravity[J]. Journal of Cellular Biochemistry, 2010, 111(5): 1179-1187.

[79] Tamma R, Colaianni G, Camerino C, et al. Microgravity during spaceflight directly affects in vitro osteoclastogenesis and bone resorption[J]. FASEB Journal: Official Publication of the Federation of American Societies for Experimental Biology, 2009, 23(8): 2549-2554.

[80] Blaber E A, Dvorochkin N, Torres M L, et al. Mechanical unloading of bone in microgravity reduces mesenchymal and hematopoietic stem cell-mediated tissue regeneration[J]. Stem Cell Research, 2014, 13(2): 181-201.

[81] Saxena R, Pan G, Dohm E D, et al. Modeled microgravity and hindlimb unloading sensitize osteoclast precursors to RANKL-mediated osteoclastogenesis[J]. Journal of Bone and Mineral Metabolism, 2011, 29(1): 111-122.

[82] Tagliaferri C, Wittrant Y, Davicco M J, et al. Muscle and bone, two interconnected tissues[J]. Ageing Research Reviews, 2015, 21: 55-70.

第四章　失重对心血管和免疫系统的影响

引　　言

人体的心脏和血管在地球重力环境下发育和运作，正常的心血管生理机能依赖于重力。科学家们很早就注意到失重对航天员心脏和血管系统的急性和慢性影响，包括飞行中心脏功能下降和心血管功能失调，以及返回地面后的立位耐力不良和其他心血管疾病等。此外，免疫反应的调节也受到太空飞行的影响。免疫调节的改变可能进一步影响宿主抵抗外源性感染和肿瘤的能力，虽然太空飞行对实际机体抵抗力的可能影响尚未确定，但执行飞行任务的航天员似乎更容易受到感染。因此，本章将主要介绍失重对心血管和免疫系统的影响。

第一节　失重对心血管系统的影响

心血管系统由心脏、动脉、毛细血管、静脉和流动于其中的血液组成，是维持机体内环境稳态、新陈代谢和正常生命活动的循环系统。心脏能自动地进行节律性的收缩和舒张，保证血液沿一定方向循环流动。动脉连于心脏和毛细血管之间，将血液从心脏运输至组织。毛细血管连于动脉和静脉之间，互相连接成网状，是血液与组织间进行物质交换的部位。静脉连于毛细血管和心脏之间，将血液收集流回心脏（图 4-1）。

重力是决定体液分布的关键因素，在心血管系统正常的结构和功能中起着重要的作用。在地球重力的作用下，人体处于直立位时，下半身的动脉压比上半身的高。在失重环境下，由于流体静压消失所引起的动脉系统跨壁压力分布变化，会导致血管的结构和功能发生区域特异性改变，对人体心血管系统产生不利影响，甚至造成心脏泵血功能下降和心血管功能失调。

一、失重对心脏结构和功能的影响

人体在失重的情况下可能会发生心肌重塑、心肌萎缩、心脏做功减少、心肺血量增加、心律不齐、心脏的收缩力减小等心脏结构和功能的改变，进而导致心脏功能障碍[1~4]。

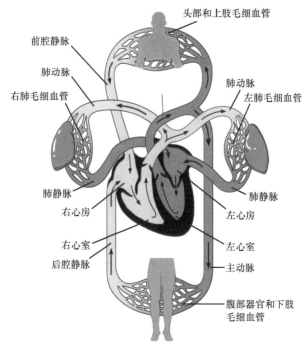

图 4-1　人体心血管系统示意图

（一）失重对心肌结构的影响

为了更好地适应失重环境，心脏在长期失重的情况下将会出现"心肌重塑"的现象，总体表现为心肌萎缩、心肌重量减轻。

Perhonen 等[5]进行的 6 周头低位卧床实验发现，受试者卧床后左心室的质量减少（8±2.2)%，左心室壁的厚度减少（4±2.5)%，右心室的质量减少（10±2.7)%，右心室的舒张末容积减少（16±7.9)%。另外一项研究利用心脏磁共振技术检测到受试者在 21 天头低位卧床实验期间失去了 14.8% 的心脏质量[6]。对执行 9～16 天航天飞行任务的航天员的心脏进行超声心动图测量表明，与飞行前相比，飞行后航天员的左心室质量降低了 9.1%，但在飞行后恢复期的第 3 天恢复到了正常水平[7]。

Summers 等[8]将 4 名航天员左心室尺寸转化为圆度指数和几何长宽比，发现在航天飞行中，航天员心脏的平均圆度指数增大 4.1%，而平均几何长宽比降低 5.3%，且圆度指数和几何长宽比与测量时所处的重力条件之间存在线性关系。这些结果表明，在失重条件下，航天员的心脏曲率半径产生变化，且心脏的外形变得更接近于球形。头低位卧床模拟失重实验表明，模拟失重也可使心脏形态发生改变，即心脏横径、心胸比例和面积均变小[6,9]。在长期太空飞行中，心肌重塑是心肌对失重的基本反应，代谢需求和摄氧量的减少可能是心肌萎缩发生的原因[7]。

（二）失重对心脏功能的影响

失重环境使机体的心脏泵血功能明显下降，具体表现为每搏输出量、心输出量、心脏指数，以及每搏功指数、心功指数、心脏舒张功能等下降。在航天飞行24h后，航天员心脏功能下降最显著，48h后有回升，以后逐渐下降，并维持在一个较低的水平。其中，心输出量较飞行前仰卧位时降低10%～20%[10]。对飞行中的"神舟十一号"航天员超声心功能检测发现，航天飞行导致航天员心肌质量下降、心脏功能降低、充盈压升高、左室顺应性下降[11]。21～60天头低位卧床模拟失重实验显示，受试者心脏每搏输出量、心输出量、心指数、左室射血时间和心脏舒张功能降低[11]。Fritsch-Yelle等[12]和Verheyden等[13]的研究结果表明，失重可使航天员心肌的收缩速率、舒张速率及弹性均发生明显降低，并可能导致心率下降。飞行中的超声心功能检测发现，航天飞行导致心脏功能降低，左室顺应性下降，充盈压升高，卒中、心血管疾病和痴呆症的发病风险增加[14]。此外，在俄罗斯（或苏联）和美国的航天飞行任务中经常有心律失常的报告，失重时人体心脏发生的常见的心律失常有心率缓慢、房性期前收缩、室性期前收缩等[14,15]。研究人员早期推测，心律失常的发生率和严重程度会随着航天飞行次数和持续时间的增加而增加[16]。美国"阿波罗15号"（Apollo 15）飞船上的2名航天员在轨道飞行和在月球表面工作时，出现室性期前收缩、房性期前收缩和结性二联律。美国"天空实验室"（Skylab）空间站的所有航天员在下体负压实验时都出现室性或室上性期前收缩。美国航天飞机在太空飞行中，约1/3的航天员在出舱活动时出现室性期前收缩或房性期前收缩。心律失常最明显的案例是，苏联航天员亚历山大·伊万诺维奇·拉维金（Alexander Ivanovic Lavikin）在太空飞行中出现了较严重的心律不齐，并因此提前返回地面[17]。所有这些发现引起了人们的担忧，即在空间站和未来的探索任务计划的长期飞行中，心律失常可能成为航天员面临的一个重要问题。

二、失重对血管结构和功能的影响

（一）血管重塑

失重条件下，体液的重新分布会导致血管结构和功能发生区域特异性的改变，造成心血管功能的失调。失重引起血管重塑的原因有以下几个方面。

（1）活动减少导致血液流速（切应力）发生改变。

（2）由于活动受限，没有体位改变，对心血管系统的刺激减少，因而循环激素和神经递质等血管活性物质对心血管的调节作用减少。

（3）由于流体静压消失，血液对血管壁的力学刺激（静水压、牵张力）发生改变。作用于血管壁的法向应力（血压）和平行于血管内皮表面的切向应力与血管重塑过程密切相关（图 4-2）。当动脉血压或血流量发生改变时，通过血管的结构性自身调节，可引起管壁厚度、管径等结构适应性重塑，以使血管壁张力或内皮表面切向应力趋向正常，即产生血管结构与功能的重塑适应现象[18]。

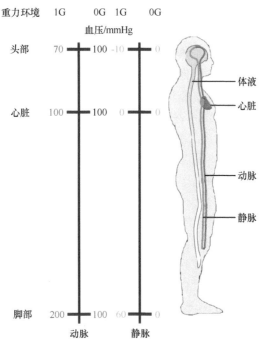

图 4-2　人体在航天飞行时（0G）站立姿势的体液分布（以颜色深浅表示）以及动脉和静脉血压（以数值表示）示意图[19~21]

G 为地球表面重力

（二）动脉功能改变

失重后体液头向转移分布，导致脑血流量增加。冯岱雅等[22]进行失重对脑血流影响的仿真研究时发现，与处于正常重力时相比，失重时颈动脉血压增高10mmHg，脑血流量增加约10%。林乐健等[23]研究发现，模拟失重会导致大鼠脑动脉的血管肌源性紧张度增强，收缩反应性升高，血管中膜肥厚等改变。此外，耿捷[24]研究发现，30 天头低位卧床会导致双侧大脑动脉血管阻力降低，且大脑动脉出现适应性变化。

在长期（最长达 438 天）的航天飞行中，航天员下肢动脉血管也产生了较大变化，如阻力和收缩性下降、血管调节能力受到破坏，进而导致进行下体负压（lower body negative pressure，LBNP）测试时出现头部供血不足等问题[25]。Fomina 等[26]的研究也发现，失重使航天员下肢大血管的收缩能力降低、血管调节能力受损，并认为这些因素最终导致了立位稳定性的降低。实验研究表明，模拟失重条件下，大鼠后肢的动脉血管发生萎缩，管径和中膜面积减小，平滑肌层数和细胞内肌丝数量减少；相反，在脑、颈部等身体前部的动脉，则为肥厚性改变，管径和中膜面积增大，平滑肌层数增加[18,27]。

（三）静脉和毛细血管功能改变

与动脉相比，静脉弹性纤维和平滑肌较少，神经支配亦不如动脉丰富。失重条件下，静脉的收缩反应性降低，顺应性增高，导致较多血液潴留在下肢静脉系统中，回心血量减少，这也是心输出量和动脉血压下降，进而导致立位耐力不良的原因。岳勇等[28]的实验结果表明，模拟失重后，家兔的后肢静脉发生了萎缩性重塑，且模拟失重时间越长，萎缩性改变越明显，电镜观察可见静脉管壁变薄。Kotovskaia 和 Fomina[29]分析了在"和平号"（Mir）和"礼炮 7 号"（Salyut 7）上航天飞行 8～438 天的 26 名航天员的相关生理数据，发现航天员下肢血管阻力降低、静脉净容量增大；同时下体负压测试结果表明，航天员与重力相关的反射功能降低，且随着航天飞行时间的增加而更加明显。此外，刚进入航天飞行环境时，航天员下肢静脉顺应性明显增高，之后逐渐下降并稳定在一定水平，但一直高于飞行前，飞行结束返回地面后下肢静脉顺应性迅速恢复。动物模拟实验结果显示，失重时大鼠肺静脉和毛细血管由于血液充盈而扩张，肺毛细血管壁承受的压力增加，甚至导致内皮细胞水肿和破裂，进而导致血管壁通透性增加[30]。

（四）血管内皮细胞变化

大气压下培养的血管内皮细胞呈多角形，鹅卵石样排列，细胞周边部 F-肌动蛋白微丝浓集，中央部稀薄，形成从中心向外放射的网状结构。在剪切应力作用下，细胞变长，长轴方向与流场方向趋于一致，细胞周边部的 F-肌动蛋白微丝重组成位于中央部的平行应力纤维，这种拉长反应是细胞骨架系统主动变化的结果，应力纤维的定向起着关键作用[31]。剪切应力越大、作用时间越长，细胞形态学变化越明显。血管内皮细胞的形态学变化是细胞骨架系统主动适应的结果。失重时，由于血管壁所受的剪切应力发生变化，将首先对血管内皮细胞产生影响。毛秦雯等[32]对尾吊大鼠不同部位动脉血管内皮细胞的形态学变化进行观察，发现由于血管内部剪切应力的改变引起血管内皮细胞几何形状与排列的变化，其中，股动脉内皮细胞的平均长度降低 10%，平均宽度增加 45%，平均宽长比增加 65%，细胞更趋于圆形；颈总动脉变化趋势与股动脉相反，长度增加 10%，宽度降低 24%，平均宽长比减小 31%，细胞更趋于梭形。"神舟十一号"飞行任务中，研究人员采用激光多普勒皮肤微循环设备检测航天员的血管内皮功能，获得了航天飞行可导致人体内皮功能下降的直接证据[11]。

综上所述，由于失去重力作用，机体各部分承受的力学载荷的形式发生根本性转变，以及体液和血管内血液流体静压梯度完全消失，引起一系列机体适应性变化，其中心血管系统的结构重塑占重要成分。同时，失重引起的血管重塑与飞行后立位耐力不良的发生有着十分密切的关系。

三、失重对立位耐力的影响

失重环境下，人体心脏组织发生重塑，导致心肌萎缩和心血管系统的动态状态降低，尽管这些生理适应性变化有助于保护心室壁和血管免受超负荷压力的影响，但在航天员返回地面后会对心血管健康有负面作用，导致心血管功能失调，表现为立位耐力、运动耐力、运动能力等降低，甚至会出现心动过速和晕厥现象[1,33]。立位耐力不良机制非常复杂且受多因素影响。体液头向分布、血浆容量降低是初始病因。交感神经系统功能失调、伴有或不伴有肾素-血管紧张素-醛固酮系统失调、心肌萎缩导致的心输出量降低等均参与了立位耐力不良的发生[34]。

立位耐力降低现象首先在"水星号"（Mercury）飞船任务中出现，之后在历次飞行任务中均出现，严重影响返回地面后航天员的身体健康。在"水星号"（Mercury）上执行 34h 飞行任务后，1 名航天员在 70° 倾斜立位测试中出现低血压表现。"双子星计划"（Gemini Project）执行 3 ～ 14 天飞行任务的航天员返回地面后 50h 内的立位测试发现，航天员出现心率升高、脉搏压降低、下肢远端血液潴留增加，说明航天员出现了立位耐力降低。研究人员对"阿波罗"（Apollo）任务中的 21 名航天员在飞行前后进行了立位耐力测试，发现相比飞行前，航天员在飞行后出现心率增加、每搏量降低以及收缩压和脉搏压下降。执行"神舟六号"5 天飞行任务以及"神舟九号"和"神舟十号"12 ～ 15 天飞行任务的航天员也均出现飞行后立位耐力降低的表现[11]。

"天空实验室"（Skylab）任务进行了一系列航天员立位耐力测试，在轨飞行4 ～ 6 天后通过下体负压测试发现，航天员出现立位耐力不良的情况，表现为心率和下肢容积大幅增高，以及收缩压大幅下降，同时，航天员出现了较强烈的应激反应。执行"天空实验室 4 号"（Skylab 4）84 天飞行任务的 3 名航天员中，2 名返回后心血管容量和体积快速恢复到飞行前水平，因此推测 84 天飞行产生的心血管功能失调变化是可以恢复的[35,36]。

在轨时间延长医学计划（EDOMP）采用动态心电图和二维超声心动图进行心电、血压和心血管检测记录与研究，发现航天员在飞行中心率和血压相对飞行前降低。在返回地面后，站立测试血压比坐位时降低，且采用抗荷服防护的航天员舒张压降低更多。收缩压和心率在飞行后 1h 内恢复到飞行前数值，其他心血管功能数值在飞行后一周内恢复。对在轨时间延长医学计划中飞行后立位低血压机制进行了全面研究，认为飞行后心血管响应以立位耐力降低为特征，表现为心电测试两次心跳的间隔功率谱的低频降低，血压测试的颈动脉压力反射响应降低，瓦氏动作（Valsalva maneuver）的血压和心率响应发生变化，以及飞行后静息和站立状态航天员去甲肾上腺素（norepinephrine）和肾上腺素（epinephrine）水平增高。无晕厥症状的航天员在飞行后站立中具有较高的去甲肾上腺素响应，导致外周血管阻力升高较多。有晕厥前症的航天员，飞行前仰卧位具有较低的舒张压、收缩压和外周血管阻力。该计划还发现通过补充盐水和使用氟氢可的松均不能成功防止返回地面后航天员的立位耐力降低发生[37]。

　　长期飞行的航天员立位耐力测试研究表明，长期飞行会比短期飞行出现更严重的立位耐力影响。航天飞行 6 个月返回地面后航天员立位低血压的发生率在着陆当天超过 80%，长期飞行返回后被动 10min 的立位能力 1 天就可以恢复。对同一名参加过短期和长期飞行航天员的飞行后立位耐力测试结果分析表明，在短期飞行的正常立位响应中没有出现立位耐力不良，但去甲肾上腺素在倾斜测试中升高。而在长期飞行后该航天员倾斜测试时间不到 2min 就因低血压而中止，测试中没有出现倾斜引起的任何肾上腺素响应。由于着陆当天一些航天员会因为身体不适而没有进行立位测试，或测试推迟到可以参加试验时进行，因此短期和长期飞行后出现立位耐力不良症状的实际数据分别高于报道的 20%～30% 和 83%[38]。

第二节　失重对免疫系统的影响

　　免疫系统非常复杂，由不同种细胞群组成，每种细胞群都有独特的功能。先天免疫细胞以非抗原特异性方式快速反应，而适应性免疫细胞产生延迟的抗原特异性反应，并形成长期记忆。适应性免疫包括由 T 淋巴细胞介导的细胞免疫和由 B 淋巴细胞介导的体液免疫。免疫细胞功能的降低可能导致对传染病的易感性增加，同时也存在免疫过度活跃的综合征，包括过敏、哮喘、湿疹和自身免疫。免疫系统对外部压力的变化极其敏感，并迅速做出适应性反应。为了维持宿主的最佳健康，免疫系统的各种细胞亚群之间保持着适当的"平衡"，然而太空等极端环境对这种平衡构成了巨大威胁[39,40]。免疫失调是航天飞行中的一个主要问题，执行飞行任务的航天员可能更容易受到感染。例如，"阿波罗"（Apollo）任务中的15 名航天员在执行任务期间或返回地球后一周内发生了病毒或细菌感染[35]。对太空飞行中的航天员进行延迟过敏反应检查时发现，多数人皮肤的红晕直径变小，说明发生了延迟型超敏反应减少的现象[41,42]。此外，在太空飞行过程中，Epstein-Barr 病毒、巨细胞病毒和人类神经营养性 α 疱疹病毒等潜伏病毒被重新激活，表明航天员适应性免疫功能受损[43]。

一、失重对免疫器官的影响

　　免疫器官是人体实现免疫功能的主要器官，包括中枢免疫器官（central immune organ）和外周免疫器官（peripheral immune organ）。中枢免疫器官包括胸腺和骨髓，是免疫细胞发生、发育、分化和成熟的场所；外周免疫器官包括脾脏、淋巴结、阑尾、扁桃体等（图4-3）。胸腺和脾脏都是有效免疫反应发展和维持所必需的。胸腺生成体内几乎所有的 T 细胞，各种生理和心理应激源可以使其萎缩。脾脏是人体最大的免疫器官，产生免疫细胞、免疫因子，构成成熟的免疫系统。

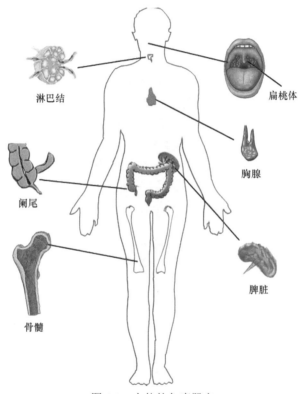

淋巴结

扁桃体

胸腺

阑尾

脾脏

骨髓

图 4-3　人体的免疫器官

　　失重会在一定程度上引起免疫器官发生萎缩性的改变。研究表明，大鼠经过22 天航天飞行后，其胸腺和脾脏出现一定程度的萎缩，并在返回地面 27 天后恢复正常。后肢去负荷模拟失重条件的研究亦获得类似结果，且表现出肾上腺肥大及胸腺、脾脏中免疫细胞数量和表型的改变[44,45]。"亚特兰蒂斯"号航天飞机（Space Shuttle Atlantis）在 13 天任务结束返回地面后，科研人员检测比较了飞行组和地面对照组 C57BL/6 小鼠的器官质量、体重、DNA 片段化，以及与 T 细胞和癌症相关的基因表达情况，结果表明，飞行组小鼠的脾脏组织质量和脾脏组织相对于体重的质量均显著降低。检测 84 个胸腺和脾脏中与 T 细胞和癌症相关的基因后发现，与地面对照组相比，飞行组小鼠胸腺中有 6 个 T 细胞相关基因受到影响（上调基因：*IL10*、*Il18bp*、*Il18r1*、*Spp1*；下调基因：*Ccl7*、*IL6*）；15 个癌症相关基因表达改变（上调基因：*Casp8*、*FGFR2*、*Figf*、*Hgf*、*IGF1*、*Itga4*、*Ncam1*、*Pdgfa*、*Pik3r1*、*Serpinb2*、*Sykb*；下调基因：*Cdc25a*、*E2F1*、*Mmp9*、*Myc*）。飞行组小鼠的脾脏中有 8 个癌症相关基因受到影响（上调基因：*Cdkn2a*；下调基因：*Birc5*、*Casp8*、*Ctnnb1*、*Map2k1*、*Mdm2*、*NFkB1*、*Pdgfa*）。由此可见，太空飞行中的失重环境对胸腺和脾脏两个器官均产生了较大影响[46]。

二、失重对免疫细胞及免疫分子的影响

免疫系统主要由先天免疫系统和适应性免疫系统组成。先天反应通常被称为非特异性反应，由物理屏障（如皮肤和黏液）和免疫细胞（如单核/巨噬细胞、中性粒细胞、自然杀伤细胞、肥大细胞、嗜碱性粒细胞、嗜酸性粒细胞和树突状细胞）组成（图 4-4），通常在引发抗原出现后立即或数小时内发生。"神舟六号"的航天员飞行 5 天后出现非特异性免疫反应下降，抗原呈递细胞功能受到抑制；而"神舟七号"的航天员飞行 3 天后非特异性免疫则出现一过性增强[11]。适应性免疫系统通常被称为获得性免疫系统，由被称为 T 细胞和 B 细胞的淋巴细胞组成，可识别特定病原体并产生免疫反应，发生时间比先天免疫系统晚。

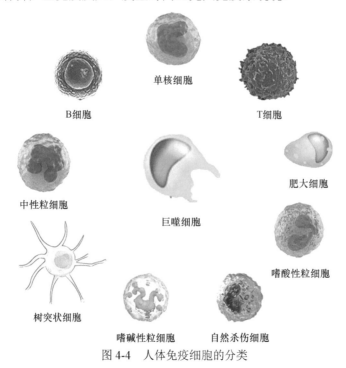

图 4-4　人体免疫细胞的分类

失重环境会影响固有免疫细胞的数量，并抑制其吞噬、细胞毒性及分泌细胞因子等功能，使机体免疫能力减退。大量研究表明，在长期失重环境影响下，起免疫增强作用的免疫细胞数量减少，起免疫抑制作用的免疫细胞数量变化不大或者增加，并且免疫细胞的反应性也呈下降趋势（表 4-1）[47]。

表 4-1 空间或地面（模拟）失重对免疫细胞的影响

细胞	模拟失重环境	真实失重环境	细胞位置	变化
淋巴细胞	旋转壁容器（RWV）		淋巴结（小鼠）	抗原特异性功能丢失
		航天飞行期间	血（人）	对丝裂原 Con A 的反应受到抑制
	RWV		外周血（人）	活性受抑制，对植物血凝素（phytohemagglutimin，PHA）的反应能力减弱
	RWV		外周血单个核细胞（PBMCs，人）	PHA 激活受到抑制
		飞行后	外周血单个核细胞（PBMCs，人）	活性减少
自然杀伤细胞		飞行后	外周血单个核细胞（PBMCs，人）	细胞毒性受到抑制
		飞行后	外周血（人）	细胞计数减少
		航天飞行期间	脾（大鼠）	细胞毒性受到抑制
中性粒细胞		飞行后	血（人）	数量增加
		飞行后	外周血（人）	数量增加
		飞行后	循环白细胞亚群（人）	数量增加
		飞行后	血（人）	数量增加、吞噬作用和氧化爆发能力降低
单核细胞/巨噬细胞		航天飞行期间	血（人）	数量增加
		抛物线飞行	骨髓来源的巨噬细胞（BMDMs，小鼠）	促进增殖，抑制分化
		飞行后	血（人）	单核细胞减少症
		飞行后	脾（大鼠）	数量减少
		飞行后	外周血（人）	数量增加
		飞行后	外周血白细胞（人）	数量增加
	旋转细胞培养系统（RCCS）		脾（小鼠）	数量减少
		飞行后	PBMCs（人）	吞噬作用减少

（一）T 细胞和 B 细胞

　　T 细胞是一种淋巴细胞，在免疫系统中扮演非常重要的角色，参与抗肿瘤、抗细胞内感染微生物、移植排斥、超敏反应等过程。在正常情况下，T 细胞以及它的亚群数目是相对稳定的，但是如果机体免疫系统发生了变化，T 细胞的数量以及功能也会发生相应的改变。太空飞行可降低航天员 T 细胞功能，表现为 T 细胞数量减少、活性降低、有丝分裂减少、T 细胞亚群种类发生变化、IL-2 分泌减少、T 细胞的调节发生改变及航天员对细菌和化学类变态反应原的敏感性增高[17,48~50]。在后肢去负荷模拟失重的小鼠模型中，也观察到免疫细胞表型和 T 细胞活化发生变化[51,52]。

　　B 细胞是另一种淋巴细胞，当受到抗原刺激后，B 细胞会分泌产生各种抗体，发挥体液免疫功能。当 B 细胞功能障碍时，机体容易发生感染。在太空飞行期间，B 细胞 IgM 的产生速度比地面对照慢[53]。Tascher 等[54] 发现在俄罗斯的 Bion-M1 生物卫星上飞行时，小鼠体内 B 细胞的生成受到抑制，细胞数量减少了约 41%。另外一项模拟失重的研究发现了相似的现象，即后肢去负荷小鼠中 B 细胞分化相关基因的表达降低，B 细胞生成减少[55]。

（二）自然杀伤细胞

　　自然杀伤细胞（natural killer cell，NK cell）是先天免疫系统的关键效应器，它们的功能和表型对新生肿瘤和潜伏病毒感染的免疫监视很重要。通过研究在国际空间站上进行约 6 个月飞行任务的 8 名航天员的自然杀伤细胞表型和功能的变化，结果表明，与飞行前和地面对照相比，航天员在太空任务执行过程中的自然杀伤细胞对 K562 的杀伤活性降低，表明自然杀伤细胞功能受损，且自然杀伤细胞功能的下降在首次进入太空的航天员中表现更为明显[56]。自然杀伤细胞表现出低细胞毒性的一个原因是颗粒酶 B 和穿孔素的产生减少[57]。黄庆生等[58] 通过模拟失重实验研究也发现，模拟失重条件下，人自然杀伤细胞的凋亡及坏死增加，杀伤活性下降，干扰素、穿孔素及颗粒酶 B 的表达减少。这可能是由于细胞表面受体 NKG2A 及 NKG2D 的表达下降所导致的，且 IL-12 联合 IL-15 可以减弱模拟失重导致的自然杀伤细胞功能抑制效应[59]。

（三）中性粒细胞

　　中性粒细胞（neutrophilic granulocyte）是先天性免疫系统的关键组成部分，在人体防御系统中始终处于开启状态，随时警惕细菌和病毒入侵。研究表明，中性粒细胞的吞噬和氧化功能受航天条件的影响。Kaur 等[60] 研究对比了完成 5 ~ 11 天航天任务的 25 名航天员与 9 名健康对照受试者的中性粒细胞吞噬氧化功能，结果发现与飞行前水平相比，着陆时航天员的中性粒细胞数量增加了 85%。在为期

5 天的飞行任务中，航天员的中性粒细胞的氧化爆发能力与地面对照受试者无显著差异，但在 9～11 天的飞行任务中，氧化爆发和吞噬功能显著低于地面受试者的平均水平。

（四）巨噬细胞

巨噬细胞（macrophage）是机体预防病原体的第一道防线，通过呈递抗原和分泌细胞因子激活特异性免疫反应并参与大量生理活动。单核/巨噬细胞由造血干细胞（hematopoietic stem cell，HSC）分化而来，在巨噬细胞集落刺激因子（macrophage colony stimulating factor，M-CSF）的诱导下骨髓造血干细胞可以分化成巨噬细胞，这一分化过程在太空环境中受到调控。在失重条件下，单核细胞向破骨细胞的分化被促进，而单核/巨噬细胞的发育、增殖、迁移以及活性氧和促炎细胞因子的合成被抑制[61]。航天员的单核/巨噬细胞表现出功能障碍和细胞因子分泌失调，如单核/巨噬细胞 L 选择素（L-selectin）和人类白细胞抗原-DR（human leucocyte antigen-DR，HLA-DR）的表达在太空飞行后显著减少，细胞黏附受抑制，抗原呈递受损，单核/巨噬细胞吞噬大肠杆菌、引发氧化爆发和脱颗粒的能力降低；太空飞行后，脂多糖（lipopolysaccharide，LPS）诱导的单核/巨噬细胞分泌因子 IL-6、肿瘤坏死因子 α（tumor necrosis factor alpha，TNF-α）和 IL-10 显著降低，IL-1β 升高[62]。细胞因子是影响细胞间通信的蛋白质，对免疫系统及免疫串扰至关重要。失重环境会影响机体对病原体的免疫反应，改变细胞因子的表达和分泌（表 4-2），进而改变白细胞（中性粒细胞、单核细胞、T 细胞和 B 细胞）的功能和类型比例[43]。IL-6 在先天性和适应性免疫系统中都发挥着重要的调节作用，在对细菌感染的反应中起重要作用。失重环境下，IL-6 在树突状细胞中的表达水平发生改变[63]。此外，研究表明，患有潜伏病毒再激活的航天员显示出 IL-1α、IL-4、IL-6、IL-8、IL-10、IL-12、IL-13、γ 干扰素（interferon-γ，IFN-γ）、嗜酸性粒细胞趋化因子（EOTAXIN）和趋化因子 IP-10（interferon-inducible protein-10）的表达水平升高[64]。在航天飞行 12 天的动物和航天飞行 2～4 个月的航天员中检测到 IL-2、TNF-α 和 IFN-γ 的适应性反应，而 IL-4、IL-6、IL-8 和 IL-10 的适应性反应在航天飞行 6 个月后才发现。各种细胞因子的适应性反应（即细胞因子产生的变化）的差异有助于显示免疫系统的不同细胞如何适应太空飞行。

表 4-2　空间或地面（模拟）失重对细胞因子表达的影响

细胞因子	模拟失重环境	真实失重环境	细胞	变化
IL-1	RWV		U937（人）	增加
		航天飞行期间	B6MP102 细胞（小鼠）	增加
		航天飞行期间	PBMC（人）	减少
		飞行后	PBMC（猴子）	减少

续表

细胞因子	模拟失重环境	真实失重环境	细胞	变化
IL-2		飞行后	全血 T 细胞（人）	减少
	RWV		U937（人）	增加
IL-6		航天飞行期间	PBMC（人）	减少
		飞行后	血液单核细胞（人）	减少
	RCCS		巨噬细胞（小鼠）	增加
IFN-α		航天飞行期间	淋巴细胞（人）	增加
		航天飞行期间	脾细胞（大鼠）	增加
IFN-β		航天飞行期间	淋巴结 T 细胞（小鼠）	增加
IFN-γ		航天飞行期间	外周血淋巴细胞（人）	增加
		飞行后	脾细胞（大鼠）	减少
TNF-α		航天飞行期间	外周血（人）	减少
		航天飞行期间	B6MP102 细胞（鼠）	增加
		飞行后	全血（人）	减少
	RCCS		巨噬细胞（鼠）	减少

三、失重对体液免疫功能的影响

迄今为止，针对航天员体液免疫进行的研究较少，现有研究主要是太空环境对人体抗体反应的影响。在飞行前 8 天用绵羊红细胞免疫后，随 COSMOS 飞行 18.5 天后返回的大鼠体内 IgG 浓度低于已免疫或未免疫的地面对照组[65]。与激活的地面对照相比，在国际空间站上用商陆有丝分裂原（pokeweed mitogen，PWM）培养和激活的淋巴细胞中，IgM 的产生被抑制。而无论是在执行短期"天空实验室"（Skylab）任务，还是在短时间（10～11 天）航天飞行后，免疫球蛋白水平均无显著差异[35,66~68]。这些数据表明短期太空飞行后血浆免疫球蛋白水平可能不出现变化，但不排除个体和测定依赖性的影响。有几项独立研究表明，长期飞行任务后抗体应答发生增强。在执行"阿波罗计划"飞行任务着陆后，航天员的体液中 IgG 和（或）IgA 水平升高，这可能与飞行期间的感染有关[69]。Konstantinova 等[70] 报道超过 14 天的太空飞行期间血清免疫球蛋白水平升高，特别是总 IgA 和 IgG。在国际空间站的航天员中也发现 IgA 水平升高[71]。Stowe 等[72] 报道经过 16 天的航天飞机飞行，与飞行前相比，航天员血浆 IgE 总量升高了。在国际空间站停留 5 个月后，脾脏中响应食物抗原而产生的 IgY 的转录水平比类地面对照值高 3 倍，IgM 重链转录水平正常[73]。

总结与展望

重力对人类心血管系统的结构和功能都有明确的影响，但失重引起心血管功能失调和立位耐力下降的机制仍未完全被阐明，相应防护措施还不尽如人意，尚需航天医学工作者不断研究探索。关于太空飞行对免疫系统影响的报道较少，同时这些研究受到样本量小以及实验条件的限制，因此目前尚没有失重对航天员免疫系统影响的明确结论，但不少研究报道了失重环境下，免疫细胞及因子数量和功能的变化，提示失重对免疫系统可能有不利的影响。

虽然自第一次载人航天飞行任务以来，已经有了一些太空飞行对心血管系统和免疫系统影响的研究，但仍有大量信息存在争议、矛盾或完全未知。未来航天飞行任务增多，将有更多项目针对心血管和免疫系统进行失重生理学研究。进入太空的人数增加，有利于明确航天员心血管功能和免疫抵抗力受损的症状和机制，进而制定更全面的预防对策。

思　考　题

1. 失重对航天员免疫系统中的哪些器官和细胞产生了影响？
2. 失重环境下，人体心血管系统的变化对航天员返回地面后可能有哪些影响？

参 考 文 献

[1] 钟国徽, 凌树宽, 李英贤. 失重/模拟失重条件下心肌萎缩的发生机制 [J]. 生理学报, 2016, 2: 194-200.

[2] Shen M, Frishman W H. Effects of spaceflight on cardiovascular physiology and health[J]. Cardiology in Review, 2019, 27(3): 122-126.

[3] Platts S H, Martin D S, Stenger M B, et al. Cardiovascular adaptations to long-duration head-down bed rest[J]. Aviation, Space, and Environmental Medicine, 2009, 80: A29-36.

[4] Respress J L, Gershovich P M, Wang T, et al. Long-term simulated microgravity causes cardiac RyR2 phosphorylation and arrhythmias in mice[J]. International Journal of Cardiology, 2014, 176(3): 994-1000.

[5] Perhonen M A, Franco F, Lane L D, et al. Cardiac atrophy after bed rest and spaceflight[J]. Journal of Applied Physiology, 2001, 91(2): 645-653.

[6] Guinet P, MacNamara J P, Berry M, et al. MNX (medium duration nutrition and resistance-vibration exercise) bed-rest: effect of resistance vibration exercise alone or combined with whey protein supplementation on cardiovascular system in 21-day head-down bed rest[J]. Frontiers in Physiology, 2020, 11: 812.

[7] Summers R L, Martin D S, Meck J V, et al. Mechanism of spaceflight-induced changes in left

ventricular mass[J]. The American Journal of Cardiology, 2005, 95(9): 1128-1130.

[8] Summers R L, Martin D S, Platts S H, et al. Ventricular chamber sphericity during spaceflight and parabolic flight intervals of less than 1 G[J]. Aviation, Space, and Environmental Medicine, 2010, 81(5): 506-510.

[9] 陈群涛, 王新增, 姚永杰, 等. 模拟失重对心脏的影响及四肢加压套带和下体负压的拮抗作用 [J]. 医学争鸣, 2001, 22(12): 1133-1135.

[10] 冯岱雅. 失重条件下人体心血管系统反应的仿真研究 [D]. 西安: 第四军医大学, 2005.

[11] 王林杰, 曲丽娜, 李英贤, 等. 我国失重生理学研究进展与展望 [J]. 航天医学与医学工程, 2018, 31(2): 131-139.

[12] Fritsch-Yelle J M, Charles J B, Jones M M, et al. Microgravity decreases heart rate and arterial pressure in humans[J]. Journal of Applied Physiology, 1996, 80(3): 910-914.

[13] Verheyden B, Liu J, Beckers F, et al. Adaptation of heart rate and blood pressure to short and long duration space missions[J]. Respiratory Physiology & Neurobiology, 2009, 169: S13-S16.

[14] Vernice N A, Meydan C, Afshinnekoo E, et al. Long-term spaceflight and the cardiovascular system[J]. Precision Clinical Medicine, 2020, 3(4): 284-291.

[15] 王汉青, 朱辉. 失重对人体外周血管及心脏影响的研究进展 [J]. 航天器环境工程, 2014, 3: 254-261.

[16] Leguay G, Seigneuric A. Cardiac arrhythmias in space. Role of vagotonia[J]. Acta Astronautica, 1981, 8(7): 795-801.

[17] 沈羡云. 失重飞行对航天员身体的影响及防护措施 [J]. 中国航天, 2002, 1: 24-29.

[18] Zhang L F, Ma J, Mao Q W, et al. Plasticity of arterial vasculature during simulated weightlessness and its possible role in the genesis of postflight orthostatic intolerance[J]. J Grav Physiol, 1997, 4(2): 97-100.

[19] Hargens A R, Watenpaugh D E. Cardiovascular adaptation to spaceflight[J]. Medicine and Science in Sports and Exercise, 1996, 28(8): 977-982.

[20] Parazynski S E, Hargens A R, Tucker B, et al. Transcapillary fluid shifts in tissues of the head and neck during and after simulated microgravity[J]. Journal of Applied Physiology, 1991, 71(6): 2469-2475.

[21] Levick J R, Michel C C. The effects of position and skin temperature on the capillary pressures in the fingers and toes[J]. The Journal of Physiology, 1978, 274: 97-109.

[22] 冯岱雅, 孙喜庆, 卢虹冰. 失重对脑血流影响的仿真研究 [J]. 航天医学与医学工程, 2006, 3: 163-166.

[23] 林乐健, 暴军香, 白云刚, 等. 模拟失重对大鼠大脑中动脉与肠系膜小动脉肌源性紧张度的不同影响 [J]. 生理学报, 2009, 61(1): 27-34.

[24] 耿捷. 30d 头低位卧床期间体育锻炼对下肢肌肉和心血管系统的影响 [D]. 西安: 第四军医大学, 2007.

[25] Fomina G A, Kotovskaia A R, Temnova E V. Dynamics of human cardiovascular responses in different periods of long-term exposure to weightlessness[J]. Human Physiology, 2012, 38(7): 715-720.

[26] Fomina G A, Kotovskaya A R, Pochuev V I, et al. Mechanisms of changes in human

hemodynamics under the conditions of microgravity and prognosis of postflight orthostatic stability[J]. Human Physiology, 2008, 34(3): 343-347.

[27] 毛秦雯, 张立藩. 模拟失重大鼠不同部位动脉血管壁超微结构的变化 [J]. 航天医学与医学工程, 1999, 4: 249-253.

[28] 岳勇, 姚永杰, 谢小萍, 等. 模拟失重对新西兰兔股静脉压力-容积关系的影响 [J]. 航天医学与医学工程, 2002, 15(6): 410-414.

[29] Kotovskaia A R, Fomina G A. The features of adaptation and disadaptation of the human cardiovascular system in the space flight conditions[J]. Fiziologiia Cheloveka, 2010, 36(2): 78-86.

[30] 王兵, 梁会泽, 贾化平. 失重对心血管系统的影响 [J]. 总装备部医学学报, 2012(1): 53-55.

[31] 陈友琴, 陈槐卿. 不同型式流体切应力对血管内皮细胞生理生化的影响 [J]. 国际生物医学工程杂志, 2000, 23(4): 233-238.

[32] 毛秦雯, 张立藩, 马进. 尾部悬吊大鼠不同部位动脉血管内皮细胞几何形状与排列的变化 [J]. 中华航空航天医学杂志, 1998(4): 197-200.

[33] Antonutto G, di Prampero P E. Cardiovascular deconditioning in microgravity: some possible countermeasures[J]. European Journal of Applied Physiology, 2003, 90(3-4): 283-291.

[34] Buckey J C, Jr., Lane L D, Levine B D, et al. Orthostatic intolerance after spaceflight[J]. Journal of Applied Physiology, 1996, 81(1): 7-18.

[35] Johnston R S, Dietlein L F. Biomedical results from Skylab. NASA SP-377. Biomedical Results from Skylab[M]. Houston, Texas: National Aeronautics and Administration, 1997.

[36] Lee S M, Moore A D, Jr, Fritsch-Yelle J M, et al. Inflight exercise affects stand test responses after space flight[J]. Medicine and Science in Sports and Exercise, 1999, 31(12): 1755-1762.

[37] Sawin C F, Taylor G R, Smith W L, et al. Extended Duration Orbiter Medical Project[M]. Houston, Texas: National Aeronautics and Administration, 1999.

[38] 王林杰, 李志利, 刘炳坤. 美国失重生理在轨研究证据分析与评价 [J]. 航天医学与医学工程, 2013, 2: 145-150.

[39] Crucian B, Stowe R P, Mehta S, et al. Alterations in adaptive immunity persist during long-duration spaceflight[J]. NPJ Microgravity, 2015, 1: 15013.

[40] Crucian B E, Choukèr A, Simpson R J, et al. Immune system dysregulation during spaceflight: potential countermeasures for deep space exploration missions[J]. Frontiers in Immunology, 2018, 9: 1437.

[41] Stowe R P, Mehta S K, Ferrando A A, et al. Immune responses and latent herpesvirus reactivation in spaceflight[J]. Aviation, Space, and Environmental Medicine, 2001, 72(10): 884-891.

[42] Taylor G R, Janney R P. In vivo testing confirms a blunting of the human cell-mediated immune mechanism during space flight[J]. Journal of Leukocyte Biology, 1992, 51(2): 129-132.

[43] Mann V, Sundaresan A, Mehta S K, et al. Effects of microgravity and other space stressors in immunosuppression and viral reactivation with potential nervous system involvement[J]. Neurology India, 2019, 67(Supplement): S198-S203.

[44] Feng L, Liu X M, Cao F R, et al. Anti-stress effects of ginseng total saponins on hindlimb-unloaded rats assessed by a metabolomics study[J]. Journal of Ethnopharmacology, 2016, 188: 39-47.

[45] Sadhukhan R, Majumdar D, Garg S, et al. Simultaneous exposure to chronic irradiation and simulated microgravity differentially alters immune cell phenotype in mouse thymus and spleen[J]. Life Sciences in Space Research, 2021, 28: 66-73.

[46] Gridley D S, Mao X W, Stodieck L S, et al. Changes in mouse thymus and spleen after return from the STS-135 mission in space[J]. PLoS One, 2013, 8(9): e75097.

[47] Sun Y, Kuang Y, Zuo Z. The emerging role of macrophages in immune system dysfunction under real and simulated microgravity conditions[J]. International Journal of Molecular Sciences, 2021, 22(5): 2333.

[48] Konstantinova I V, Rykova M, Meshkov D, et al. Natural killer cells after ALTAIR mission[J]. Acta Astronautica, 1995, 36(8-12): 713-718.

[49] Cogoli A, Valluchi-Morf M, Mueller M, et al. Effect of hypogravity on human lymphocyte activation[J]. Aviation, Space, and Environmental Medicine, 1980, 51(1): 29-34.

[50] Cogoli A, Tschopp A. Lymphocyte reactivity during spaceflight[J]. Immunology Today, 1985, 6(1): 1-4.

[51] Sanzari J K, Romero-Weaver A L, James G, et al. Leukocyte activity is altered in a ground based murine model of microgravity and proton radiation exposure[J]. PLoS One, 2013, 8(8): e71757.

[52] Gaignier F, Schenten V, De Carvalho Bittencourt M, et al. Three weeks of murine hindlimb unloading induces shifts from B to T and from th to tc splenic lymphocytes in absence of stress and differentially reduces cell-specific mitogenic responses[J]. PLoS One, 2014, 9(3): e92664.

[53] Fitzgerald W, Chen S, Walz C, et al. Immune suppression of human lymphoid tissues and cells in rotating suspension culture and onboard the International Space Station[J]. *In Vitro* Cellular & Developmental Biology: Animal, 2009, 45(10): 622-632.

[54] Tascher G, Gerbaix M, Maes P, et al. Analysis of femurs from mice embarked on board BION-M1 biosatellite reveals a decrease in immune cell development, including B cells, after 1 wk of recovery on Earth[J]. FASEB Journal: Official Publication of the Federation of American Societies for Experimental Biology, 2019, 33(3): 3772-3783.

[55] Lescale C, Schenten V, Djeghloul D, et al. Hind limb unloading, a model of spaceflight conditions, leads to decreased B lymphopoiesis similar to aging[J]. FASEB Journal: Official Publication of the Federation of American Societies for Experimental Biology, 2015, 29(2): 455-463.

[56] Bigley A B, Agha N H, Baker F L, et al. NK cell function is impaired during long-duration spaceflight[J]. Journal of Applied Physiology, 2019, 126(4): 842-853.

[57] Frippiat J P, Crucian B E, de Quervain D J, et al. Towards human exploration of space: The THESEUS review series on immunology research priorities[J]. NPJ Microgravity, 2016, 2: 16040.

[58] 黄庆生, 李琦, 黄勇, 等. 模拟失重对人自然杀伤细胞毒活性的影响 [J]. 航天医学与医学工程, 2009, 22(5): 332-335.

[59] Li Q, Mei Q, Huyan T, et al. Effects of simulated microgravity on primary human NK cells[J]. Astrobiology, 2013, 13(8): 703-714.

[60] Kaur I, Simons E R, Castro V A, et al. Changes in neutrophil functions in astronauts[J]. Brain, Behavior, and Immunity, 2004, 18(5): 443-450.

[61] 王重振, 袁树民. 微重力对单核巨噬细胞效应的研究进展 [J]. 重庆医学, 2019, 48(23): 4093-4096.

[62] Crucian B, Stowe R, Quiriarte H, et al. Monocyte phenotype and cytokine production profiles are dysregulated by short-duration spaceflight[J]. Aviation, Space, and Environmental Medicine, 2011, 82(9): 857-862.

[63] Smith J K. IL-6 and the dysregulation of immune, bone, muscle, and metabolic homeostasis during spaceflight[J]. NPJ Microgravity, 2018, 4: 24.

[64] Mehta S K, Crucian B E, Stowe R P, et al. Reactivation of latent viruses is associated with increased plasma cytokines in astronauts[J]. Cytokine, 2013, 61(1): 205-209.

[65] Lesnyak A T, Sonnenfeld G, Rykova M P, et al. Immune changes in test animals during spaceflight[J]. Journal of Leukocyte Biology, 1993, 54(3): 214-226.

[66] Voss E W. Prolonged weightlessness and humoral immunity[J]. Science, 1984, 225(4658): 214-215.

[67] Sonnenfeld G, Foster M, Morton D, et al. Spaceflight and development of immune responses[J]. Journal of Applied Physiology, 1998, 85(4): 1429-1433.

[68] Grove D S, Pishak S A, Mastro A M. The effect of a 10-day space flight on the function, phenotype, and adhesion molecule expression of splenocytes and lymph node lymphocytes[J]. Experimental Cell Research, 1995, 219(1): 102-109.

[69] Berry C A. Summary of medical experience in the Apollo 7 through 11 manned spaceflights[J]. Aerospace Medicine, 1970, 41(5): 500-519.

[70] Konstantinova I V, Rykova M P, Lesnyak A T, et al. Immune changes during long-duration missions[J]. Journal of Leukocyte Biology, 1993, 54(3): 189-201.

[71] Spielmann G, Agha N, Kunz H, et al. B cell homeostasis is maintained during long-duration spaceflight[J]. Journal of Applied Physiology, 2019, 126(2): 469-476.

[72] Stowe R P, Sams C F, Pierson D L. Effects of mission duration on neuroimmune responses in astronauts[J]. Aviation, Space, and Environmental Medicine, 2003, 74(12): 1281-1284.

[73] Boxio R, Dournon C, Frippiat J P. Effects of a long-term spaceflight on immunoglobulin heavy chains of the urodele amphibian Pleurodeles waltl[J]. Journal of Applied Physiology, 2005, 98(3): 905-910.

第五章　失重对神经系统及其他生理功能的影响

引　言

在地球重力环境中，人的前庭器官、骨骼、肌肉等不断地接受重力的刺激并将信号传入神经系统，神经系统根据这些信号使身体做出相应的反应，并调整身体的机能，使之适应环境的变化。在太空环境中，人体受到的持续的重力刺激减弱或消失，必然引起感觉和运动机能的改变，进而影响人的生活质量和劳动能力。深入研究太空失重环境对神经系统的影响，对人类航天事业的发展具有重要的意义。

失重还会对人体水盐代谢、前庭系统、视觉功能、皮肤等生理功能产生影响。处于地球重力环境时，前庭系统对重力的感知会与其他感觉信息一起持续性地输入大脑，它的功能高度依赖于地球重力，且对重力十分敏感。同时，前庭系统是高度可塑的，在暴露于改变的重力环境时，前庭系统的功能会受到损害并逐渐适应环境的变化。暴露于失重环境中，人体体液流失和体液分布的改变还会导致人体水盐代谢改变、视觉功能受损等。此外，一些航天员返回地面后，皮肤会出现红斑、灼热、瘙痒、干燥、敏感等症状，甚至导致皮肤感染、易擦伤、易撕裂、伤口愈合延迟和皮肤老化加速等。这些生理功能的改变和损害也影响了航天员的正常工作和身体健康，失重对这些生理功能的影响同样需要被重视。

第一节　失重对神经系统的影响

神经系统分为中枢神经系统和周围神经系统，主要由神经元和神经胶质细胞组成，是身体的主要控制和交流系统。中枢神经系统包括脑和脊髓，周围神经系统包括脑神经和脊神经（图5-1）。神经系统起源于外胚层，中枢神经系统和周围神经系统分别由神经管和神经嵴分化而成。美国国家航空航天局的神经实验室（Neurolab）项目是第一个关注神经系统如何响应太空飞行的研究项目。根据美国国家航空航天局的文献，在美国国家航空航天局载人航天飞行计划的早期，航天员感觉系统功能方面没有出现重大问题，然而，在"阿波罗计划"任务期间，报告表明一些航天员出现了轻度至重度晕动病，因此在20世纪70年代初期，美国国家航空航天局开始对这种疾病进行研究。Neurolab项目1990～2003年获得的数据表明，重力的缺失对成熟人类大脑的功能产生了有限且可逆的影响，该项目还证实，失重不仅会影响感觉输入，还会影响大脑的整合功能，进而影响其运动输出。在失重环境下，感官之间的平衡需要重新组织和校正。此外，失重还会影响神经系统的发育，从而导致其持久的改变[1]。在航天飞行中，中枢神经系统的损伤将引起航天员学习记忆、认知功能的改变，从而会直接影响航天员仪器操作等相关作业的能力[2]。

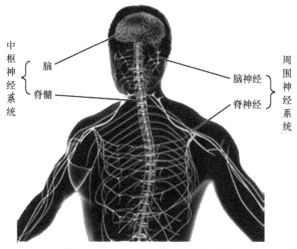

图5-1　人体神经系统分布示意图

一、失重对行为的影响

失重对机体行为产生各种影响，其中以学习记忆能力受损、认知功能降低以及抑郁情绪的产生为主要代表。太空飞行对感觉运动和认知功能的不利影响已得到充分证明，包括飞行后姿势控制和运动障碍[3~7]、手动追踪误差增加[8,9]、识别两个不同物体质量差异的能力降低[10]，以及飞行中的空间定向障碍、头晕和凝视控制变化等[11~13]。

Wang等[14]通过水迷宫实验发现，大鼠后肢力学去负荷14天后的逃生潜伏期和游泳距离较对照组有显著上升，说明14天的模拟失重对大鼠的空间学习记忆能力造成了一定程度的损伤。张永亮等[15]发现后肢力学去负荷14天后，大鼠的攀爬次数显著降低，说明模拟失重使大鼠出现了抑郁样行为。Lipnicki等[16]通过人体头低位卧床实验发现，受试男性在卧床60天后反应时间显著减弱，爱荷华博弈任务（Iowa gambling task）分数在头低位卧床期间显著降低，表明在模拟失重环境下，人体认知功能显著下降。

航天员在失重环境中会出现自我运动感知的变化，当在失重状态下自由飘浮时，人对向上/向下（俯仰角）的自我运动的感知会立即发生改变，但能感知向左/向右（偏航角）方向的自我运动，这表明失重可能会对身体自我运动感知的早期处理阶段（即前庭和视动功能）产生负面影响[17]。此外，失重环境也会诱导视觉、前庭和本体感觉信息的适应性脑处理[18~20]。这些行为变化可以帮助我们深入了解太空飞行对大脑影响的潜在驱动因素。通过测试国际空间站任务航天员感觉运动和认知任务的变化，发现由于飞行时航天员前庭输入受到干扰，导致其移动性和平衡性下降，同时双手协调性也下降，这些表现在飞行后 30 天内可恢复到正常水平。这些结果表明，由于失重环境导致的感觉重新加权影响了航天员的感觉运动表现。同时，航天员还需要适应空间参考的转变，即从地球上的外中心（重力）空间参考向以自我为中心的空间参考的转变。返回地球后，适应失重环境的感觉运动的表现与飞行前相比明显下降，并在 30 天内重新适应和恢复[21]。

　　飞行后足部触觉灵敏度的改变是航天飞行中感觉运动适应的证据。脚是重要的平衡器官，在重力环境中，足底皮肤感觉输入与前庭输入相结合有助于身体的定向和平衡控制。飞行后，适应失重的皮肤感受器敏感性普遍发生改变。在短期太空飞行后，约 50% 的航天员足跟皮肤表现出对 250Hz 高频刺激的敏感性增加，这种触觉敏感性的变化反映了中枢神经系统介导的适应性、代偿性的感觉重新加权，包括飞行过程中改变的重力环境导致前庭输入信号的权重降低和用于平衡控制的触觉信号的权重增加。在失重环境下，作为对不可靠的前庭输入的补偿，这些触觉信号可能在定向控制中发挥更大的作用。然而，回到地球的引力环境后，残留的感觉重新加权不利于在地面的平衡控制[22]。

　　同时执行两项或多项任务的能力，即"双任务"（dual tasking），被心理学和运动学家用来评估操作者认知资源的有效性和执行功能。认知资源是指用于支持个体成功地执行认知加工的能量，个体必须使用认知资源才能成功地执行各种控制化的认知操作。太空飞行期间航天员执行认知和运动行为的"双任务"的能力显著下降，表明认知资源可能减少[9,23]。认识航天飞行对航天员"双任务"能力的影响有助于评估未来飞行任务的限制。Manzey 等[23]研究了"双任务"条件下的太空运动技能，发现太空中的不稳定跟踪任务与记忆搜索任务之间的干扰比在地球上大，且在飞行早期的干扰最大，并在随后的飞行中逐渐正常化，在轨飞行约 3 周后达到飞行前水平。Bock 等[9]研究了不稳定跟踪和反应时间的"双任务"，发现在 5～6 个月的太空任务期间，在"双任务"条件下的跟踪误差增加，并表明太空飞行期间的感觉运动缺陷可能与压力、疲劳和感觉运动适应导致的认知能力下降有关。值得注意的是，虽然这些实验都被归类为"双任务"，但实际上在执行两项任务（如认知和运动任务）的同时，在改变的重力环境中，操作本身可能构成额外的"任务"（即一项需要增加对身体位置和方向的自我感知的任务）。这种额外的处理需求可能会导致太空飞行对"双任务"能力的负面影响，且在一定程度上解释了 Manzey 等发现的双任务能力在飞行约 3 周后恢复的现象，即由于航天员对失重的适应性反应，其额外认知负荷最终会减少，并且在彻底适应失重后，其表现恢复正常。航天员跟踪误差的增加和反应时间的延长在航天飞行期间甚至飞行后的几天内持续存在，因此在执行航天飞行任务时，尤其是在着陆操作期间，提高航天员的有效"双任务"能力十分重要。

二、失重对神经可塑性的影响

神经可塑性（neuroplasticity）是指由于环境条件改变导致大脑结构和功能发生相应改变的现象。失重时感受器传入冲动变化、脑循环状态变差、颅内压增高都可以直接引起脑组织的形态学变化。失重使大脑的结构和功能发生一定程度损伤，具体表现为各脑区的神经反射受到影响，功能连接性和活动性改变，脑组织密度、体积以及神经元的形态和功能改变。Demertzi 等 [24] 首次利用核磁共振的方法研究航天飞行对航天员神经功能的影响，发现航天员右脑岛前庭皮层的内在连通性减弱，同时伴随着左侧小脑与运动有关的脑区功能性连接的减少，导致中枢神经系统的相关功能受到影响。Zhou 等 [25] 采用磁共振成像技术研究了 45 天头低位卧床后受试者大脑结构的变化，发现两个关键区域，即前岛叶皮层和中扣带皮层的功能网络发生变化，如果这两个区域功能网络的信息处理功能被破坏，可能导致认知功能的障碍。模拟失重环境下大脑的这种内在功能结构的改变可能是体液头向移位以及脑血流量、颅内压和氧合血红蛋白的增加导致的。Yuan 等 [26] 研究发现，在 70 天头低位卧床期间响应前庭刺激的多个额叶、顶叶和枕叶区域的激活增加，这与平衡和运动能力的下降以及神经效率的降低有关，揭示了在感觉输入改变的条件下发生的神经可塑性变化。

三、失重对神经细胞结构和功能的影响

失重环境能够导致神经细胞的染色质浓缩、细胞核碎裂、细胞骨架紊乱等，进一步表现为神经细胞结构改变和功能紊乱，甚至出现细胞凋亡和神经可塑性改变，进一步影响机体的功能。STS-90 中的 Neurolab 项目对新生剑尾鱼的小脑前庭降核、巨细胞核及间脑视觉核的突触数进行统计，发现太空飞行 16 天期间前庭降核内出现突触接触增加，这可能是对前庭输入减少的补偿，而在视觉皮质核和位于降核附近的前庭巨细胞核中没有观察到变化 [27]。此外，由于失重条件下躯体感受器传入冲动的减少，导致与本体和外周机械传入冲动有关的脑区神经细胞突触数目减少，躯体感觉皮层的神经细胞轴突明显退化 [28]。孔雀鱼在失重环境下生活 14 天后，与操纵平衡和身体转动有关的神经细胞结构发生严重损伤，其细胞骨架以及突触后膜、线粒体、细胞核等均发生改变 [29]。对 Cosmos 1514 飞行任务携带的怀孕大鼠所产的早期幼鼠大脑进行形态学研究，发现其神经母细胞分化以及无髓鞘神经纤维、下丘脑视上核轴突和轴突生长锥中的细胞骨架变化均有所延迟 [30]。戢玉环等 [31] 将新生鼠原代神经细胞置入旋转式细胞组织培养系统培养 5 天，发现

神经细胞轴突延长，细胞核增大，核周间隙明显，细胞质内可见大量散在分布的糖原颗粒，表明模拟失重能够影响神经细胞的轴突长度及其超微结构（图 5-2）。Wang 等[32]对人神经组织的组织块和原代细胞进行培养，发现在模拟失重条件下，原代细胞的体积明显变大，黏附能力下降，细胞骨架分布高度紊乱，细胞凋亡增多；从组织块迁移的细胞排列紊乱、迁移距离变短，表明模拟失重处理对神经组织的细胞形态和功能产生了影响。Gruener 和 Hoeger[33]将胚胎脊髓神经细胞与肌细胞进行共培养，发现在模拟失重条件下，神经轴突和肌细胞之间接触减少，表明突触形成过程受到抑制。Uva 等[34]的数据显示，在模拟失重 30min 后，神经胶质细胞的细胞骨架受损，细胞形状变化，细胞核中发生染色质凝集和 DNA 损伤。Rösner 等[35]的研究表明，在抛物线飞机失重环境中，SH-SY5Y 神经母细胞瘤细胞的微管变得弯曲，呈卷状甚至环状，微管的动力学和空间排列发生改变。

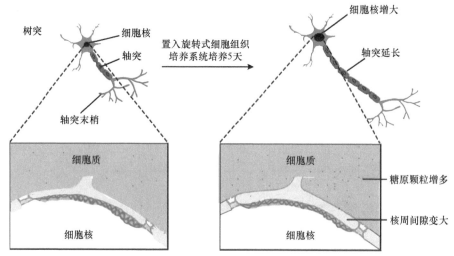

图 5-2　失重对神经细胞结构的影响

Taube 等[36]对抛物线飞行中的大鼠进行研究，发现大鼠在地板上时，0G 和 1G 阶段均可维持正常的方向感；但暴露于 0G 期间并放置在墙壁或天花板时，大鼠失去了定向方向感，可能是由于失重环境影响了大鼠与方向感管理相关神经细胞的放电功能。Ranjan 等[37]将大鼠暴露于模拟失重环境中，发现大鼠海马角 CA1（cornu ammonis 1，CA1）的某些神经细胞活动区域显著减少，而树突分支和树突棘数量明显增多。稳定的静息膜电位对于神经细胞进行通信至关重要，抛物线飞行的研究表明，失重阶段人类神经细胞的静息电位显著去极化。动作电位动力学也依赖于重力，抛物线飞行任务的体外实验研究证明轴突水平的动作电位传播速率在失重环境下降低，在超重力下增加[38]。

四、失重对神经细胞蛋白质及基因表达的影响

失重环境对神经细胞内基因的表达产生影响，进而导致神经细胞的结构和生理功能异常，对基因和蛋白质的表达和功能研究将有助于深入了解航天飞行对航天员大脑和行为的影响。俄罗斯 Bion-M1 生物卫星携带雄性小鼠进行了 30 天的航天飞行，实验结果表明，与留在地球上的对照组相比，返回地面后小鼠明显不适应地球引力，行为活跃度明显降低[39]。进一步的研究表明，航天飞行后小鼠大脑中参与多巴胺合成和降解的基因表达减少，下丘脑中 5-羟色胺 2A（5 hydroxy-tryptamine 2A，5-HT2A）受体基因的表达也减少[40]。另外一项研究发现，航天飞行会导致小鼠纹状体和下丘脑中胶质细胞源性神经营养因子（glial cell linederived neurotrophic factor，GDNF）的基因表达减少，黑质中脑多巴胺神经营养因子（cerebral dopamine neurotrophic factor，CDNF）的基因表达减少，而中缝核的 GDNF 和 CDNF 的基因表达增加，GDNF 和 CDNF 的基因表达失调可能会加剧失重对多巴胺系统的破坏作用。Santucci 等[41]对国际空间站上航天飞行 91 天后的小鼠进行研究后发现，失重使小鼠大脑区域（如皮层和海马体）中神经生长因子和脑源性神经营养因子的表达降低。这项研究还表明，在暴露于失重环境的小鼠全脑中，参与调节神经细胞长时程增强作用、轴突引导、神经细胞生长、轴突生长冠萎缩、细胞迁移、树突分支和树突棘形态的基因上调。Sarkar 等[42]检测了小鼠后肢力学去负荷 7 天后海马体中的蛋白质表达差异，结果表明，海马体中微管蛋白和代谢相关蛋白显著下调，揭示失重环境下大鼠海马体细胞形态和代谢功能受到一定程度的影响。Mattei 等[43]的研究结果表明，人类胚胎干细胞可以在旋转细胞培养系统模拟失重条件下形成神经类器官，但与在正常条件下产生的类器官相比，脑-髓神经模式基因和皮层标记基因的表达发生了变化。Wang 等[44]研究了模拟失重对海马体代谢蛋白的影响，发现在模拟失重 21 天和 7 天后，分别有 42 个和 67 个线粒体代谢蛋白的差异表达，其中线粒体复合体 I/III/IV、异柠檬酸脱氢酶和苹果酸脱氢酶表达下调，防止氧化损伤的 DJ-1 和过氧化物酶 6 表达上调。Wang 等[45]还研究了模拟失重 21 天对大鼠海马体认知功能相关蛋白表达的影响，发现模拟失重降低了大鼠海马体中 γ-氨基丁酸的含量，增加了谷氨酸的含量，导致 γ-氨基丁酸/谷氨酸平衡被破坏。

第二节　失重对其他生理功能的影响

一、失重对水盐代谢的影响

失重后，体液迅速头向转移并在体内重新分布，引起利尿反应和体液流失，大量重新分布的液体通过肾脏排出体外[46,47]。在失重环境下，口渴感降低导致的

饮水减少和因出汗而导致的皮肤体液流失也会导致体液流失。因此,在太空飞行初期,体液的流失会导致身体质量的减少,且体液的容量、分布和组成将适应新的环境[48]。在太空飞行的早期阶段,由于体液流失和尿钠排泄增加,导致机体出现了负钠平衡。长期太空飞行后,血清钠、氯含量无明显变化,但尿钠浓度和尿流量下降。在短期的太空飞行后,血液中的钾离子浓度也会下降。航天员在飞行过程中经常发生心律不齐,可能是缺钾导致的。太空飞行后红细胞质量和肌肉质量下降,提示负钾平衡可能是由于组织容量降低所致。尿钾排泄率与其空间停留时间呈正相关。此外,失重还会导致钙和磷代谢的改变。在长时间的太空飞行后血液中的钙和磷浓度会增加,小肠钙吸收与肾、肠钙排泄之间的平衡也发生了改变,粪便和尿钙排出量增加[49](图 5-3)。

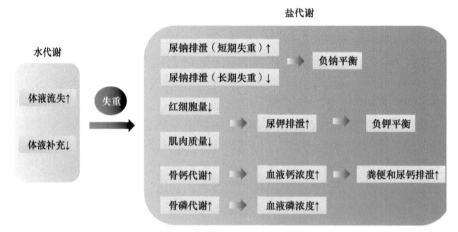

图 5-3　失重对水盐代谢的影响

二、失重对前庭系统的影响

前庭系统位于内耳,由半规管和耳石器官组成(图 5-4)。其中,半规管能感知旋转角加速度,耳石器官能感知线性加速度(包括重力)。前庭系统的一个基本功能是在重力场中维持身体平衡,通过复杂的多感官整合维持凝视和姿势的稳定。前庭眼束参与眼球运动以维持凝视,前庭颈束支配颈部肌肉以支撑头部,前庭脊髓束支配上肢和下肢的近端和轴向肌肉的运动神经细胞,以保持姿势和平衡[50]。此外,前庭系统还通过前庭-小脑和小脑-前庭通路与小脑建立了联系,重力感应耳石器官与小脑的几个子区域直接和间接连接,构成前庭小脑的絮状结节叶。小脑是一个对运动控制协调、运动时机至关重要的结构,参与运动学习和认知[51]。在某种程度上,正是由于健康的前庭系统,才使人体可以拥有准确和普遍的运动及自我定位的感知。

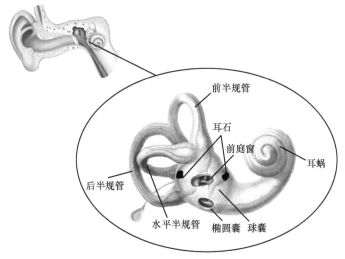

图 5-4　人体前庭系统结构

在地球上，在任何姿势下重力都是垂直方向的。通过将来自前庭系统、本体感觉、躯体感觉及视觉系统的可用信息与其内部模型相结合，大脑可以感知和响应重力 [52]。然而，在空间飞行中，人体受到任何方向的力都接近于零，这会改变前庭系统的相关功能，导致大脑对运动感官结果的预期与实际体验之间不匹配。在太空飞行期间，航天员表现出平衡、运动、凝视控制、动态视力、眼-头-手协调能力和感知力等受损，使航天员对航天器的控制能力下降 [53,54]。耳石器官比半规管对失重更敏感。为了适应不再有重力加速度提供的方向感的情况，耳石器官的功能会被抑制 [55]。这种因适应而改变的感觉运动状态不利于返回地球后的姿势控制，航天员在飞行后的几天甚至几周内会缓慢地重新适应地球重力环境。

此外，航天员在移动时还会出现空间定向障碍和不稳定的感觉，如难以准确感知自己手臂和腿的位置等 [54]。这些症状的出现是因为来自前庭系统的感觉输入与来自本体感觉、躯体感觉和视觉系统感觉输入的整合，相对于其基于地球的运动感觉预期结果的"内部"模型误导了大脑。对感觉反馈的期望与失重环境下实际感觉反馈体验之间的这种冲突会导致航天员在太空飞行初始阶段出现空间晕动病 [56]。空间晕动病又称为空间运动病（space motion sickness，SMS），是一种特殊形式的晕动病，其症状包括胃部不适、厌食、恶心、呕吐、头痛和困倦等。在太空飞行的前 2 ～ 3 天，空间运动病是最常见的健康问题。其症状缓解通常发生在 30 ～ 48h，并且很快恢复。因此，航天飞机太空飞行任务的最短飞行时间是 3 天，以降低航天员在着陆之前因空间运动病而丧失工作能力的可能性。空间运动病可能对航天员的健康、安全和工作表现构成潜在的风险，是太空飞行最初关键阶段中的主要问题之一。"水星号"和"双子星计划"中没有关于空间运动病的报道，而"阿波罗计划"任务中 35% 的航天员出现了空间运动病症状。"天空实验室"任务的发生率上升到 60%，大约 2/3 的航天员出现了空间运动病症状。据统计，飞行员与非飞行员、男性与女性、不同年龄组或首次与非首次航天员之间的症状发生率均没有统计学上的显著差异[57]。

三、失重对视觉功能的影响

眼球被认为是人体中对失重引起的血管、结构和生化变化最敏感的结构之一。在失重环境下，血液重新分布，血管静压升高，上半身充血，流体向大脑的重新分布会导致脑静脉充血，增加颅内压，这将直接影响眼压并破坏眼内压和颅内压的稳态，导致眼球后部的跨层压差发生改变（图 5-5）。据报道，这些因素会导致视觉障碍颅内压综合征，这是太空中人类健康的高风险因素[58]。该综合征表现为视神经乳头肿胀、视网膜出血、视神经鞘直径增加、脉络膜皱襞、棉絮斑、后眼球变平和远视移位等。已发现太空飞行期间约 29% 的执行短期任务的航天员和60% 的执行国际空间站长期任务的航天员远近视力下降[59]。航天飞行引起的大多数视觉变化都是可矫正的，但一些屈光不正的变化可能会在航天飞行返回后持续多年。

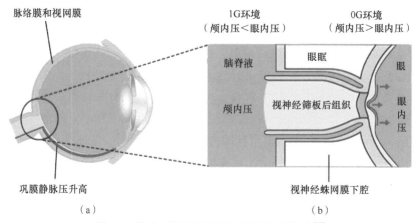

（a）　　　　　　　　　　　　　　　　　（b）

图 5-5　失重对眼内压和颅内压稳态的影响[60]

（a）进入失重早期，眼睛上巩膜静脉压升高导致眼内压升高，随后眼内压降低；（b）失重导致颅内压升高，破坏眼内压和颅内压的稳态，并使视神经乳头发生变化（曲线和箭头）

四、失重对皮肤的影响

研究发现，失重环境将导致人体皮肤萎缩，并引起皮肌、毛囊和代谢的改变。在欧洲航天局的 SkinCare 项目实验期间，对航天员的飞行前、飞行中和飞行后的皮肤表面、表皮和真皮进行了分析，发现长时间处于失重状态下，皮肤老化加速、表皮变薄、结构变得粗糙、皮肤失去弹性（图5-6），但这些变化在飞行任务结束一年后恢复正常[61]。为验证SkinCare的研究结果，欧洲航天局启动了Skin-B项目，这个项目在太空飞行过程中检测了航天员皮肤水合作用和皮肤屏障功能，同时进行活体皮肤的表面评估，并在飞行后评估航天员的皮肤弹性、皮肤密度、皮肤厚度和皮肤微循环。结果显示，飞行过程中航天员皮肤表面外观没有观察到明显变化，通过活体皮肤的表面评估测量皮肤表面轮廓，发现由于大量液体流向身体上部区域而使皮肤肿胀。相对于SkinCare项目观察到的结果，航天员皮肤水合作用和皮肤屏障功能得到改善，皮肤愈合更快，皮肤皲裂减少。飞行后航天员的皮肤密度、皮肤厚度和皮肤弹性值与飞行前相比没有变化。Skin-B与SkinCare研究数据的差异可能是由于空间条件的改善（如国际空间站上更好的锻炼设备和更好的营养供给）引起的[62,63]。

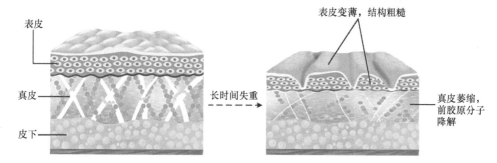

图5-6　失重环境对航天员皮肤的影响

"亚特兰蒂斯"号航天飞机（STS-135）任务期间的研究表明，与对照组相比，飞行组小鼠皮肤中大量负责调节活性氧产生和代谢的基因表达显著增加1.5倍，表明由于细胞抗氧化剂、活性氧产生和组织重塑的调节增加，皮肤代谢稳态发生变化[64]。Neutelings等[65]的研究表明，小鼠在轨飞行3个月后，真皮厚度显著减少，同时新合成的原胶原增加，表明皮肤抗衰老的机制正在发挥作用。转录组学数据表明，真皮萎缩可能与新形成的前胶原分子发生早期降解有关。此外，研究还发现，小鼠处于生长期的毛囊增加，且毛囊标记基因和与横纹肌稳态相关基因的表达上调，表明长时间暴露于太空环境可能会导致毛囊周期失调。该研究中失重导致小鼠皮肤厚度减少的结果与SkinCare实验中获得的数据一致。一项分析了10名航天员毛囊的研究表明，在飞行过程中与头发生长相关的基因，如成纤维细胞生长因子18（fibroblast growth factor 18，FGF18）、血管生成素样蛋白7（angiopoietin-like 7，ANGPTL7）和软骨寡聚基质蛋白（cartilage oligomeric matrix protein，COMP）表达上调，表明太空飞行抑制了毛囊中的细胞增殖[66]。

总结与展望

空间失重环境中神经系统的改变将影响整个机体。神经系统极其复杂，许多功能和机制尚在探索之中，因此，研究失重环境对脑的结构和功能的影响就更加困难。现有研究发现，失重环境下，航天员的行为和认知能力受损，且失重对神经细胞结构、功能和基因表达均有影响。对于执行短期飞行任务的航天员，这些变化可能是对失重环境的一种适应，是可逆的；但是对于长期飞行来说，神经系统的变化会更广泛和持久，也许会危及航天员的健康和生命。此外，失重对人体几乎所有系统都有影响，随着载人航天飞行的增多，越来越多失重的生物效应研究也取得了进展并引起重视，包括本章列举的水盐代谢、前庭系统、视觉功能和皮肤等，将来必然会有更多现在所未知的失重生理学现象得以发现和深入研究。

失重生理学从最初的效应观察，发展到积极主动研究其中的机制，并通过多种防护措施减小或消除失重的消极影响，多个国家已建立了各种生理状态实时监测系统、相应的实验验证方法和对抗不利生理变化的防护方法等。通过研究失重生理学，为以人为本进行失重防护设计、医学监督与科学研究并举等原则规划和策划后续相关任务提供参考。从 2003 年我国第一艘载人飞船"神舟五号"任务的圆满完成，"神舟十三号"飞行任务顺利进行，意味着我国空间站技术验证阶段已经完美收官。我国空间站的建造及"神舟十四号"与"神舟十五号"的陆续发射，意味着我国空间站将会变成一个由 3 个空间站舱段、2 艘载人飞船及 1 艘货运飞船构成的大型太空实验装置，这样的场面值得我们期待。未来我国空间站也将为更多长期飞行任务提供保障，同时必将为失重生理学及防护技术发展提供深入研究的条件，失重生理研究也将为未来长期载人航天提供有力保障。此外，随着载人航天任务对人体重力响应机制的需求以及分子生物学研究手段的快速发展，失重生理学研究从研究方法上存在向系统整合和向微观分子两个方向上的选择。在后续失重生理学的研究中，微观层次和宏观调控的研究必须相互结合，从多层次、多角度诠释失重对生理系统的影响和机制，发挥对未来载人航天实施医学的指导作用。

思　考　题

1. 失重对神经细胞的结构和功能产生哪些影响？

2. 失重对航天员的行为有哪些负面影响？

3. 如果人类一直在太空失重环境中繁衍，现存的哪些结构和功能会有怎样的改变？我们最后会变成什么样子呢？

4. 除了本书所提及的几方面外，失重还可能会对人体的其他哪些生理功能产生影响？

参 考 文 献

[1] Mann V, Sundaresan A, Chaganti M. Cellular changes in the nervous system when exposed to gravitational variation[J]. Neurology India, 2019, 67(3): 684-691.

[2] 邓子宣, Papukashvili D, Rcheulishvili N, 等. 失重/模拟失重对中枢神经系统影响的研究进展[J]. 航天医学与医学工程, 2019, 32(1): 89-94.

[3] Layne C S, Mulavara A P, McDonald P V, et al. Effect of long-duration spaceflight on postural control during self-generated perturbations[J]. Journal of Applied Physiology, 2001, 90(3): 997-1006.

[4] Cohen H S, Kimball K T, Mulavara A P, et al. Posturography and locomotor tests of dynamic balance after long-duration spaceflight[J]. Journal of Vestibular Research: Equilibrium & Orientation, 2012, 22(4): 191-196.

[5] Bloomberg J J, Mulavara A P. Changes in walking strategies after spaceflight[J]. IEEE Engineering in Medicine and Biology Magazine: the Quarterly Magazine of the Engineering in Medicine & Biology Society, 2003, 22(2): 58-62.

[6] Miller C A, Peters B T, Brady R R, et al. Changes in toe clearance during treadmill walking after long-duration spaceflight[J]. Aviation, Space, and Environmental Medicine, 2010, 81(10): 919-928.

[7] Mulavara A P, Feiveson A H, Fiedler J, et al. Locomotor function after long-duration space flight: effects and motor learning during recovery[J]. Experimental Brain Research, 2010, 202(3): 649-659.

[8] Manzey D, Lorenz T B, Heuers H, et al. Impairments of manual tracking performance during spaceflight: more converging evidence from a 20-day space mission[J]. Ergonomics, 2000, 43(5): 589-609.

[9] Bock O, Weigelt C, Bloomberg J J. Cognitive demand of human sensorimotor performance during an extended space mission: a dual-task study[J]. Aviation, Space, and Environmental Medicine, 2010, 81(9): 819-824.

[10] Ross H, Brodie E, Benson A. Mass discrimination during prolonged weightlessness[J]. Science, 1984, 225(4658): 219-221.

[11] Young L R, Oman C M, Watt D G, et al. Spatial orientation in weightlessness and readaptation to earth's gravity[J]. Science, 1984, 225(4658): 205-208.

[12] Clément G, Popov K E, Berthoz A. Effects of prolonged weightlessness on horizontal and vertical optokinetic nystagmus and optokinetic after-nystagmus in humans[J]. Experimental Brain Research, 1993, 94(3): 456-462.

[13] Kornilova L N, Kreĭdich Iu V, Tarasov I K, et al. [Optokinetic nystagmus and optokinetic resistance of cosmonauts in preflight and postflight periods][J]. Kosmicheskaia Biologiia i aviakosmicheskaia Meditsina, 1983, 17(4): 12-15.

[14] Wang Q, Zhang Y L, Li Y H, et al. The memory enhancement effect of Kai Xin San on cognitive deficit induced by simulated weightlessness in rats[J]. Journal of Ethnopharmacology, 2016, 187: 9-16.

[15] 张永亮, 陈海龙, 王婷梅, 等. 尾吊复合隔离导致的大鼠抑郁样行为研究 [J]. 航天医学与医学工程, 2017, 6: 401-405.

[16] Lipnicki D M, Gunga H C, Belavy D L, et al. Bed rest and cognition: effects on executive functioning and reaction time[J]. Aviation Space & Environmental Medicine, 2009, 80(12): 1018-1024.

[17] De Saedeleer C, Vidal M, Lipshits M, et al. Weightlessness alters up/down asymmetries in the perception of self-motion[J]. Experimental Brain Research, 2013, 226(1): 95-106.

[18] Paloski W H, Reschke M F, Black F O, et al. Recovery of postural equilibrium control following spaceflight[J]. Annals of the New York Academy of Sciences, 1992, 656: 747-754.

[19] Paloski W H, Bloomberg J J, Reschke M F, et al. Spaceflight-induced changes in posture and locomotion[J]. Journal of Biomechanics, 1994, 27(6): 812-812.

[20] Reschke M F, Bloomberg J J, Harm D L, et al. Posture, locomotion, spatial orientation, and motion sickness as a function of space flight[J]. Brain Research Reviews, 1998, 28(1): 102-117.

[21] Tays G, Hupfeld K, McGregor H, et al. The effects of long duration spaceflight on sensorimotor control and cognition[J]. BioRxiv, 2021, 15:723504.

[22] Lowrey C R, Perry S D, Strzalkowski N D, et al. Selective skin sensitivity changes and sensory reweighting following short-duration space flight[J]. Journal of Applied Physiology (Bethesda, Md.: 1985), 2014, 116(6): 683-692.

[23] Manzey D, Lorenz B, Schiewe A, et al. Dual-task performance in space: results from a single-case study during a short-term space mission[J]. Human Factors, 1995, 37(4): 667-681.

[24] Demertzi A, Van Ombergen A, Tomilovskaya E, et al. Cortical reorganization in an astronaut's brain after long-duration spaceflight[J]. Brain Structure & Function, 2016, 221(5): 2873-2876.

[25] Zhou Y, Wang Y, Rao L L, et al. Disrutpted resting-state functional architecture of the brain after 45-day simulated microgravity[J]. Frontiers in Behavioral Neuroscience, 2014, 8: 200.

[26] Yuan P, Koppelmans V, Reuter-Lorenz P, et al. Vestibular brain changes within 70 days of head down bed rest[J]. Human Brain Mapping, 2018, 39(7): 2753-2763.

[27] Anken R H, Ibsch M, Rahmann H. Microgravity (STS-90 Neurolab-Mission) influences synapse formation in a vestibular nucleus of fish brain[J]. Advances in Space Research: the Official Journal of the Committee on Space Research (COSPAR), 2002, 30(4): 843-847.

[28] 沈羡云. 失重对中枢神经系统的影响 [J]. 国外医学: 军事医学分册, 1995, 12(2): 49-53.

[29] Moshkov D A, Savel'eva L N. The cytoskeleton of the Mauthner neurons in the guppy after returning from an orbital flight[J]. Tsitologiia, 1991, 33(3): 16-22.

[30] Alberts J R, Serova L V, Keefe J R, et al. Early postnatal development of rats gestated during flight of Cosmos 1514[J]. The Physiologist, 1985, 28(6 Suppl): 81-82.

[31] 戢玉环, 李呼伦, 王丹丹, 等. 模拟微重力对神经细胞形态及其生长的影响 [J]. 航天医学与医学工程, 2007, 20(5): 327-331.

[32] Wang X, Du J, Wang D, et al. Effects of simulated microgravity on human brain nervous tissue[J]. Neuroscience Letters, 2016, 627: 199-204.

[33] Gruener R, Hoeger G. Vector-free gravity disrupts synapse formation in cell culture[J]. The American Journal of Physiology, 1990, 258(1): 489-494.

[34] Uva B M, Masini M A, Sturla M, et al. Clinorotation-induced weightlessness influences the cytoskeleton of glial cells in culture[J]. Brain Research, 2002, 934(2): 132-139.

[35] Rösner H, Wassermann T, Möller W, et al. Effects of altered gravity on the actin and microtubule cytoskeleton of human SH-SY5Y neuroblastoma cells[J]. Protoplasma, 2006, 229(2-4): 225-234.

[36] Taube J S, Stackman R W, Calton J L, et al. Rat head direction cell responses in zero-gravity parabolic flight[J]. Journal of Neurophysiology, 2004, 92(5): 2887-2997.

[37] Ranjan A, Behari J, Mallick B N. Cytomorphometric changes in hippocampal CA1 neurons exposed to simulated microgravity using rats as model[J]. Frontiers in Neurology, 2014, 5: 77.

[38] Meissner K, Hanke W. Action potential properties are gravity dependent[J]. Microgravity Science and Technology, 2005, 17(2): 38-43.

[39] Andreev-Andrievskiy A, Popova A, Boyle R, et al. Mice in Bion-M 1 space mission: training and selection[J]. PLoS One, 2014, 9(8): e104830.

[40] Popova N K, Kulikov A V, Kondaurova E M, et al. Risk neurogenes for long-term spaceflight: dopamine and serotonin brain system[J]. Molecular Neurobiology, 2015, 51(3): 1443-1451.

[41] Santucci D, Kawano F, Ohira T, et al. Evaluation of gene, protein and neurotrophin expression in the brain of mice exposed to space environment for 91 days[J]. PLoS One, 2012, 7(7): e40112.

[42] Sarkar P, Sarkar S, Ramesh V, et al. Proteomic analysis of mice hippocampus in simulated microgravity environment[J]. Journal of Proteome Research, 2006, 5(3): 548-553.

[43] Mattei C, Alshawaf A, D'Abaco G, et al. Generation of neural organoids from human embryonic stem cells using the rotary cell culture system: effects of microgravity on neural progenitor cell fate[J]. Stem Cells and Development, 2018, 27(12): 848-857.

[44] Wang Y, Javed I, Liu Y, et al. Effect of prolonged simulated microgravity on metabolic proteins in rat hippocampus: steps toward safe space travel[J]. Journal of Proteome Research, 2016, 15(1): 29-37.

[45] Wang Y, Iqbal J, Liu Y, et al. Effects of simulated microgravity on the expression of presynaptic proteins distorting the GABA/glutamate equilibrium: a proteomics approach[J]. Proteomics, 2015, 15(22): 3883-3891.

[46] Drummer C, Norsk P, Heer M. Water and sodium balance in space[J]. American Journal of Kidney Diseases: the Official Journal of the National Kidney Foundation, 2001, 38(3): 684-690.

[47] Gerzer R, Heer M. Regulation of body fluid and salt homeostasis--from observations in space to new concepts on Earth[J]. Current Pharmaceutical Biotechnology, 2005, 6(4): 299-304.

[48] Norsk P. Cardiovascular and fluid volume control in humans in space[J]. Current Pharmaceutical Biotechnology, 2005, 6(4): 325-330.

[49] Grigoriev A I, Morukov B V, Vorobiev D V. Water and electrolyte studies during long-term missions onboard the space stations SALYUT and MIR[J]. The Clinical Investigator, 1994, 72(3): 169-189.

[50] St George R J, Fitzpatrick R C. The sense of self-motion, orientation and balance explored by vestibular stimulation[J]. The Journal of Physiology, 2011, 589(4): 807-813.

[51] Ito M. Cerebellar circuitry as a neuronal machine[J]. Progress in Neurobiology, 2006, 78(3-5): 272-303.

[52] Zupan L H, Merfeld D M, Darlot C. Using sensory weighting to model the influence of canal, otolith and visual cues on spatial orientation and eye movements[J]. Biological Cyberbetics, 2002, 86(3): 209-230.

[53] Bloomberg J J, Reschke M F, Clement G R, et al, Risk of Impaired Control of Spacecraft/Associated Systems and Decreased Mobility Due to Vestibular/Sensorimotor Alterations Associated with Space Flight[M]. Houston, Texas: National Aeronautics and Space Administration, 2015.

[54] Souvestre P A, Landrock C K, Blaber A P. Reducing incapacitating symptoms during space flight: is postural deficiency syndrome an applicable model[J]. Hippokratia, 2008, 12(Suppl 1): 41-48.

[55] Clarke A H, Grigull J, Mueller R, et al. The three-dimensional vestibulo-ocular reflex during prolonged microgravity[J]. Experimental Brain Research, 2000, 134(3): 322-334.

[56] Oman C M, Cullen K E. Brainstem processing of vestibular sensory exafference: implications for motion sickness etiology[J]. Experimental Brain Research, 2014, 232(8): 2483-2492.

[57] Mader T H, Gibson C R, Pass A F, et al. Optic disc edema, globe flattening, choroidal folds, and hyperopic shifts observed in astronauts after long-duration space flight[J]. Ophthalmology, 2011, 118(10): 2058-2069.

[58] Marshall-Bowman K, Barratt M R, Gibson C R. Ophthalmic changes and increased intracranial pressure associated with long duration spaceflight: an emerging understanding[J]. Acta Astronautica, 2013, 87: 77-87.

[59] Mader T H, Gibson C R, Pass A F, et al. Optic disc edema, globe flattening, choroidal folds, and hyperopic shifts observed in astronauts after long-duration space flight[J]. Ophthalmology, 2011, 118(10): 2058-2069.

[60] Zhang L F, Hargens A R. Spaceflight-induced intracranial hypertension and visual impairment: pathophysiology and countermeasures[J]. Physiological Reviews, 2018, 98(1): 59-87.

[61] Farkas Á, Farkas G. Effects of spaceflight on human skin[J]. Skin Pharmacology and Physiology, 2021, 34(5): 1-7.

[62] Braun N, Binder S, Grosch H, et al. Current data on effects of long-term missions on the international space station on skin physiological parameters[J]. Skin Pharmacology and Physiology, 2019, 32(1): 43-51.

[63] Theek C, Tronnier H, Heinrich U, et al. Surface evaluation of living skin (SELS) parameter correlation analysis using data taken from astronauts working under extreme conditions of microgravity[J]. Skin Research and Technology, 2020, 26(1): 105-111.

[64] Mao X W, Pecaut M J, Stodieck L S, et al. Biological and metabolic response in STS-135 space-flown mouse skin[J]. Free Radical Research, 2014, 48(8): 890-897.

[65] Neutelings T, Nusgens B V, Liu Y, et al. Skin physiology in microgravity: a 3-month stay aboard ISS induces dermal atrophy and affects cutaneous muscle and hair follicles cycling in mice[J]. NPJ Microgravity, 2015, 1: 15002.

[66] Terada M, Seki M, Takahashi R, et al. Effects of a closed space environment on gene expression in hair follicles of astronauts in the international space station[J]. PLoS One, 2016, 11(3): e0150801.

第六章　空间辐射的生物医学效应

引　言

随着空间探索的不断深入，航天员面临的空间辐射风险日益增大，成为长期载人航天任务的巨大隐患。空间辐射已经成为长期载人航天任务中威胁航天员生命健康的重要因素之一。航天员执行太空飞行任务时，随着飞行高度不断增加，逐渐失去来自地球大气与磁场的保护，将直接暴露在包含有高能粒子流（如银河宇宙射线和太阳宇宙射线等）的深空电离辐射环境中，其辐射剂量和强度均远高于近地环境。这将极大危及航天员的身体健康，甚至生命安全。除了空间电离辐射，来自太阳辐射及航天器通信遥感设备的空间非电离辐射对航天员的身体健康也具有潜在的威胁。此外，随着太空探测的不断发展，航天活动中的各种新兴设备如机载雷达、核动力飞行器和大功率电子设备的投入使用，也为空间辐射环境带来了新的辐射因素。因此，在未来的航天探测活动中，空间辐射环境对航天员的威胁仍将是不可忽视的问题，对航天员的辐射防护进行全面而深入的研究更加紧迫。

本章主要介绍空间辐射环境的来源及其基本类型，并重点分析了这些辐射对航天员产生的生物医学效应。通过系统全面地分析空间辐射环境对航天员的危害并提出合理的物理和生物学防护对策，将对我国太空探测具有重要的现实价值和指导意义。

第一节　空间辐射

辐射（radiation）通常指波动（电磁波、机械波等）或微观粒子从它们的发射体发出，在空间或媒质中向各个方向传播的过程；也可以直接指波动能量或微观粒子本身。根据辐射的构成可将其分为电磁辐射和粒子辐射。根据辐射的能量大小，可将其分为电离辐射和非电离辐射。

空间辐射（space radiation）是指来自空间高能带电粒子的辐射，属于粒子辐射类型，主要包括电子、质子、α粒子和高能重粒子［high charged and energy（HZE）particle］等带电粒子[1]。空间辐射环境主要包括地球辐射带、太阳高能粒子、银河宇宙线等的辐射，其辐射强度与太阳的活动密切相关[2]。空间辐射除了对人造卫星和航天器具有强烈损害外，也对进行空间探索的航天员身体具有极大威胁。在空间环境中，带电的辐射粒子作用到生物体时，产生能量的变化，引起生物体结构和功能的改变，从而引发机体组织和器官损伤，也即通常意义上的空间辐射的生物医学效应（biomedical effect）[3]。

一、空间辐射的基本类型

（一）电磁辐射和粒子辐射

1. 电磁辐射

电磁辐射（electromagnetic radiation）是通过电磁波的形式向各个方向传播能量的辐射。电磁辐射包括电场和磁场的分量，交变的电场和磁场互相激发，闭合的电力线和磁力线像链条环一样不断地套连、在空间传播，并形成电磁辐射。二者的振动相位互相垂直，能量传播的方向也垂直。电磁辐射根据振动的频率进行分类，按频率增加的顺序依次包括：无线电波、微波、大赫兹波、红外线、可见光、紫外线、X射线和γ射线。其中，波长最长的为无线电波，波长最短的为γ射线。电磁辐射中的可见光能够被各种生物体眼睛所感知。按照波长或频率的顺序将不同波长的电磁波排列起来即为电磁波谱（electromagnetic spectrum）。电磁辐射遵循普朗克法则：

$$E = hv = \frac{hc}{\lambda} \tag{6.1}$$

式中，E 为量子能量（J 或 eV，$1eV=1.602\times10^{-19}$J），h 为普朗克常数（6.626×10^{-34}J·s），v 为辐射的频率（Hz），c 为电磁辐射在空间中传播的速率（3×10^{8}m/s），λ 为辐射的波长（m）。

2. 粒子辐射

粒子辐射（particle radiation）是指以快速移动的粒子传送能量的辐射，也称"微粒辐射"。当所有粒子的移动方向一致时其又被称为粒子束（particle beam）。所有移动的粒子均具有一定的波动性。目前已经发现的基本粒子有30余种，这些基本粒子相互结合可以形成更加复杂的粒子，目前已发现和观察到的粒子共300余种。

粒子辐射根据是否带电荷分为带电粒子辐射（charged particle radiation）和非带电粒子辐射（uncharged particle radiation）。原子核（放射性衰变）可发射出带正电荷的α粒子、带正电荷或者负电荷的β粒子及不带电荷的光子（又被称为γ粒子）或中子辐射。光子和中子均属于非带电粒子辐射。带电荷的粒子（包括电子、介子、质子、α粒子、重核等）可以由粒子加速器产生。粒子辐射的能量越大，对航天活动的威胁越大。

（二）电离辐射和非电离辐射

1. 电离辐射

电离辐射（ionizing radiation）是指能量以电磁波或粒子的形式向外扩散，与物质直接或间接作用时使物质电离的辐射。空间辐射环境以电离辐射为主要类型。主要包括α、β、γ、X和中子等射线，这些射线能直接或间接地使物质电离（即原子或分子获得或失去电子而成为离子）。电离辐射按作用方式分为直接电离辐射和间接电离辐射。电离辐射的主要方式见图 6-1。

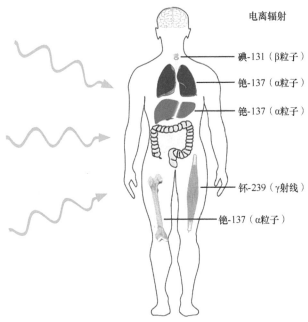

图 6-1 电离辐射照射方式

1）直接电离辐射

直接电离辐射主要为高速的带电粒子流（α粒子、β粒子等），通过与原子外围的电子层产生直接作用而使物质发生电离[4]。

α粒子：具有质量大且电荷多的特征，在物质中的射程短。能量最大的α粒子在空气中的射程仅达几厘米，难以穿透人体外表的角质层。因此，α粒子几乎无外照射辐射危害。一旦α粒子进入人体，该粒子辐射源即被人体活组织包围，造成该处组织损伤。损伤几乎集中在α辐射源附近。若α粒子沉积在体内某一器官，其能量可被该器官全部吸收，从而受到严重内照射伤害[5]。

β粒子：与α粒子相比，β粒子的贯穿能力更强，但电离能力更弱。β粒子在空气中的射程较大。较高能量的β粒子才能进入人体浅表组织几毫米，因此，β粒子的外照射辐射危害较小。此外，与 α 粒子相比，β 粒子在组织中射程较远，在组织的某一个小体积内沉积放出的能量较 α 粒子小，因此对小体积内组织的损伤比 α 粒子要小 [6]。

2）间接电离辐射

间接电离辐射包括光子（如 X 射线、γ 射线）和中子等不带电荷的射线粒子，它们必须先与物质作用，产生带电粒子，从而使物质发生电离 [7]。

X 射线和 γ 射线在空气和其他物质中的射程较大，穿透力较强。即使人体离辐射源很远，也会受到外照射的危害。当人体处于 X 射线或 γ 射线辐射场中时，所有器官和组织可能均会受到照射。因此，就外照射而言，与 α、β 粒子相比，X 射线和 γ 射线具有更大的危害性。由于 γ 射线在人体组织中的射程较大，可贯穿人体，因而在组织中某一小体积内沉积的能量较小，对人体组织损伤也较小。就内照射而言，X 射线和 γ 射线的危害较 α、β 辐射小得多 [8]。

中子：中子不带电荷，不论在空气中还是在其他物质中，它都具有很远的射程，与 X 射线和 γ 射线一样，中子对人体的危害主要是外照射，对人体产生的损伤程度要比 X 射线和 γ 射线大很多。不论天然中子源还是人工中子源，进入人体的机会都极小，因此中子几乎不存在内照射的危害 [9]。几种辐射粒子的穿透力如表 6-1 所示。

表 6-1　辐射的穿透力比较

辐射类型	质量（原子质量单位）	电荷/C	在空气中的射程	在生物组织中的射程
α 射线	4	2	0.03m	0.04mm
β 射线	1/1840	−1	3m	5mm
γ 射线	0	0	很大	有可能穿透人体
快中子	1	0	很大	有可能穿透人体
热中子	1	0	很大	0.15m

2. 非电离辐射

不能引起传播介质发生电离作用的辐射称为非电离辐射，指可见光、紫外线、声辐射、热辐射和低能电磁辐射等，主要包括两类：光辐射（optical radiation）和电磁波（electromagnetic wave）。其中光辐射主要为紫外线、可见光和红外线，电磁波则有无线电波短波和微波。非电离辐射主要集中在电磁频谱中频率和能量较低的频段部分，其能量较低，每个量子能量小于 12eV，因此不足以使中性分子及原子发生电离 [10]。

非电离辐射主要来源于太阳光。在信息传递中的电磁波发射系统、雷达系统、射频感应及微波医疗设备、各种电加工设备、输变电设备、高压及超高压输电线、大型电力发电站、通信发射台站及卫星地球通信站等均能产生非电离辐射。与电离辐射相比，非电离辐射的贯穿能力较弱。

非电离辐射能引发机体产生一系列生物效应，不同类型的非电离辐射也具有不同的生物学效应。例如，红外辐射能引起皮肤的红斑反应、色素沉着及急性灼烧等，严重情况下诱发皮肤癌。此外，红外辐射能导致眼睛发生慢性充血性睑缘炎、角膜及虹膜损伤和视网膜黄斑区损伤等。紫外辐射能导致白内障，并诱发皮肤癌。

二、空间辐射的单位和计量

辐射引起的生物医学效应，既依赖于辐射场的性质又依赖于辐射与物质相互作用的强度，其严重程度与辐射的量及生物体吸收的量有关。空间辐射的照射量、吸收剂量和剂量当量能够反映辐射与物质相互作用产生的真实效应和潜在影响。

（一）照射量

照射量（exposure dose）表示 X 射线或 γ 射线的光子在单位质量空气中释放出的所有正负电子完全被阻止于空气中时，空气中形成一种符号的离子总电荷的绝对值，以"X"表示，照射量 X 为 dQ 与 dm 的比值

$$X = \frac{dQ}{dm} \tag{6.2}$$

式中，dQ 为 X 射线或 γ 射线在质量为 dm 的空气中，被电离产生的电量。其标准国际制单位（SI 单位）是库仑/千克（C/kg），也可用专用单位"伦琴"（R）表示。1R=2.58×10^{-4}C/kg；1C/kg=3.88×10^{3}R。单位时间内的照射量为"照射量率"（exposure rate）。根据实际应用情况，照射量的单位也可采用毫伦（mR）、微伦（μR）等，照射率的单位可采用伦/小时（R/h）、伦/分（R/min）、毫伦/秒（mR/s）、微伦/秒（μR/s）等。

（二）吸收剂量

吸收剂量（absorbed dose）是指电离辐射过程中单位质量受照物质所吸收的辐射量。以"D"表示，吸收剂量 D 为 dE 与 dm 的所得商：

$$D = \frac{dE}{dm} \tag{6.3}$$

式中，dE 为质量为 dm 的受照物质吸收的辐射能量。其 SI 单位为焦耳/千克（J/kg），也可用专用单位"拉德"（rad）表示，专有名称为"戈瑞"（Gray，Gy）。1Gy=1J/kg=100rad，1rad=10^{-2}Gy。单位时间内的吸收剂量为"吸收剂量率"（absorbed dose rate）。根据实际应用情况，吸收剂量的单位可采用毫拉德（mrad）、微拉德（μrad）等，吸收剂量率的单位也可采用拉德/小时（rad/h）、毫拉德/秒（mrad/s）、微拉德/秒（μrad/s）等。

（三）剂量当量

相同的吸收剂量不一定产生同等的生物效应，某一吸收剂量的生物效应与辐射种类、照射条件及个人差异等因素紧密相关，仅知道人体接受的吸收剂量并不能反映辐射对人体所产生的生物效应的实际程度，因此采用剂量当量（dose equivalent）来统一并修正上述各种因素。通过对吸收剂量进行加权，以使修正后的吸收剂量能更准确地反映辐射对生物机体的损伤程度。剂量当量即为修正后的吸收剂量，以"H"表示，其定义为吸收剂量与品质因数及其他修正因数的乘积，即

$$H=D \cdot Q \cdot N \qquad (6.4)$$

式中，H 为剂量当量，其 SI 单位为焦耳/千克（J/kg），也可用专用单位"雷姆"（rem）表示。其专有名称为"希沃特"（Sievert），简称"希"，1Sv=1J/kg，1rem=10^{-2}Sv。D 为假定辐射诱发损伤位置上的吸收剂量。Q 为与该位置相对应的品质因数，与高传能线密度（linear energy transfer，LET）相关。高传能线密度为直接电离粒子在单位长度径迹上所消耗的平均能量，以千电子伏/微米（keV/μm）表示，其也适用于衡量 X、γ 射线或中子等次级电离粒子。高传能线密度与生物效应程度密切相关。Q 即是为了以同一尺度衡量各种辐射引起的有害效应程度而引进的系数。不同辐射相应的平均品质因数可参考表 6-2。N 为由于照射条件的改变而引起的所有其他修正因数。目前，N 的取值在规定外照射条件下为 1，在规定内照射条件下为 5。

表 6-2　不同种类辐射的品质因数

射线类型	Q 近似值
能量超过 30keV 的光子（X 或 γ 射线）	1
能量超过 30keV 的电子	1
氚 β 射线	2
中子	25
质子和离子	25
α 粒子	25

单位时间内的剂量当量为"剂量当量率"。

根据实际使用情况，剂量当量的单位可采用毫雷姆（mrem）等，剂量当量率的单位可采用毫雷姆/秒（mrem/s）、毫雷姆/小时（mrem/h）等。

常用的空间辐射计量和单位见表 6-3。

表 6-3　常用辐射计量及其单位

辐射计量名称	SI 单位通用名称	SI 单位专有名称	专用单位名称	单位换算
照射量（X）	库仑/千克（C/kg）		伦琴（R）	$1R=2.58\times10^{-4}C/kg$； $1C/kg=3.88\times10^{3}R$
吸收剂量（D）	焦耳/千克（J/kg）	戈瑞（Gy）	拉德（rad）	$1rad=10^{-2}Gy$；$1Gy=100rad$
剂量当量（H）	焦耳/千克（J/kg）	希沃特（Sv）	雷姆（rem）	$1rem=10^{-2}Sv$；$1Sv=100rem$

空间辐射中不同剂量 X、γ 射线对人体的损伤见表 6-4。

表 6-4　空间辐射中不同剂量 X、γ 射线对人体的损伤

剂量/Gy	损伤程度
＜ 25	无明显病变
25 ～ 50	可恢复的机能变化
50 ～ 100	机能、血液变化，无临床症状
100 ～ 1000	各类骨髓型急性放射病（部分死亡）
1000 ～ 5000	肠、脑型急性放射病（全部死亡）

三、空间辐射的主要来源

暴露在地磁层之外的空间辐射环境中充满高能量的混合空间辐射场，其组分主要由高能粒子和由原子核离化的质子组成[11,12]。进行航天活动的航天员所处太空辐射环境中的主要辐射源有银河宇宙射线、太阳辐射及地球俘获辐射源。宇宙中各种电离辐射的视觉表现参考图 6-2。

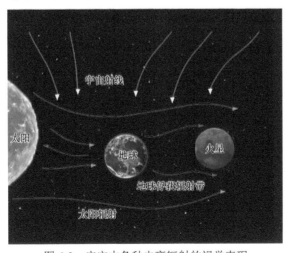

图 6-2　宇宙中各种电离辐射的视觉表现

（一）银河宇宙射线

银河宇宙射线（galactic cosmic ray）也称银河宇宙线（cosmic ray），是指位于太阳系以外通过星际间磁场加速而到达地球空间的高能带电粒子流，是近地轨道飞行时的主要辐射来源，其能量占总剂量当量的 80%。未与航天器材料发生核作用的银河宇宙辐射称为初级宇宙辐射，与航天器材料发生核作用后在舱内产生的次级粒子成分称为次级宇宙辐射。

银河宇宙射线主要由高能质子（high energy proton）和高能重粒子组成，其中质子、α粒子和高能重粒子分别约占总能量的 85%、13% 及 1%，剩余 1% 是银河宇宙辐射的电子和光子等[13]。其中高能重离子在银河宇宙射线中危害最大，是空间辐射的主要来源。高能重粒子在宇宙辐射能量中占比虽小，但其能量可以穿透航天服或宇宙飞船，且高能重粒子剂量当量远超银河宇宙射线中的质子，对在超出地磁圈以外的高倾角高轨道长期飞行中的航天员机体组织、细胞具有极大的危害。人眼对高高传能线密度极其灵敏。1971 年 7 月 26 日，大卫·斯科特（David Scotte）等 3 位美国航天员在"阿波罗 15 号"（Apollo 15）任务期间，他们的眼睛出现了闪光感。专家们认为这可能是宇宙辐射的高能粒子作用于视网膜引起的生物效应，光斑可能是由高能宇宙射线引起的。

银河宇宙辐射的粒子能谱范围为 $10^5 \sim 10^{20}$eV 或更高，这些粒子受到各种天体磁场的加速作用形成能量极高的粒子流，故其穿透能力高于地球上的任何射线。

（二）太阳辐射

太阳辐射主要包括太阳电磁辐射（solar electromagnetic radiation）和太阳粒子辐射（solar particle radiation）。

1. 太阳电磁辐射

太阳电磁辐射包括光和热辐射，属太阳经常性的电磁辐射。太阳电磁辐射包含电离辐射和非电离辐射。能量大于 12eV 的太阳电磁辐射即为电离辐射，而能量小于 12eV 的太阳电磁辐射即为非电离辐射。太阳电磁波谱中的可见光波长较窄，范围为 400 ~ 760nm，其作用于人体视网膜可引起视觉变化。

2. 太阳粒子辐射

太阳粒子辐射主要来自太阳耀斑（solar flare）所产生的太阳耀斑辐射和太阳风暴产生的低能粒子辐射，也称为太阳宇宙辐射（solar cosmic radiation）。太阳耀斑指太阳边缘上局部区域光学波段亮度突然增强的现象，并伴随有大量能量的释放。太阳风（solar wind）是一种常态的低能的太阳风粒子，其发生频率虽高，但粒子能量低，因此在航天活动中对航天员的危害较低。

太阳宇宙辐射对人体的威胁体现在太阳耀斑爆发时发射的高能粒子流，主要包括质子和电子，其次是α粒子。其中，质子占绝大多数，因此太阳耀斑爆发也称为太阳质子事件（solar proton event，SPE）。有时短时间内相继发生几次太阳爆发，当太阳系爆发伴有星际间磁场冲击波时，常常发生异常大的太阳质子事件。太阳质子事件发生后，粒子强度迅速增加并到达地球附近，强烈影响地球周围辐射环境，对航天员的安全构成极大的威胁，特别是对出舱活动的航天员[14]。

（三）地磁俘获辐射带

地磁俘获辐射带（Van Allen belt）是银河宇宙射线和太阳宇宙辐射与地磁场及大气层相互作用的结果。具体指地球磁场捕获太阳风质子和电子而在地球周围形成的辐射带。地磁俘获辐射带由美国爱荷华州立大学 Van Allen 博士首次发现，故也称 Van Allen 带。

地磁俘获辐射带可分为内辐射带、外辐射带和第三辐射带。

（1）内辐射带位于距地球最近的捕获带电粒子区域，主要由高能质子和电子组成，因此其辐射的贯穿力强。内辐射带内电子相对于质子对载入航天器舱内的影响较弱。

（2）外辐射带分布于赤道上空 $1×10^4 \sim 6×10^4$ km 范围内的空间，主要由电子和低能成子组成。

（3）第三辐射带位于 $5×10^4$ km 上空，主要由低能电子组成，因此对航天活动的影响较小。

第二节　空间辐射的生物医学效应

空间辐射的生物医学效应是指空间辐射粒子作用于机体后发生能量转换，将能量传递给机体组织和器官，引发机体细胞的损伤，进而造成机体组织器官结构和功能的变化直至发生病变死亡的效应。

一、辐射生物医学效应的分类

（一）急性效应和慢性效应

根据辐射照射剂量率，辐射生物医学效应可分为急性效应和慢性效应。

急性效应（acute radiation effect）指短期的高剂量照射产生的瞬时效应。其特征为效应在短期内（一般为几小时或几天）迅速表现出来。表现为恶心、呕吐、乏力、白细胞或血小板减少等症状。在全身照射下，低剂量即可引起机体分子层面的损伤，如染色体畸变、免疫细胞的减少等；在局部照射下，直接引发该部位的损伤，如 0.15Gy 的剂量照射睾丸即可导致暂时性不育。

急性辐照的生物效应全身辐照如表 6-5 所示。

表 6-5　急性辐照的生物效应全身辐照

剂量范围/Gy	影响
< 0.1	没有明显的影响
> 0.1	可检测到染色体畸变
> 0.5	上述效应加上白细胞、粒细胞数量急剧减少
> 1	以上症状加恶心、呕吐、腹泻、食欲不振、放射病
3 ~ 5	上述的病情都加重，50% 的暴露人群大约在 60 天内死亡
5 ~ 10	上述影响的严重性增加，几乎 100% 死亡

急性辐照的生物效应局部辐照见表 6-6。

表 6-6　急性辐照的生物效应局部辐照

剂量/Gy	区域	影响
0.15	睾丸	暂时不育
3.5 ~ 6.0	睾丸	永久不育
1.5 ~ 2.0	卵巢	暂时不育
2.5 ~ 6.0	卵巢	永久不育
3	头发	脱发（暂时）
5	眼睛	白内障（5 ~ 10 年后）
6	皮肤	红疹红斑
10 ~ 20	皮肤	烧伤、水疱、伤口、组织坏死、永久性脱发

慢性效应（chronic radiation effect）是指长期的低剂量照射后产生的效应。包括食欲不振、头痛乏力、血压降低症状，其特征为效应不断累积，经历较长时间表现出来。载人航天初期，比较关注人体特殊器官的急性效应，特别是辐射对消化系统、血液循环系统以及皮肤等的影响[15]。

（二）近期效应和远期效应

根据效应出现的时间，辐射生物医学效应可分为近期效应和远期效应。

1. 近期效应

近期效应（short-term effect）是指近期（如受照后立即、几小时后或几星期后）不同辐射条件引起的瞬时或随机效应。近期效应对航天员尚不构成较严重伤害。辐射所致的近期效应主要有以下几种。

（1）放射病：使航天员在几小时内发作，包括恶心、呕吐等，造成放射病的剂量大于 1Sv，辐照时间少于一天。

（2）急性辐射综合征：也称辐射中毒，是 24h 内暴露于较大辐射剂量下引发的急性症候群，主要影响机体的消化系统和神经系统，一般在 2～4 周内发生。

（3）皮肤病：主要包括皮肤红斑、特异性皮炎和脱皮等症状。当剂量约为 6Gy 时，皮肤出现红斑，剂量在 15～20Gy 时引起湿性脱皮。

（4）脱发：剂量约为 6Gy 或更高时可发生脱发现象。

2. 远期效应

远期效应（long-term effect）是指一次中等或大剂量的辐照效应在较长的时间（一般 6 个月后，通常几年或几十年）发生。在各种远期效应中，空间辐射对航天员的危害以癌症最危险，第二为影响中枢神经系统，第三为遗传效应。因此，在载人航天飞行中对航天员危害最大的生物效应种类为远期效应。空间电离辐射所致的远期效应主要有以下几种。

（1）癌症：肺癌是航天员执行太空飞行任务之后面临的最大癌症风险。较高的高传能线密度电离辐射通过诱导 DNA 双链断裂，导致细胞杀伤增强，从而导致肺癌的发生率显著提高。

（2）白血病：由于大剂量的辐射导致机体白细胞或血小板数量减少，因此会引发白血病。

（3）白内障：航天员在 1.5～2Gy 或低高传能线密度的辐照剂量下，几年后可能导致白内障。

（三）确定性效应和随机性效应

根据效应的发生和辐射照射剂量的关系，辐射生物医学效应可分为确定性效应和随机性效应。

1. 确定性效应

确定性效应（deterministic effect）也称非随机效应，指效应的严重程度与照射剂量的大小有关并取决于细胞群中受损细胞的数量。在生物机体或局部组织受到较大剂量照射的情况下，由于大量细胞死亡，且无法通过活细胞的增殖来补偿，从而造成组织或器官严重的功能性损伤，这种照射引起的效应即为确定性效应。确定性效应存在阈值，其严重程度随剂量的增加而增加。确定性效应的主要表现形式有以下几种。

（1）急慢性放射病：在特大太阳质子事件爆发时或在航天员长期进行出舱活动的情况下，航天员即可表现出特有的辐射症状，如头痛眩晕、嗅觉及味觉异常、恶心、呕吐腹泻以及血压降低等症状。

（2）中枢神经系统、消化系统及造血系统出现紊乱：通常几十希沃特（Sv）的辐射主要影响航天员机体的中枢神经系统；5～20Sv剂量的辐射影响航天员机体消化系统；当辐射剂量低于5Sv时，主要影响其造血系统。

（3）性腺、眼晶状体与其他器官照射的辐射效应：如在3.5～6Gy的剂量下引起睾丸损伤导致永久性不育、眼晶状体损伤等。

（4）发育相关的急性辐射损伤（出生前的胚胎期与出生后的儿童期）等：如儿童发育迟缓、自闭症。

2. 随机性效应

随机性效应（stochastic effect）是指电离辐射造成机体的细胞死亡和变异进而引起的不可预见的生物效应。随机性效应无阈值，发生率与剂量大小有关，而其严重程度与剂量大小无关，如辐射致癌就是典型的随机性效应。通常情况下少量细胞的死亡不会对组织造成什么后果，但个别细胞发生变异可能会引起不可预见的后果[4]。

（四）躯体效应和遗传效应

按效应表现的对象，辐射生物医学效应可分为躯体效应和遗传效应。

1. 躯体效应

躯体效应（somatic effect）是指受照射个体本身产生的效应，因此躯体效应属于确定性效应。躯体效应可能会导致皮肤损伤、造血器官损伤、免疫系统受损、癌症等。

2. 遗传效应

遗传效应（genetic effect）是指受照射个体生殖细胞突变而在后代身上表现出的效应，遗传效应属于随机性效应。遗传效应可能会导致遗传病，一般发生时间为几年到几十年。

二、空间电离辐射的生物医学效应

辐射生物医学效应是非常复杂的过程，如图6-3所示，通常需经历以下几个不同性质的阶段，即物理阶段、物理化学阶段、化学阶段、生物化学阶段，其过程极其复杂。在物理阶段，生物分子及水分子吸收能量，从而引起两者被激发、电离；在物理化学阶段，电离辐射引起分子重排，生物分子发生损伤。另外，水分子被电离产生自由基，扩散的自由基进一步与生物分子发生化学反应，引起生物分子的原初损伤，能量在分子间和分子内发生转移；到了化学阶段，生物分子自由基通过继发反应进一步导致机体细胞损伤，因此在生物化学阶段，电离辐射引发的生物效应显现出来，如遗传变异、细胞及个体损伤。电离辐射引起的生物医学效应的具体机制仍需进一步明确。

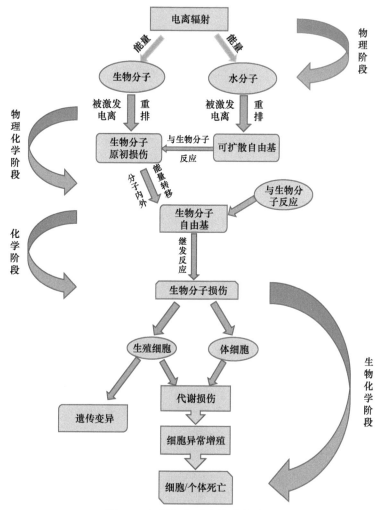

图 6-3 辐射生物反应的演变过程

（一）空间电离辐射对机体组织器官的影响

1. 空间电离辐射对中枢神经系统的影响

中枢神经系统由大脑和脊髓组成。大脑是人体最复杂的器官和空间结构。在人类大脑中大约有 860 亿个数量相同的神经细胞和胶质细胞相互沟通，彼此串扰。空间辐射影响中枢神经系统发生功能障碍，主要的表现形式为焦虑、认知障碍、学习及记忆障碍。有研究者评估了 C57BL/6J 小鼠的行为和认知表现。通过模拟深空中离子和高传能线密度的多样性，研究者采用 6 个连续带电离子束对小鼠进行辐射，发现辐射显著影响小鼠的脑源性神经营养因子（brain-derived neurotrophic factor，BDNF）和巨噬唾液酸蛋白（CD68）的表达水平，这些蛋白质均参与调控小鼠行为和认知表现[16]。此外，研究人员发现空间辐射对大脑的影响可能涉及肠道微生物群和肠-肝-脑轴多样性的改变，该机制需进一步探究。

空间辐射造成的中枢神经系统风险一般可分为以下两种。

（1）急性中枢神经系统风险，包括认知能力改变、感觉运动功能改变及行为改变，进而影响航天员健康及航天任务的顺利实施。

（2）晚期中枢神经系统疾病风险，包括阿尔茨海默病和早衰等。空间辐射可导致航天员视觉感知异常，常见的是光幻视现象，通常在航天员进行一段时间的暗适应后可以观察到。为进一步研究航天员在太空中光幻视的产生原因，20 世纪 70 年代，科学家在地面上选用人体开展了一系列低强度粒子束的实验，他们用氮离子束扫描人眼不同区域，结果显示，3MeV、14MeV、300MeV 中子束可诱导出光幻视现象，这提示视网膜与光幻视现象高度相关[17]。

2. 空间电离辐射对免疫系统的影响

免疫系统是机体执行免疫应答的重要系统，具有监视、防御、抵抗和调控异物（如突变的细胞或有害成分等）及外来抗原（如细菌、真菌和病毒等病原微生物）的作用，从而使机体达到内环境的稳态及生理平衡。

电离辐射作用于免疫系统后，显著抑制非特异性免疫和特异性免疫的防御功能，其中非特异性免疫会引发皮肤黏膜的破坏，造成炎症反应和吞噬功能障碍；特异性免疫会导致免疫球蛋白减少和细胞免疫功能的下降，并可诱发淋巴细胞突变。电离辐射对免疫系统具有多种急性和长期的不良影响。电离辐射通过损害 T 细胞活化的代谢重编程，从而导致活化所需的关键代谢过程的效率大大降低[18]。

电离辐射诱导淋巴细胞的数量和功能下降。Sanzari 等[19]通过在地面模拟太空中太阳粒子事件样质子辐射对免疫细胞（包括淋巴细胞亚型种群和活性）的影响，在质子辐射暴露（2Gy 剂量）4 天后评估了小鼠总白细胞数量和脾淋巴细胞功能，与对照组相比，小鼠总白细胞、淋巴细胞、中性粒细胞和单核细胞数量分别减少了约 65%、70%、55% 和 70%。采用 150MeV 的质子以模拟太阳粒子事件和银河宇宙射线辐射的宽能谱，对雄性 C57BL/6J 小鼠进行全身照射 11 天后，其淋巴细胞数量减少了 50% 以上，特定的淋巴细胞亚群（如 T 细胞、B 细胞和 NK 细胞）数量对模拟空间电离辐射的响应具有剂量依赖性[20]。

3. 空间电离辐射对骨骼/肌肉系统的影响

肌骨系统由骨骼、肌肉、肌腱、韧带组成，其主要功能是支撑身体，为人体各器官系统正常运作提供保护。在航天活动中，空间电离辐射诱导肌骨系统中骨密度降低、肌纤维萎缩，从而导致航天员骨质流失、肌肉功能下降。

（1）电离辐射对骨骼的影响。电离辐射通过降低小鼠骨胶原蛋白等关键骨形成蛋白含量、升高中性蛋白酶等关键骨吸收蛋白含量而导致机体骨矿物质流失，导致骨密度下降、骨微结构破坏。一次全身辐射（γ射线或重离子）能显著促进骨吸收蛋白的表达，导致骨量减少[21]。此外，电离辐射诱导骨关节炎的发生。采用低剂量（0.1Gy、0.5Gy或1.0Gy）的辐射辐照小鼠6天后，导致小鼠关节炎的发生并表现出关节炎相关的膝关节和髋关节软骨退化[22]。

（2）电离辐射对肌肉的影响。空间电离辐射能引起航天员肌肉质量下降、肌肉功能受损。通过模拟空间电离辐射环境，采用2Gy的辐射剂量照射小鼠15天后，其腓肠肌明显受损[23]。

（二）空间电离辐射对机体细胞的影响

细胞通过信号分子感知外源辐射，导致其形态和功能发生改变，最终演变为组织或器官的病变[24]。辐射对细胞的生物医学效应主要有以下几个方面。

（1）抑制细胞分裂：细胞分裂、增殖是所有生物体的基本功能之一。电离辐射可能会阻碍细胞的分裂过程，从而导致组织和器官功能受损。

（2）改变细胞周期：空间电离辐射可延长细胞周期或阻断细胞周期活动，特别是辐射所致的 G_2 期阻滞。高高传能线密度辐射比低高传能线密度辐射可以导致更长的 G_2 期阻滞。

（3）染色体畸变：辐射能引起细胞内染色体断裂。某些染色体的断裂可能导致细胞内基因物质的重新排列，发生染色体畸变。不同类型染色体畸变的频率与辐射剂量相关。

（4）诱导细胞变异：细胞经辐照后，会导致 DNA 损伤及修复或修复不完全。这些 DNA 异常的细胞不断增殖，传递错误的遗传信息，此过程称为细胞变异。当体细胞发生变异时，细胞失去控制，异常增殖，转变成恶性细胞，最终引发癌症。细胞变异若发生在生殖细胞，其遗传信息可能被传递给后代，从而引起遗传性疾病。

（5）诱导细胞凋亡：细胞凋亡是细胞程序性死亡，空间辐射能够激活细胞膜上死亡受体介导的细胞凋亡信号通路，从而诱导细胞凋亡。

（6）诱导细胞器结构和功能的改变：细胞膜作为外界信息传递的起点，被认为是细胞辐射损伤的重要靶点。电离辐射能作用于细胞膜上受体分子从而诱导细胞膜结构和功能的改变。此外，电离辐射能导致线粒体损伤。

（7）诱导细胞衰老：电离辐射能诱导机体的活性氧（reactive oxygen species，ROS）升高，细胞端粒缩短，从而引发细胞衰老。

空间电离辐射能诱导机体多种细胞结构和功能的改变，包括心肌细胞、生殖细胞、神经细胞、骨骼相关细胞（成骨细胞、破骨细胞）和成肌细胞等[25,26]。例如，电离辐射对心肌细胞的损伤主要涉及 DNA 损伤及其修复机制、氧化应激水平、线粒体损伤等。电离辐射导致心肌细胞死亡增多、心脏纤维化加重、胶原沉积和心脏发生重构[25]。电离辐射对心肌细胞的影响包括：心包炎、弥漫性心肌纤维化和瓣膜性心脏病；电离辐射损害卵母细胞，诱使卵母细胞发生 DNA 损伤；电离辐射破坏成骨细胞、破骨细胞和成肌细胞，影响机体肌骨系统的正常运作；电离辐射影响神经细胞的正常发育，从而损害中枢神经系统对机体行为、认知能力和情绪的调控。

（三）空间电离辐射对机体 DNA 的影响

DNA 作为生物体的遗传物质基础，是辐射诱导的生物效应的关键靶标。空间辐射引起的 DNA 损伤是决定细胞命运的决定性因素。通过分析航天员尿液和血液代谢数据发现，航天活动中航天员均发生不同程度的 DNA 损伤[27]。

电离辐射通过直接作用、间接作用的机制引起 DNA 分子损伤。

（1）直接作用：指电离辐射粒子直接与 DNA 发生相互作用，DNA 直接吸收辐射能量，进而引发其结构的变化。

（2）间接作用：指电离辐射粒子作用于 DNA 周围水分子，引起水分子电离激发产生自由基。这些自由基通过与 DNA 分子发生化学反应，进而造成 DNA 分子损伤。间接作用是电离辐射致 DNA 损伤的主要原因。

空间电离辐射对 DNA 的影响主要有 DNA 分子损伤、DNA 的合成抑制、DNA 的分解代谢增强、DNA 损伤修复的改变。辐射诱导的 DNA 分子损伤有多种类型，包括碱基损伤、链断裂（单链断裂、双链断裂）和分子交联。

1. DNA 分子损伤

（1）碱基损伤（base damage）：碱基对电离辐射的敏感性差异依次为胸腺嘧啶＞胞嘧啶＞腺嘌呤＞鸟嘌呤。

（2）单链断裂（single-strand break）：采用 γ 射线、质子束和高能重离子直接照射质粒 DNA，通过检测不同高传能线密度对 DNA 的辐射损伤发现，大于 50Gy 高剂量的 γ 辐射能引起质粒 DNA 单链断裂和很少比例的双链断裂[28]（图 6-4）。

（3）双链断裂（double-strand break）：双链断裂是最严重的 DNA 损伤。若发生大量损伤或损伤未被正确修复，则可能导致细胞死亡和细胞衰老。较高的高传能线密度辐射引发的复杂的 DNA 双链断裂是辐射致 DNA 损伤的主要形式。高能重粒子可引起空间聚集的 DNA 双链断裂，且细胞不容易修复，导致辐射后细胞死亡[29]。

（4）分子交联（molecular crosslinking）：电离辐射的间接作用，产生 DNA-DNA 交联和 DNA-蛋白质交联，从而导致 DNA 正常分子结构的破坏。

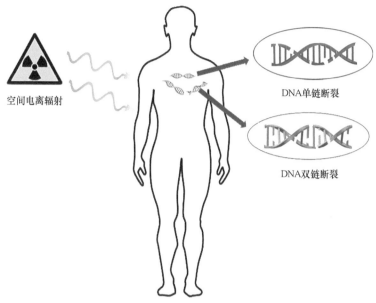

图 6-4　DNA 断裂的两种方式

2. DNA 的合成抑制

空间电离辐射能引起 DNA 的合成抑制，是一个非常敏感的辐射效应指标。仅 0.01Gy 的照射即可观察到 DNA 合成抑制的现象。

3. DNA 的分解代谢增强

在引起 DNA 合成抑制的同时，空间电离辐射通过破坏溶酶体和细胞核膜结构，引起脱氧核糖核酸酶（deoxyribonuclease，DNase）释放，继而降解 DNA，造成 DNA 分解代谢的增强。DNA 代谢产物在航天员排出的尿液中明显增加[30]。

4. DNA 损伤修复的改变

DNA 受到空间电离辐射损伤时，细胞首先会启动 DNA 酶修复系统，但若损伤修复过程发生异常，受损的 DNA 就不能被修复，从而导致基因突变或染色体异常。

三、空间非电离辐射的生物医学效应

太空活动中，较为典型的空间非电离辐射有紫外线、微波和短波辐射。其中紫外光主要来源于太阳辐射，微波和短波辐射主要来源于航天器的通信和遥感监测设备。非电离辐射能量较低，并不能使受辐照的物质产生电离作用，但其作用于人体也会使人体产生不同程度的损伤。

（一）紫外辐射的生物医学效应

受辐照物质吸收紫外辐射后产生光化学反应，紫外辐射的生物医学效应即由其光化学反应所致，其主要体现在对皮肤和眼睛的损伤。

（1）皮肤：空间紫外辐射会引发皮肤出现不同程度的红斑反应，且红斑反应出现的快慢与受辐照强度及时间有关。长期暴露于紫外辐射的皮肤会发生老化加速以及黑色素沉积，严重的会引发皮肤癌[31]。产生红斑反应的紫外辐射波长范围为 290～330nm，引发皮肤癌的紫外辐射波长一般小于330nm。

（2）眼睛：过量的空间紫外辐射能导致角膜炎、结膜炎，甚至白内障[32]。

（二）短波与微波辐射的生物医学效应

短波与微波属于波长大于1mm的电磁波，指空间中某一单位面积的辐射功率，可表示为功率密度，单位为瓦/米^2（W/m^2）、瓦/厘米^2（W/cm^2）、毫瓦/米^2（mW/m^2）、微瓦/厘米^2（μW/cm^2）。短波与微波辐照到生物体，通过与生物体组织内电场的相互作用进行能量交换从而产生生物医学效应，该效应的强度主要取决于人体对短波与微波辐射的吸收量，当辐射被完全透射或反射，则对受照机体无影响，而当辐射被组织吸收，则能对机体产生影响[33]。短波（short wave）的频率范围为 $1×10^4～3×10^7$Hz，微波（microwave）的频率范围为 $3×10^7～1×10^{11}$Hz。空间中的短波与微波辐射主要来源于雷达和通信设备等。根据短波与微波辐射的强度、频率及作用部位，其对人体的生物医学效应主要分为局部性损伤效应和全身性损伤效应。

（1）局部性损伤效应：微波与短波产生的局部性损伤效应主要有眼晶状体损伤、睾丸损伤、暂时性不育、感官功能障碍等[34]。功率密度为 10～60mW/cm^2 的微波作用于人体表面时，首先使皮肤温度升高，伴随皮肤局部炎症反应，从而产生热感和痛感。此外，高功率微波辐射能够诱导大鼠精细胞凋亡增加，导致睾丸损伤[35]。

（2）全身性损伤效应：长期暴露于微波与短波辐射可导致中枢神经系统功能障碍、心血管等功能改变[36]。中枢神经系统是微波辐射的主要生物效应靶点。微波辐射主要引起大脑功能改变和组织损伤，通常表现为大脑神经细胞变形、坏死，学习和认知能力下降，记忆力减退。微波辐射损伤中枢神经系统的机制尚未阐明，可能与突触结构、功能异常和基因表达异常等有关。Testylier 等[37]模拟空间非电离辐射，采用平均功率密度为 200mW/cm^2 的微波辐射大鼠，发现大鼠海马体分泌的乙酰胆碱含量显著降低。此外，采用 65mW/cm^2 的微波辐射大鼠，导致其海马脑区功能亚基 NR1 基因和蛋白质表达显著下调[38]。长期暴露于微波与短波辐射环境下，机体心血管功能失调、心率失调和血压波动大[39]。

短波和微波辐射也能引发免疫系统功能紊乱，如微波辐射可降低机体白细胞和血小板的数量[40]。

总结与展望

当今世界，载人航天吹响了向深空探索的号角，人类迎来了太空探索的新时代。我国积极开展的"探月工程""载人航天工程""空间飞机"等大型工程，正在为建立我国的空间安全体系而努力。然而，复杂的空间辐射环境已经成为影响航天探索的重要因素之一。航天员正面临极其严峻的空间辐射环境，其对航天员身体健康的伤害，可能成为人类长期在太空生活的重要障碍之一。因此，要建立可持续的太空生命支持系统，保障航天员在太空的长期生命安全，发展航天科技，就必须深入了解复杂的空间辐射环境对航天员产生的生物医学效应并寻求防御措施。本章通过分析已有空间辐射的生物效应研究，并结合现有地面上空间辐射模拟的研究基础，总结了空间辐射可能对航天员产生的生物医学效应，这对研究空间辐射环境下航天员生理、心理变化及辐射防护方法至关重要，也为保障航天员飞行任务顺利完成及在轨科学研究顺利推进奠定了基础。

未来的航天活动，探究空间辐射引起的航天员生物学效应的机制仍迫在眉睫。此外，在空间辐射危害的防护领域尚有多个生物医学难题急需得到解决。未来除了在原有的防护基础上加以改进之外，还须寻求更有效的预防辐射的技术手段。这对将来辐射相关研究和避免辐射造成大量严重后果也有非常长远而深刻的意义。我国深空探测工程正逐步展开，如未来的"探月工程""火星计划"等，但如何更好地评估、管理和防御通报航天员面临的辐射风险却面临着严峻挑战。

思　考　题

1. 太空活动中，航天员面临的辐射有哪些？主要特征是什么？
2. 航行轨道高低对航天员受到辐射的影响是什么？
3. 电离辐射与非电离辐射的区别是什么？
4. 简述辐射对航天员的生物医学效应？

参　考　文　献

[1] Mladenova V, Mladenov E, Scholz M, et al. Strong shift to ATR-dependent regulation of the G2-checkpoint after exposure to high-LET radiation[J]. Life (Basel), 2021, 11(6): 560.

[2] Naito M, Hasebe N, Shikishima M, et al. Radiation dose and its protection in the moon from galactic cosmic rays and solar energetic particles: at the lunar surface and in a lava tube[J]. Journal of Radiological Protection, 2020, 40(4): 947-961.

[3] Luxton J J, McKenna M J, Taylor L E, et al. Temporal telomere and DNA damage responses in the space radiation environment[J]. Cell Reports, 2020, 33(10): 108435.

[4] 许峰, 白延强, 吴大蔚, 等. 载人航天空间辐射主动防护方法 [J]. 航天医学与医学工程, 2012, 25(3): 225-229.

[5] 吴正新. 航天器舱内辐射环境及空间剂量学应用研究 [D]. 吉林: 吉林大学, 2020.

[6] 杨裔剑侠. α、β 粒子辐射检测技术的研究与系统实现 [D]. 山西: 中北大学, 2014.

[7] 俞效龄, 张雄, 熊定荣, 等. BL Lac 天体多波段高能辐射特性研究 [J]. 云南师范大学学报 (自然科学版), 2014, 34(1): 21-25.

[8] 苏杨, 陈维, 熊少林, 等. GECAM 太阳耀斑高能辐射监测和研究 [J]. 中国科学: 物理学力学天文学, 2020, 50(12): 49-61.

[9] 蔡明辉, 杨涛, 韩瑞, 等. 月球表面次级中子辐射环境仿真研究 [J]. 航天器环境工程, 2021, 38(3): 238-332.

[10] 李文红, 徐翠华, 张京. 我国近 8 年非电离辐射研究的概况 [J]. 中国医学装备, 2011, 8(10): 18-21.

[11] Lee S H, Dudok B, Parihar V K, et al. Neurophysiology of space travel: energetic solar particles cause cell type-specific plasticity of neurotransmission[J]. Brain Structure & Function, 2017, 222(5): 2345-2357.

[12] 陈伟. 宇航器件空间辐射效应研究面临的新问题 [J]. 科学通报, 2017, 62(10): 967-968.

[13] Davis C M, Allen A R, Bowles D E. Consequences of space radiation on the brain and cardiovascular system[J]. Journal of Environmental Science and Health, Part c: Toxicology and Carcinogenesis, 2021, 39(2): 180-218.

[14] Khaksarighiri S, Guo J, Wimmer-Schweingruber R, et al. An easy-to-use function to assess deep space radiation in human brains[J]. Scientific Reports, 2021, 11(1): 11687.

[15] Mukherjee S, Dutta A, Chakraborty A. External modulators and redox homeostasis: scenario in radiation-induced bystander cells[J]. Mutation Research-reviews in Mutation Research, 2021, 787: 108368.

[16] Raber J, Fuentes Anaya A, Torres E R S, et al. Effects of six sequential charged particle beams on behavioral and cognitive performance in B6D2F1 female and male mice[J]. Frontiers in Physiology, 2020, 11: 959.

[17] Tobias C A, Budinger T F, Lyman J T. Radiation-induced light flashes observed by human subjects in fast neutron, x-ray and positive pion beams[J]. Nature, 1971, 230(5296): 596-598.

[18] Li H H, Wang Y W, Chen R, et al. Ionizing radiation impairs T cell activation by affecting metabolic reprogramming[J]. International Journal of Biological Sciences, 2015, 11(7): 726-736.

[19] Sanzari J K, Romero-Weaver A L, James G, et al. Leukocyte activity is altered in a ground based murine model of microgravity and proton radiation exposure[J]. PLoS One, 2013, 8(8): 71757.

[20] Mao X W, Boerma M, Rodriguez D, et al. Combined effects of low-dose proton radiation and simulated microgravity on the mouse retina and the hematopoietic system[J]. Radiation Research, 2019, 192(3): 241-250.

[21] Wang Y, Xu L, Wang J, et al. Radiation induces primary osteocyte senescence phenotype and affects osteoclastogenesis *in vitro*[J]. International Journal of Molecular Medicine, 2021, 47: 5.

[22] Kwok A T, Moore J E, Rosas S, et al. Knee and hip joint cartilage damage from combined spaceflight hazards of low-dose radiation less than 1 Gy and prolonged hindlimb unloading[J]. Radiation Research, 2019, 191(6): 497-506.

[23] Prisby R D, Alwood J S, Behnke B J, et al. Effects of hindlimb unloading and ionizing radiation on skeletal muscle resistance artery vasodilation and its relation to cancellous bone in mice[J]. Journal of Applied Physiology, 2016, 120(2): 97-106.

[24] Klaus R, Niyazi M, Lange-Sperandio B. Radiation-induced kidney toxicity: molecular and cellular pathogenesis[J]. Radiation Oncology, 2021, 16(1): 43.

[25] Jiang X, Yu W, Wu S, et al. Arsenic (III) and/or Antimony (III) induced disruption of calcium homeostasis and endoplasmic reticulum stress resulting in apoptosis in mice heart[J]. Ecotoxicology and Environmental Safety, 2021, 220: 112394.

[26] Wakayama S, Ito D, Kamada Y, et al. Evaluating the long-term effect of space radiation on the reproductive normality of mammalian sperm preserved on the International Space Station[J]. Science Advances, 2021, 7(24): eabg5554.

[27] Le N X T, Trinh K T L, Lee N Y. Poly(acrylic acid) as an adhesion promoter for UV-assisted thermoplastic bonding: Application for the in vitro construction of human blood vessels[J]. Materials Science & Engineering C-Materials for Biological Applications, 2021, 122: 111874.

[28] Leung C N, Howell D M, Howell R W. Radium-223 dichloride causes transient changes in natural killer cell population and cytotoxic function[J]. International Journal of Radiation Biology, 2021(5): 1417-1424.

[29] Sridharan D M, Asaithamby A, Bailey S M, et al. Understanding cancer development processes after HZE-particle exposure: roles of ROS, DNA damage repair and inflammation[J]. Radiation Research, 2015, 183(1): 1-26.

[30] da Silveira W A, Fazelinia H, Rosenthal S B, et al. Comprehensive multi-omics analysis reveals mitochondrial stress as a central biological hub for spaceflight impact[J]. Cell, 2020, 183(5): 1185-1201.

[31] Neades R, Cox L, Pelling J C. S-phase arrest in mouse keratinocytes exposed to multiple doses of ultraviolet B/A radiation[J]. Molecular Carcinogenesis, 1998, 23(3): 159-167.

[32] Sasaki H, Sakamoto Y, Schnider C, et al. UV-B exposure to the eye depending on solar altitude[J]. Eye Contact Lens, 2011, 37(4): 191-195.

[33] Zhi W J, Wang L F, Hu X J. Recent advances in the effects of microwave radiation on brains[J]. Military Medical Research, 2017, 4(1): 29.

[34] 尹玥, 张静, 彭瑞云. 微波辐射致心脏损伤机制与防护研究进展 [J]. 解放军预防医学杂志, 2021, 39(1): 110-113.

[35] Zuo H, Lin T, Wang D, et al. Neural cell apoptosis induced by microwave exposure through mitochondria-dependent caspase-3 pathway[J]. International Journal of Medical Sciences, 2014, 11(5): 426-435.

[36] 宋学术, 陈艳霞, 刘玉龙. 航天员职业健康监护的探讨 [J]. 中国辐射卫生, 2020, 29(6): 704-707.

[37] Testylier G, Tonduli L, Malabiau R, et al. Effects of exposure to low level radiofrequency fields

on acetylcholine release in hippocampus of freely moving rats[J]. Bioelectromagnetics, 2002, 23(4): 249-255.

[38] 张彦文, 余争平, 谢燕, 等. 微波辐照对大鼠海马 NMDA 受体 NR1 和 NR2B 亚基基因及蛋白表达的影响 [J]. 解放军预防医学杂志, 2007(3): 167-170.

[39] Zhang L, Pang L, Zhu S, et al. Intranasal tetrandrine temperature-sensitive *in situ* hydrogels for the treatment of microwave-induced brain injury[J]. International Journal of Pharmaceutics, 2020, 583: 119384.

[40] Stein Y, Udasin I G. Electromagnetic hypersensitivity (EHS, microwave syndrome): review of mechanisms[J]. Environmental Research, 2020, 186: 109445.

第七章 似昼夜节律与航天

引　言

似昼夜节律（circadian rhythm）是地球上的生物为了适应地球自转造成的周期近似 24h 的一种内源性的生物节律，生物体许多生理功能如体温、血压、代谢等都受其影响。航天员在太空飞行时受到重力、光照周期、时间、噪声等多种因素变化的影响，导致航天员的似昼夜节律发生变化，从而影响了航天员的睡眠、激素分泌、心血管、神经系统等健康，使其睡眠缺乏、警觉性降低等。因此，研究似昼夜节律变化对航天员的生物学效应的影响具有重要意义。

第一节　航天环境的昼夜

航天员暴露于太空环境中会引起似昼夜节律的改变，会影响航天员的体温、心率、激素的分泌与代谢及睡眠周期等一系列生理过程，甚至可能威胁到航天员的生命安全。

一、似昼夜节律

生物节律（biological rhythm）又称为生物钟（biological clock），是地球上所有生物生命活动均存在的周期性、规律性的生命活动现象，生物体体温、血压、代谢等许多生理功能都受其影响。目前，生物节律的研究方向主要是似昼夜节律，也称昼夜节律。法国天文学家让雅克·德奥图·德梅朗（Jean Jacques d'Ortous de Mairan）是最早研究似昼夜节律的科学家，他发现一直处于暗室中的含羞草依旧保持着正常的周期性节律性变化 [1]。此后，科学家们对光线与生物钟似昼夜节律之间的关系进行了深入研究。随着神经系统视觉通路研究的不断深入，Moore 和 Eichler[2] 通过动物实验发现视交叉上核（suprachiasmatic nucleus，SCN）是所有哺乳动物的中枢时钟（central clock），发挥着节律起搏器的作用。随后更多的研究表明视交叉上核通过接收视网膜或其他脑区信号如光线刺激，协调同步机体其他器官组织的节律活动，发挥节律起搏器作用 [3]（图 7-1）。此外，研究发现似昼夜节律产生的分子基础来源于生物钟基因之间的协调表达。目前主要的生物钟基因有：昼夜节律运动输出失常基因（circadian locomotor output cycles kaput，*CLOCK*），芳基烃受体核转位器样蛋白 1（brain and muscle aryl hydrocarbon receptor nuclear translocator-like protein 1，BMAL-1）基因，周期昼夜蛋白同源物 1、2 和 3（Period；Per1，Per2，Per3），隐花色素 1 和 2（cryptochrome，Cry1、Cry2），酪氨酸蛋白激酶跨膜受体（tyrosine protein kinase transmembrane receptor）基因和磷酸化细胞核受体（phospho-NR1D1），也称 Rev-ErbAα 等。其中，BMAL-1 是分子生物钟的核心调节器，它能够刺激昼夜节律中多种基因的转录，提供稳健的昼夜节律[4]。根据周期长短，节律主要分为近日节律即似昼夜节律（约 24h）、近 7 日节律（约 7 天）、近月节律（约 1 月）和近年节律（约 1 年）等。目前，似昼夜节律产生的机制是生命科学研究的一个热点和前沿性问题。2017 年，杰弗理·霍尔（Jeffrey Hall）、迈克尔·罗斯巴希（Michael Rosbash）和迈克尔·杨（Michael Young）3 位美国遗传学家因发现似昼夜节律的分子机制获得诺贝尔生理学或医学奖。似昼夜节律机制认为中枢神经系统中的视交叉上核是产生生物节律的主要中枢，它与生物节律有关的一组基因被称为近日钟基因（circadian clock gene），通过自身表达调控形成一个自激振荡的环路而不断地自激振荡下去，完成一个周期的自激振荡过程大约为 24h，形成近日节律[5]。地球自转 1 周需要 24h，所以在地球上的生物在 24h 内都要经历白天与黑夜的变化，因此 24h 被称为 1 个"太阳日"。在 1 个太阳日内，人的行为活动、生理功能和心理功能都会有似昼夜节律的表现。

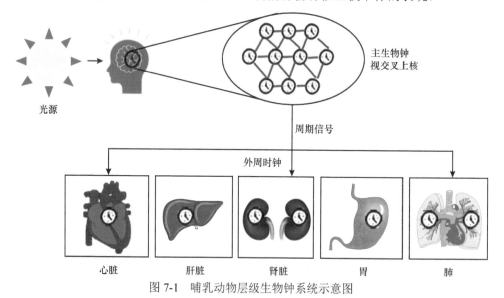

图 7-1　哺乳动物层级生物钟系统示意图

二、太空环境昼夜变化

在太阳系，地球不断地围绕地轴自转和围绕太阳公转（图 7-2），形成了约 12h 的光/暗周期（light/dark cycle）节律，在空间生物学中被称为授时因子

（zeitgeber）。在近地轨道的航天飞行中，航天员所遇到的"昼夜"交替周期并不等于地球表面的"昼夜"交替周期。航天员在太空飞行时，首先遇到的是自己所处空间位置的变化，从长期适应的地面上升到100km以上的太空。其次，航天员的飞行轨迹会由于任务的变化而变化。随着空间位置的变化，时间环境信息也随之发生改变，这将对生物节律的正常运行造成严重干扰。例如，进入轨道飞行后，飞船舱内航天员的生物节律处于自激振荡状态，容易受到光、声波等因素的干扰，造成似昼夜节律的变化。航天器在近地轨道的飞行高度一般在330～480km，飞船绕近地轨道飞行1周约90min（即90min为1昼夜周期），在24h的飞行周期中，飞船经历16次日出和日落[5]。与地球上的昼夜比较，航天员在太空飞行期间白天和黑夜同时存在于机舱两侧，形成强烈对比，发生巨大变化。因此，航天员内在的似昼夜节律与太空中的光/暗周期变化差别显著。

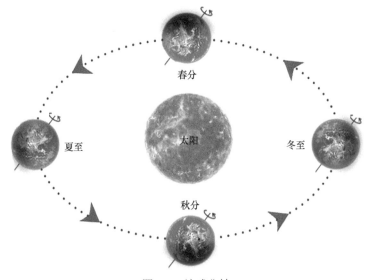

图7-2　地球公转

三、太空环境对航天员似昼夜节律的影响

体温和心率节律变化是常用的反映人体内在的似昼夜节律变化的两个指标。Gundel等[6]检测了太空飞行对俄罗斯"和平号"（Mir）空间站4名航天员昼夜节律改变的影响，发现航天员在太空中的体温昼夜节律特征相位发生了变化，比地面约晚2h。同样，Dijk等[7]通过对航天员体温进行检测，发现在太空中，航天员的体温呈波性的锯齿状波动，体温节律的振幅下降。Yamamoto等[8]利用心电图检测了7名航天员在2009～2010年长期暴露在微重力环境中的心率情况，发现航天员的平均心率在返回地球前2周最低，在返回地面后有所恢复。Liu等[9]调查了3名航天员昼夜节律和心率的变化，3名航天员在飞行过程中心率幅度显著减少，

飞行结束后心率的最小值增加约 16 次/min，最大值增加约 14 次/min。这些结果证明了太空飞行对心率节律的影响。

此外，激素分泌和代谢水平的节律过程也会受微重力等因素的影响。内源性大麻素系统（endocannabinoid system）在应激、记忆调节、营养控制、免疫等生理功能调节中通过内源性大麻素（endocannabinoid）起着重要的作用。Strewe 等[10]研究了抛物线飞行和太空飞行对人类内源性大麻素系统的影响。研究表明两种情况都导致循环内源性大麻素的显著增加。在抛物线飞行过程中的急性压力下，飞行员处于低压力状态，血浆内源性大麻素显著增加。相比之下，患有严重晕动病的人处于高压力状态，则缺乏内源性大麻素。同样，航天员在国际空间站上连续 6 个月承受长期失重、环境压力等导致其内源性大麻素血药浓度持续升高。内源性大麻素血药浓度在航天员返回地面后恢复到基线值。由于航天员存在个体差异，且每次执行的任务不同，可能导致获取的数据有所差异，但上述研究结果依然可以提示昼夜节律的改变可影响航天员的激素分泌和代谢水平的节律。

综上所述，航天员在太空飞行时所面临的昼夜变化会直接造成其体内生物节律的紊乱，从而影响航天员的身体健康，增加太空飞行的安全隐患，降低航天员执行太空任务的工作效率。因此，研究航天员在航天飞行中似昼夜节律的变化机制具有重要的现实意义。

第二节　似昼夜节律的生物学效应

在航天飞行过程中由于空间狭小，工作强度大，微重力、光周期的变化以及任务的紧迫性等因素造成航天员似昼夜节律的改变，严重影响了航天员的睡眠时间和睡眠质量，造成航天员疲劳、警觉度降低和作业能力下降等。似昼夜节律的紊乱会对心血管、神经系统、激素分泌等造成一系列的病理学后果。航天员由地面重力环境进入到失重环境，人体的各个生理系统为了适应环境将发生适应性生理反应。目前的研究表明，空间飞行中航天员似昼夜节律的改变会影响航天员的心血管、睡眠、神经系统等的健康。

一、似昼夜节律对航天员睡眠质量的影响

复杂太空环境中有多种因素导致航天员的似昼夜节律改变和睡眠障碍，从而影响航天员的身体健康和工作效率。例如，航天器舱内光照变化、舱外 90min 为周期的日出和日落，以及在太空执行任务时往往由于作息不固定、突发任务多等都可能导致航天员的生物钟和睡眠—觉醒周期不同步，出现航天员睡眠障碍、工作效率低等[11]。由于对航天员似昼夜节律的数据收集受到空间任务、空间环境等因素影响，直到 1967 年，科学家才开始对执行双子座任务（Gemini mission）的

航天员的生物节律进行研究。随后更多的研究表明空间环境会影响航天员似昼夜节律和睡眠—觉醒周期的改变，进而影响神经、心血管及内分泌等的正常功能，降低航天员的工作效率[12]。Basner 等[13] 对参与"火星 500 计划"的 6 名多国航天员的睡眠—觉醒动态进行了监测，发现大部分航天员在执行任务期间由于光照时长的减少导致睡眠质量紊乱、警惕性缺陷（缺乏或不足）或睡眠—觉醒周期和时间的改变，这是由于外在昼夜节律与航天员内在的似昼夜节律不一致而导致的。

美国科学家 Barger 等[14] 对航天员太空飞行之前、期间和返回地面后的睡眠情况进行了观察性研究，研究对象为 2001 年 7 月 12 日至 2011 年 7 月 21 日进行飞行实验的航天运输系统穿梭航班的机组人员，以及在 2006 年 9 月 18 日至 2011 年 3 月 16 日分配至国际空间站的探险航天员。该研究发现，与任务结束后的第一周相比（尝试睡眠时间：8.01h；实际睡眠时间：6.74h），在航天飞行前 11 天及航天员在航天飞行期间实际睡眠减少 0.78h（尝试睡眠时间：7.35h；实际睡眠时间：5.96h）；国际空间站飞行的机组人员在航天飞行期间（实际睡眠时间：6.09h）和飞行前 11 天（实际睡眠时间：5.86h）的睡眠时间比任务结束后睡眠时间（实际睡眠时间：6.95h）分别减少了 0.86h 和 1.09h。Dijk 等[7] 对 5 名航天员在进行 10 天或 16 天飞行之前、之中和之后的睡眠时间、昼夜节律和神经行为等指标进行了监测，发现航天员在太空中预定的活动休息周期相比于在地球 24h 休息周期短 20～35min。这是由于在太空飞行时，体温节律变化幅度较低，尿皮质醇的昼夜节律与地球上相比也是错位的，神经行为等表现迟缓，通过问卷调查航天员的睡眠时间仅为 6.5h，同时主观睡眠质量下降，隔夜服用褪黑素（0.3mg）睡眠质量和时间没有改善；航天员返回地面后，快速动眼（rapid eye movement，REM）睡眠明显增加。此外，德国科学家 Gundel 等[6] 探究了微重力作用下航天员的睡眠障碍，科研人员利用磁带记录俄罗斯空间站 4 名航天员的睡眠及体温，同样发现与飞行前基线期间测量的数据相比，航天员在太空期间的昼夜节律发生了改变，睡眠延迟了约 2h，睡眠时间比在地面时更短，睡眠结构也发生了显著变化。另外，在太空飞行过程中，航天员的第一个快速动眼发作的潜伏期较短，并且慢波睡眠从第一个睡眠周期重新分配至第二个睡眠周期。

二、似昼夜节律紊乱对航天员体温的影响

航天员在太空飞行时体温节律会发生变化。在地面环境中，由于重力的作用，体表存在向上的气流运动即自然对流。但航天员在太空飞行时处于失重状态，自然对流消失，体表表面温度升高，体表空气层滞留成为隔热层，导致汗液无法蒸发，影响体温节律，并且在失重条件下，血液在航天员下肢分布减少，在头部分布增多，血液分布影响航天员局部体表温度。Dijk 等[7] 和 Monk 等[15] 的研究表明，太空飞行时，航天员体温节律振幅与地面相比明显下降。同样，Gundel 等[6] 发现俄罗斯

"和平号"（Mir）空间站上 4 名航天员在太空中的体温昼夜节律特征相位发生了变化，比地面约晚 2h。

三、似昼夜节律紊乱对航天员心血管系统的影响

（一）似昼夜节律与心血管系统

心血管系统由心肌细胞、成纤维细胞、血管平滑肌细胞和内皮细胞等细胞组成，这些细胞在心血管生理学中起着重要作用，除血管外，在心脏的其他细胞如心肌细胞、心肌基质成纤维细胞和心脏祖细胞样细胞中也发现了昼夜节律。研究表明几乎所有心血管系统的组成细胞中都有生物钟，但组织特异性的昼夜节律敲除模型很少，目前研究发现似昼夜节律紊乱与各种心血管危险因素和心血管疾病之间有着显著的相关性[16~18]。似昼夜节律是心血管系统的重要调节因子。每个心血管细胞周围都存在时钟控制基因调节内皮功能、血压、心率等特定的生理功能。时钟控制基因的节律激活会导致内皮细胞、血管平滑肌细胞、成纤维细胞、心肌细胞等细胞的功能紊乱[19]。科研人员首次在小鼠主动脉血管中通过分离 24h 内不同时间点的生物钟基因，发现时钟基因在小鼠的主动脉中有规律的表达和循环[20]。这一发现也在体外研究中得到了证实，科学家在转基因大鼠心血管系统中检测到时钟基因 mPer1 的萤光素酶活性[21]。随后更多的研究表明，所有主要血管层的细胞都有一个功能性的生物钟基因，其在内皮层、血管内皮细胞和人脐静脉内皮细胞中同步表达，这些都证明了昼夜节律的存在[22]。心血管疾病及许多这些疾病的发病率和疾病负担都与 24h 的节律关联密切，如卒中、主动脉瘤夹层、肺栓塞和心脏性猝死通常发生在清晨[23,24]。动物研究结果表明，生物钟基因在这些疾病的发生过程中具有重要作用[25]。许多其他由细胞生物钟调节的如血小板聚集和凝血、心室复极异常等心血管疾病的发生率在一天中特定时间达到峰值[26]。此外，研究发现心血管危险因素（如肾功能不全）和心力衰竭与昼夜节律减弱有关[27,28]。例如，动脉僵硬具有生理昼夜节律，在扩张型心肌病患者中减弱[27]。其中，最为典型的是睡眠呼吸暂停，这是一种由肥胖和其他代谢综合征的危险因素共同引起的睡眠障碍。有睡眠呼吸暂停的患者（肺动脉）高血压、糖尿病和心血管疾病的风险增加，如发生心律失常、卒中、心力衰竭和心血管死亡[29]，因此治疗睡眠呼吸暂停可减少心血管疾病的发生[30]。

（二）航天飞行对航天员心血管系统的影响

航天员太空飞行时，失重是造成似昼夜节律紊乱的重要因素之一，是影响航天员心血管功能和健康的最重要因素，其中运动能力下降、立位耐力不良、心脏和血管结构及功能重塑等是航天员长期在太空飞行时心血管功能失调的重要表现。

1. 航天飞行对航天员心脏结构和功能的影响

研究表明，航天飞行会改变航天员的心脏体积、质量、功能和心脏祖细胞结构。Khine 等[31] 探究了长时间太空飞行对心房大小、心房电生理和房颤风险的影响，通过对 13 名航天员在飞行前、飞行 6 个月和着陆后的 48h 内的心脏进行磁共振成像和高分辨率动态心电图监测，发现 6 个月后，航天员的左心房容积短暂增加，而心房功能无改变；右心房大小保持不变；室上搏动无变化。该研究表明，6 个月的太空飞行可能足以引起左心房结构和心房电生理的短暂变化，从而增加房颤的风险；但是没有明确的证据表明发生室上心律失常和房颤。Perhonen 等[32] 利用磁共振成像，结果显示航天员在航天飞行 10 天后左心室（left ventricle）质量降低了7% ~ 12%。研究表明航天员在航天飞行时均出现心脏射血周期缩短、等容收缩期延长、左心室舒张期缩短等变化[33]。综上所述，航天员在太空飞行时会出现心肌萎缩等功能下降。

2. 航天飞行对航天员心率与心血管调节功能的影响

在航天医学中，头低位卧床实验（head-down bed rest experiment，HDBR）是一种模拟航天员太空飞行时失重条件下对心血管功能影响的重要方法。在头低位卧床实验过程中，受试者与水平方向的夹角为-6°，用于模拟失重条件下对航天员心血管系统的影响。研究表明，头低位卧床对受试者的心率、血压等有所影响，在卧床后期逐渐恢复至正常水平。Shiraishi 等[34] 研究了 6 名男性头低位卧床 120 天前、中（60 天和 120 天）、后不同时间点（8 时、12 时和 24 时）对血压波动性的影响，发现头低位卧床期间受试者的血压收缩压相位与卧床前后没有显著变化，头低位卧床期间 24 时振幅有所减弱，并在头低位卧床实验结束后显著增加（约增加 10mmHg）。Mizuno 等[35] 的研究表明，头低位卧床实验中受试者的心率在卧床后期逐渐升高。加拿大科学家 Hughson 等[36] 对在国际空间站飞行 2 ~ 6 个月的 6 名男性航天员的心率、血压、心输出量等指标进行了分析，发现与飞行中测量值相比，航天员飞行前的心率、血压测量值没有变化。然而，左心室射血时间增加，飞行后期心输出率（cardiac output）增加。Delp 等[37] 发现航天员在非飞行和低地球轨道患心血管疾病的死亡率分别是 9% 和 11%，死亡率没有差异，但是阿波罗登月航天员心血管疾病死亡率为 43%，这可能是由于深空辐射对血管内皮的影响。Hughson 等[38] 研究了太空飞行对颈动脉的僵硬度和飞行中的胰岛素抵抗的影响，通过对在国际空间站执行 6 个月任务的 4 名男性和 4 名女性航天员在返航前和返航后 38h 的颈动脉扩张系数指标进行测量，发现男性和女性航天员进行 6 个月太空飞行后颈动脉的僵硬度增加了，飞行中胰岛素抵抗增加了。Xu 等[39] 的研究发现，头低位卧床可以改变被试者的生物节律，被试者头低位卧床时心率和血压均呈下降趋势，并且头低位卧床还引起醛固酮、皮质醇、褪黑素等激素和电解质的改变，以及心率和体温的时相改变。

四、似昼夜节律异常对航天员神经系统认知功能的影响

似昼夜节律系统影响航天员的大多数生理过程，其中昼夜节律紊乱最常见的表现形式就是睡眠—觉醒周期异常。似昼夜节律紊乱会加速衰老，并严重影响健康。由于睡眠和似昼夜节律的紊乱，航天员的认知功能呈下降趋势。Casler 和 Cook[40] 的研究表明，航天员在国际空间站内口腔温度的变化缩小，警觉性明显下降，节律性调节发生钝化。Manzey 和 Lorenz[41] 的研究发现，航天员在太空站的记忆、推理、反应时间、模式识别、运动技能和双重任务等多种认知表现都受到了影响。虽然航天员在轨飞行时，其行为能力在太空中的最初几天并没有明显的改变。但在和平号空间站中发现，持续 8 天的飞行任务，航天员逐渐表现出技巧作业能力下降。Basner 等 [13] 的研究发现，微重力、光照减少等环境因素影响航天员的睡眠及似昼夜节律，此外，限制和隔离等一些因素也可能导致航天员似昼夜节律的改变。"火星 500 计划"任务研究显示，限制和隔离导致了似昼夜节律、睡眠和警觉性障碍。因此，飞行任务中，如何维持航天员生理和行为的正常节律性至关重要。

综上所述，航天员在太空飞行时受太空环境多种因素的影响，如微重力、辐射、光照、超声波等导致航天员内源性的生物钟发生变化，导致航天员面临睡眠—觉醒周期和生理过程等改变，影响航天员的身体健康，导致航天员操作能力、警觉度等下降，影响工作效率和任务。

第三节　似昼夜节律的防护

如上所述，长时间太空飞行将会对航天员的心血管、神经系统等产生不利影响，因此研究应对航天员似昼夜节律改变的防护措施意义重大。目前为了对抗似昼夜节律改变对身体健康、心理紊乱等带来的不利影响，常见的防护措施包括光线调控、锻炼、调节饮食等非药物调节方法，以及催眠药、中枢类神经药物等药物调节方法 [42,43]。

一、光线调节

航天员在太空中飞行时，环境和时间发生了改变，睡眠—唤醒周期和昼夜节律系统不能同步相移，因此需要几天才能调整到新的时区，内部时间和外部时间之间的偏移所产生的影响被称为时差 [44,45]。研究发现，及时补充强光能够在提前

或延迟移位后增强昼夜节律系统的重新同步过程[46]。维持正常的似昼夜节律，保证一定强度的照明强度极为重要，因此国际空间站的照明强度，如夜间照明、白天照明、阅读照明、维修照明的强度通常在 100 ~ 500 勒克斯（lx）[47]。光暴露是一种常见的治疗似昼夜节律紊乱的有效手段，主要是通过利用强光和黑暗交替来调整航天员的生物钟系统。然而目前国际上对强光照射程度、时长等问题依旧存在争议[48]。近年来，研究人员陆续研究发现视网膜神经节细胞对短波和长光尤其是蓝光（波长约为480nm）最为敏感，可作为脑功能的调节剂[49,50]。Chellappa 等[51]将 16 名被试者在夜晚暴露于蓝光中 2h 后发现，相比于暖光源受试者，暴露于蓝光中的受试者在倒班作业中的警觉反应度明显提高。Fucci 等[47]的研究发现，短波的蓝光或绿光比白光更能有效地调节人类似昼夜节律。

二、饮食调节

保持锻炼对抗的同时，降低整体能量需求是航天员失重防护发展的需求。低估能量和饮水需求会造成严重的脱水和食物短缺，过高的能量需求也会造成发射成本的增加。因此研究最佳的锻炼和饮食需求匹配方案，是长期飞行规划和成功完成任务的基本要求。朱德兵等[52]提出的综合防护措施包括套带、企鹅服、下体负压筒、自行车功量计和拉力器，通过利用这些综合防护措施对模拟失重人员的能量、营养素摄入和营养状况的影响，发现综合防护措施对受试人员营养素和能量等的摄入影响较小。航天员在不同时间进餐可以减轻时差变化对航天员身体和心理的影响，表明进餐时间可以影响航天员似昼夜节律[53]。Yoshizaki 等[54]研究了不同进餐时间点改变对航天员心脏自主神经系统的昼夜节律和血脂水平的影响。研究人员将航天员分为两组：对照组每日在 8:00、13:00 和 18:00 进餐，实验组每日在 13:00、18:00 及 23:00 进餐，持续 2 周。结果表明：实验组心率变异最高峰向后移并且甘油三酯、总胆固醇和低密度脂蛋白胆固醇水平显著升高。上述结果表明：进餐时间是调节航天员自主神经系统昼夜节律和脂质代谢的关键因素。

三、药物调节

太空飞行时，航天员需要完成一系列的复杂任务，头脑需要时刻保持清醒和警觉状态。如上所述，似昼夜节律失调会使航天员睡眠缺乏，尽管能够对抗似昼夜节律失调对身体带来的不利影响，但是在一些紧急特殊情况下仅有这些手段仍然不足，需要辅助药物来进行治疗，所以航天飞行时航天员需要服用药物来提升睡眠。睡眠—觉醒障碍是似昼夜节律失调产生的一个最明显的影响，主要是机体内源性的睡眠—觉醒时间与太空中睡眠—觉醒时间不一致导致的，因此在药物选择方面主要选择促进睡眠和提高中枢神经兴奋的药物。

（一）褪黑素

褪黑素（melatonin）是由松果体在黑暗环境下合成的一种"暗物质"，合成受到位于视交叉上核时钟的严格控制以及曝光抑制，褪黑素在调节似昼夜节律中发挥着重要作用[55]。褪黑素是生物节律的反映指标，2012～2014 年国际空间站计划提出其作为催眠药的临床试验研究，主要方法是在夜晚特定时刻给予受试者褪黑素，利用脑电图监测其给药后的睡眠状况[56]。后续研究结果显示航天员在飞行前、中、后的睡眠质量与催眠药的使用密切相关，但活动记录仪对睡眠的记录显示，服药后睡眠的有效性仅有 1.3%，对睡眠持续时间无显著性影响[14]。Nave 等[57] 研究了白天服用褪黑素对与飞行有关机体性能的影响，研究表明以色列航天员在太空飞行时白天难以入睡的情况下服用 3mg 褪黑素，与对照组相比，睡眠效率显著提高，睡眠潜伏期显著降低，褪黑素给药 2～4h 后，受试者感到明显的睡意，在经历 2h 午睡后，褪黑素基本没有明显的药物残留反应。

（二）其他药物

在军事或太空飞行中有时需要保持长时间的清醒状态，需要服用一些提高中枢神经兴奋类的药物，这类药物在短时间应用具有良好的效果，简单易用且药效不会根据所处环境而发生变化。咖啡因（caffeine）是目前首选神经兴奋类药物，由于其是非处方药且安全度高，能够以多种形式服用，如饮料、食物、药片等形式。研究显示服用咖啡因剂量不同、被试者对咖啡因敏感度不同等具有不同促醒效果[58]。研究报道咖啡因能够对被剥夺睡眠 48h 的个体产生明显的警觉和持久的有益情绪影响[59]。莫达非尼（modafinil）是一种新型的中枢神经类药物，由于该药在促醒及认知增强作用方面效果明显，且副作用相对于其他中枢神经类药物较小，已被广泛应用于对抗不同作业认知疲劳，特别是在军事飞行人员中的应用得到重视[60]。莫达非尼 200mg 和 400mg 剂量效果与咖啡因 600mg 效果相同[61]。有研究表明将 11 名志愿者在 3 天昼夜倒班作业中分别单次服用莫达非尼（200mg 和400mg）及安慰剂，检测其情绪认知功能、睡眠质量等，发现服用 200mg 莫达非尼可明显改善夜间情绪状态及工作绩效[62]。Caldwell 等[58] 对美国 10 名连续飞行37h 的空军飞行员测试了服用莫达非尼的效果，每间隔 5h 服用 100mg 莫达非尼，未服用莫达非尼组飞行员操作能力下降了 60%～100%，并且莫达非尼降低了抑郁和愤怒状态，同时提高了航天员的活力。替马西泮被认为是维持充足睡眠的药物之一，研究表明服用 20mg 替马西泮能够提高夜间工作者的白天睡眠深度和睡眠时间并且能够提高工作效率[63]。Caldwell 等[58] 发现美国陆军飞行员服用 30mg 替马西泮后能够提高睡眠深度和睡眠时间和警觉度，减少疲劳感。

综上所述，目前可以通过药物调节和非药物调节等手段对抗似昼夜节律改变对身体健康、心理紊乱等带来的不利影响，改善航天员睡眠质量、提高警觉度等。

尽管现有的手段在一定程度上可以缓解似昼夜节律改变给航天员带来的不利影响，但是作用有限。因此在今后的研究中还需要更深入了解航天员似昼夜节律改变时参与的代谢、致病过程等途径的基因，为治疗相关疾病提供新靶点，更好地合理指导疾病的预防和保健。

总结与展望

　　生物钟是生物是否能够适应周期性周围环境并生存的重要因素，影响着生物体许多功能如生理、代谢、行为、认知等。航天员在太空飞行时要面对与地面不同的复杂空间环境，如振动、撞击、噪声、失重、宇宙辐射、高真空、剧烈的温度变化、过载心理、工作压力和狭窄空间活动受限等，这些因素会导致航天员一系列生理和心理问题，如心血管系统功能障碍、感觉运动迟缓、睡眠周期紊乱、情绪抑郁等，甚至可能威胁到航天员的生命安全。

　　在我国未来国际空间站与载人登月任务阶段，航天员在外太空驻留时间会不断延长，通过对人体生物节律与睡眠稳态的监测、引导与有效维持，可有效提升航天员的健康状况和工作效率。目前，人类对航天员在微重力影响下生物节律的研究主要停留在表型、生理及行为指标观察层面上，对生物钟受重力变化影响的分子机制尚未进行深入研究。空间生物学研究受限于研究条件、技术手段、受试对象、实验次数等因素的限制，许多实验结果很难具有代表性，所以今后的研究工作中需要更深入地了解微重力影响生物钟代谢、致病过程和分子途径，这不仅可以为治疗提供靶点，还为预防疾病创造了机遇。

思　考　题

　　1.什么是生物钟？什么是昼夜节律？两者的区别是什么？

　　2.航天员在太空飞行时似昼夜节律改变对神经系统有什么影响？

参 考 文 献

[1] Huang R C. The discoveries of molecular mechanisms for the circadian rhythm: the 2017 Nobel prize in physiology or medicine[J]. Biomedical Journal, 2018, 41(1): 5-8.

[2] Moore R Y, Eichler V B. Loss of a circadian adrenal corticosterone rhythm following suprachiasmatic lesions in the rat[J]. Brain Research, 1972, 42(1): 201-206.

[3] Welsh D K, Takahashi J S, Kay S A. Suprachiasmatic nucleus: cell autonomy and network properties[J]. Annual Review of Physiology, 2010, 72: 551-577.

[4] Shearman L P, Sriram S, Weaver D R, et al. Interacting molecular loops in the mammalian circadian clock[J]. Science, 2000, 288(5468): 1013-1019.

[5] 陈善广, 李莹辉. 太空活动与生物节律: 空间时间生物学, 载人航天催生的新兴学科 [J]. 科技导报, 2007(10): 44-49.

[6] Gundel A, Polyakov V V, Zulley J. The alteration of human sleep and circadian rhythms during spaceflight[J]. Journal of Sleep Research, 1997, 6(1): 1-8.

[7] Dijk D J, Neri D F, Wyatt J K, et al. Sleep, performance, circadian rhythms, and light-dark cycles during two space shuttle flights[J]. American Journal of Physiology: Regulatory, Integrative and Comparative Physiology, 2001, 281(5): 1647-1664.

[8] Yamamoto N, Otsuka K, Kubo Y, et al. Effects of long-term microgravity exposure in space on circadian rhythms of heart rate variability[J]. Chronobiology International, 2015, 32(3): 327-340.

[9] Liu Z, Wan Y, Zhang L, et al. Alterations in the heart rate and activity rhythms of three orbital astronauts on a space mission[J]. Life Sciences in Space Research, 2015(4): 62-66.

[10] Strewe C, Feuerecker M, Nichiporuk I, et al. Effects of parabolic flight and spaceflight on the endocannabinoid system in humans[J]. Reviews in the Neurosciences, 2012, 23(5-6): 673-680.

[11] Mallis M M, DeRoshia C W. Circadian rhythms, sleep, and performance in space[J]. Aviation, Space, and Environmental Medicine, 2005, 76(6): 94-107.

[12] Guo J H, Qu W M, Chen S G, et al. Keeping the right time in space: importance of circadian clock and sleep for physiology and performance of astronauts[J]. Military Medical Research, 2014, 1: 23.

[13] Basner M, Dinges D F, Mollicone D, et al. Mars 520-d mission simulation reveals protracted crew hypokinesis and alterations of sleep duration and timing[J]. Proceedings of the National Academy of Sciences of the United States of America, 2013, 110(7): 2635-2640.

[14] Barger L K, Flynn-Evans E E, Kubey A, et al. Prevalence of sleep deficiency and use of hypnotic drugs in astronauts before, during, and after spaceflight: an observational study[J]. The Lancet: Neurology, 2014, 13(9): 904-912.

[15] Monk T H, Kennedy K S, Rose L R, et al. Decreased human circadian pacemaker influence after 100 days in space: a case study[J]. Psychosomatic Medicine, 2001, 63(6): 881-885.

[16] Ruger M, Scheer F A. Effects of circadian disruption on the cardiometabolic system[J]. Reviews in Endocrine & Metabolic Disorders, 2009, 10(4): 245-260.

[17] Thosar S S, Butler M P, Shea S A. Role of the circadian system in cardiovascular disease[J]. The Journal of Clinical Investigation, 2018, 128(6): 2157-2167.

[18] Portaluppi F, Tiseo R, Smolensky M H, et al. Circadian rhythms and cardiovascular health[J]. Sleep Medicine Reviews, 2012, 16(2): 151-166.

[19] Crnko S, Du Pre B C, Sluijter J P G, et al. Circadian rhythms and the molecular clock in cardiovascular biology and disease[J]. Nature Reviews: Cardiology, 2019, 16(7): 437-447.

[20] McNamara P, Seo S B, Rudic R D, et al. Regulation of CLOCK and MOP4 by nuclear hormone receptors in the vasculature: a humoral mechanism to reset a peripheral clock[J]. Cell, 2001, 105(7): 877-889.

[21] Davidson A J, London B, Block G D, et al. Cardiovascular tissues contain independent circadian clocks[J]. Clinical and Experimental Hypertension, 2005, 27(2-3): 307-311.

[22] Takeda N, Maemura K, Horie S, et al. Thrombomodulin is a clock-controlled gene in vascular

endothelial cells[J]. Journal of Biological Chemistry, 2007, 282(45): 32561-32567.

[23] Muller J E, Ludmer P L, Willich S N, et al. Circadian variation in the frequency of sudden cardiac death[J]. Circulation, 1987, 75(1): 131-138.

[24] Viskin S, Golovner M, Malov N, et al. Circadian variation of symptomatic paroxysmal atrial fibrillation. Data from almost 10 000 episodes[J]. European Heart Journal, 1999, 20(19): 1429-1434.

[25] Durgan D J, Young M E. The cardiomyocyte circadian clock: emerging roles in health and disease[J]. Circulation Research, 2010, 106(4): 647-658.

[26] Shea S A, Hilton M F, Hu K, et al. Existence of an endogenous circadian blood pressure rhythm in humans that peaks in the evening[J]. Circ Res, 2011, 108(8): 980-984.

[27] Maruo T, Nakatani S, Kanzaki H, et al. Circadian variation of endothelial function in idiopathic dilated cardiomyopathy[J]. The American Journal of Cardiology, 2006, 97(5): 699-702.

[28] Dhaun N, Moorhouse R, MacIntyre I M, et al. Diurnal variation in blood pressure and arterial stiffness in chronic kidney disease: the role of endothelin-1[J]. Hypertension, 2014, 64(2): 296-304.

[29] Ludka O. Sleep apnea and cardiovascular disease[J]. Casopis Lekaru Ceskysh, 2019, 158(5): 178-184.

[30] Kaneko Y, Floras J S, Usui K, et al. Cardiovascular effects of continuous positive airway pressure in patients with heart failure and obstructive sleep apnea[J]. The New England Journal of Medicine, 2003, 348(13): 1233-1241.

[31] Khine H W, Steding-Ehrenborg K, Hastings J L, et al. Effects of prolonged spaceflight on atrial size, atrial electrophysiology, and risk of atrial fibrillation[J]. Circulation Arrhythmia and Electrophysiology, 2018, 11(5): e005959.

[32] Perhonen M A, Franco F, Lane L D, et al. Cardiac atrophy after bed rest and spaceflight[J]. Journal of Applied Physiology, 2001, 91(2): 645-653.

[33] Fregly M J, Blatteis C M. Handbook of Physiology: Environmental Physiology[M]. New York: Oxford University Press, 1996: 631-674.

[34] Shiraishi M, Kamo T, Nemoto S, et al. Blood pressure variability during 120-day head-down bed rest in humans[J]. Biomedicine Pharmacotherapy, 2003, 57(1): 35-38.

[35] Mizuno K, Inoue Y, Tanaka H, et al. Heart rate variability under acute simulated microgravity during daytime waking state and nocturnal sleep: comparison of horizontal and 6 degrees head-down bed rest[J]. Neuroscience Letters, 2005, 383(1-2): 115-120.

[36] Hughson R L, Shoemaker J K, Blaber A P, et al. Cardiovascular regulation during long-duration spaceflights to the International Space Station[J]. Journal of Applied Physiology, 2012, 112(5): 719-727.

[37] Delp M D, Charvat J M, Limoli C L, et al. Apollo lunar astronauts show higher cardiovascular disease mortality: possible deep space radiation effects on the vascular endothelium[J]. Scientific Reports, 2016, 6: 29901.

[38] Hughson R L, Robertson A D, Arbeille P, et al. Increased postflight carotid artery stiffness and inflight insulin resistance resulting from 6-mo spaceflight in male and female astronauts[J]. American Journal of Physiology: Heart and Circulatory Physiology, 2016, 310(5): 628-638.

[39] Xu X, Tan C, Li P, et al. Changes of cytokines during a spaceflight analog-45-day head-down bed rest[J]. PLoS One, 2013, 8(10): 77401.

[40] Casler J G, Cook J R. Cognitive performance in space and analogous environments[J]. International Journal of Cognitive Ergonomics, 1999, 3(4): 351-372.

[41] Manzey D, Lorenz B. Mental performance during short-term and long-term spaceflight[J]. Brain Research Brain Research Reviews, 1998, 28(1-2): 215-221.

[42] 赵星成, 余志斌. 飞行员似昼夜节律失调及其对抗措施 [J]. 空军医学杂志, 2019, 35(1): 13-17.

[43] 陈海龙, 吕柯, 曲丽娜. 航天飞行对人体睡眠—觉醒节律的影响研究进展 [J]. 航天医学与医学工程, 2017, 30(4): 308-312.

[44] Tec L. Depression and jet lag[J]. The American Journal of Psychiatry, 1981, 138(6): 858.

[45] Minors D S, Waterhouse J M. Avoiding jet lag again[J]. Nature, 1988, 332(6159): 23-24.

[46] Samel A, Wegmann H M. Bright light: a countermeasure for jet lag[J]. Chronobiology International, 1997, 14(2): 173-183.

[47] Fucci R L, Gardner J, Hanifin J P, et al. Toward optimizing lighting as a countermeasure to sleep and circadian disruption in space flight[J]. Acta Astronautica, 2005, 56(9-12): 1017-1024.

[48] Kolla B P, Auger R R. Jet lag and shift work sleep disorders: how to help reset the internal clock[J]. Cleveland Clinic Journal of Medicine, 2011, 78(10): 675-684.

[49] Vandewalle G, Archer S N, Wuillaume C, et al. Effects of light on cognitive brain responses depend on circadian phase and sleep homeostasis[J]. Journal of Biological Rhythms, 2011, 26(3): 249-259.

[50] Vandewalle G, Maquet P, Dijk D J. Light as a modulator of cognitive brain function[J]. Trends in Cognitive Science, 2009, 13(10): 429-438.

[51] Chellappa S L, Steiner R, Blattner P, et al. Non-visual effects of light on melatonin, alertness and cognitive performance: can blue-enriched light keep us alert[J]. PLoS One, 2011, 6(1): e16429.

[52] 朱德兵, 黄贱英, 李红毅, 等. 综合防护措施对模拟失重人员营养状况的影响 [J]. 解放军预防医学杂志, 2015, 33(4): 368-371.

[53] Ruscitto C, Ogden J. The impact of an implementation intention to improve mealtimes and reduce jet lag in long-haul cabin crew[J]. Psychology Health, 2017, 32(1): 61-77.

[54] Yoshizaki T, Tada Y, Hida A, et al. Effects of feeding schedule changes on the circadian phase of the cardiac autonomic nervous system and serum lipid levels[J]. European Journal of Applied Physiology, 2013, 113(10): 2603-2611.

[55] Pevet P, Challet E. Melatonin: both master clock output and internal time-giver in the circadian clocks network[J]. Journal of Physiology, Paris, 2011, 105(4-6): 170-182.

[56] Tonon A C, Pilz L K, Markus R P, et al. Melatonin and depression: a translational perspective from animal models to clinical studies[J]. Frontiers in Psychiatry, 2021, 12: 638981.

[57] Nave R, Iani C, Herer P, et al. Residual effects of daytime administration of melatonin on performance relevant to flight[J]. Behavioural Brain Research, 2002, 131(1-2): 87-95.

[58] Caldwell J A, Caldwell J L, Smith J K, et al. Modafinil's effects on simulator performance and mood in pilots during 37 h without sleep[J]. Aviation, Space, and Environmental Medicine, 2004, 75(9): 777-784.

[59] Penetar D, McCann U, Thorne D, et al. Caffeine reversal of sleep deprivation effects on alertness and mood[J]. Psychopharmacology, 1993, 112(2-3): 359-365.

[60] 于晓妣. 认知促进药物的研发现状及思考 [J]. 军事医学, 2011, 35(9): 649-653.

[61] Wesensten N J, Belenky G, Kautz M A, et al. Maintaining alertness and performance during sleep deprivation: modafinil versus caffeine[J]. Psychopharmacology, 2002, 159(3): 238-247.

[62] Hart C L, Haney M, Vosburg S K, et al. Modafinil attenuates disruptions in cognitive performance during simulated night-shift work[J]. Neuropsychopharmacology, 2006, 31(7): 1526-1536.

[63] Porcu S, Bellatreccia A, Ferrara M, et al. Performance, ability to stay awake, and tendency to fall asleep during the night after a diurnal sleep with temazepam or placebo[J]. Sleep, 1997, 20(7): 535-541.

第八章　载人航天中其他因素对机体的影响

引　言

目前，全球载人航天事业已经进入飞速发展阶段，航天员在太空中需要执行的任务更多、更复杂，且时间更长，因此为航天员创造更加安全可靠的生存环境是保障他们安全且高效地完成飞行任务的关键。载人航天中人体系统面临的风险主要来自与地面不同的复杂太空环境，其中最主要的是失重、辐射和昼夜节律等因素，长期暴露在这些极端环境中，会导致航天员机体产生多种生理和心理的病理变化，如肌肉萎缩、骨质流失、感觉神经系统紊乱、免疫力下降和心血管系统功能失调等生理失调[1]。与此同时，也会引起航天员焦虑、失眠和注意力分散等一系列负面情绪，增加了心理负荷。此外，低气压、高真空、冲击、振动和噪声等特殊应激环境也会对航天员的生理和心理健康造成严重的影响[2]，可能导致航天员出现太空减压病、体液沸腾、缺氧症和组织器官损伤等不良状态。因此，航天员的健康问题越来越严重，已经成为航天医学领域的重要问题之一，引起了相关领域研究人员的高度重视。

第一节　乘员舱大气压力变化的航天生物医学效应

在地球上，海平面的标准大气压值为 101.3kPa。随着航天器飞行高度的增加，大气越稀薄，气压也越低，这是航天活动中最常见和严重的环境问题之一[3]。在载人航天执行任务期间，航天器的乘员舱内的大气压力主要是借助外界向舱内充气形成的。舱内的大气压力环境主要包括压力大小、大气压变化率和某一压力值持续时间的长短三个重要参数。舱内的大气成分主要包括氧分压、二氧化碳分压，以及舱内有害气体成分、浓度和持续时间三大要素。氧分压，包括氧分压平均水平和变化幅度以及异常氧分压状态的持续时长。二氧化碳分压，包括它的分压值较高时的时间。在太空中，乘员舱内大气压力波动是不可避免的，正常情况下的压力波动一般不会对航天员造成明显的影响，但是波动范围过大或波动速率过快，特别是减压速率超过一定限度时（如舱体出现严重泄漏），这些参数及要素的变化都会对人体的生理系统及心理因素产生影响，超出一定的范围还会危及航天员的健康[4]。本节将主要介绍大气压力变化，尤其是低压对航天员的影响，主要包括太空减压病、体液沸腾、胃肠胀气及肺损伤（图 8-1）等。

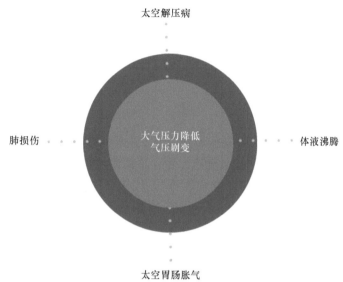

图 8-1　航天器在气压剧变后引起的航天员的生理变化

一、太空减压病

太空减压病（space decompression sickness，SDCS）是指航天员在执行任务时舱内气压降低速度过快和幅度过大（减压不当）或出舱活动（extra-vehicular activity，EVA）时因过快暴露于低气压环境，以致原已溶于体内的气体超过了过饱和极限，从溶解状态"原地"溢出，形成气泡而引起的症状和体征[5]。它们会压迫或刺激人体的局部组织，在血管内形成的气泡，还会形成气体栓子，从而堵塞血管或者与血液成分发生化学反应，导致航天员身体出现各种不同的症状[6,7]。

（一）太空减压病的主要临床症状

太空减压病的主要临床症状表现为以下 5 类。

第一类：皮肤症状。皮肤症状是航天员太空减压病的最早症状，一般皮肤会出现刺痛或瘙痒及蚁走感，有时还会出现异常的冷热感觉，此型症状最轻。

第二类：肌肉骨骼系统症状。气泡若形成于肌肉、关节骨膜等处，会导致航天员关节疼痛，又称为屈肢痛，此型最为常见，约占病例数的 90%。骨质内气泡所致远期后果可产生减压性或无菌性骨坏死，好发于股骨和肱骨上端。

第三类：呼吸系统症状。太空减压病会严重影响航天员的呼吸，主要包括气哽、咳嗽、胸骨后不适或者疼痛及呼吸困难等症状，此型发生率相对较低。

第四类：神经系统症状。太空减压病导致的神经系统异常又称为神经型减压病，它一般包括脑型和脊髓型两大类，其中，脑型最为常见。脑型的常见症状有：偏头痛、视觉功能障碍等。脊髓型常见症状有：神经麻痹、肌肉抽搐无力，出现运动障碍甚至瘫痪。此型发生率较低，但是最为严重。

第五类：肺栓塞症状。当航天员急剧暴露于低压环境时，人体内溶于血液内的氮气游离形成气泡，在血管内造成栓塞，阻碍血液流通并压迫神经，导致肺部栓塞的发生。航天员在太空长时间停留时会产生此症状。

（二）太空减压病的发病机制

太空减压病的发生主要是由于太空环境下减压速率过快或压力下降超过一定范围时，体内析出的氮气不能及时排出体外，体内的氮气安全过饱和系数（R_T）超过组织或体液的氮气过饱和容许系数（R_c）（表 8-1），使得氮气向气核弥散，从而形成氮气泡。体内的氧气与二氧化碳也同时向氮气泡中弥散，最终形成空气泡。通过克服组织变形压力的限制，空气泡体积增大且数量增多，随后转移到栓塞或压迫的重要部位，从而引起太空减压病症状。氮气安全过饱和系数（R_T）表示航天员体内氮气的分压（P_{N_2}）和环境压力与减压后环境压力（P_B）的比值。氮气过饱和容许系数（R_c）是指氮气在某液体中呈过饱和溶解而仍保持稳定状态的能力[8,9]。

表 8-1　人体不同组织和体液中的氮气过饱和容许系数

表体液/组织	氮气过饱和容许系数（R_c）
淋巴液、浆液、滑液	2.2 ～ 2.4
血液	2.4 ～ 2.8
骨髓	2.8 ～ 3.2
脂肪组织	> 3.2

（三）影响太空减压病发生的因素

1. 物理因素

（1）减压值：减压前后舱内压力差值，减压值越高，即减压前后压差越小，发病率越低。

（2）上升高度：上升高度越高，压差值越大，严重病例的相对发生率也越高。

（3）暴露时间（太空停留时间）：太空停留时间影响发病率，大部分病例发生在暴露 20min 后。

（4）上升速率：上升速度率越快，减压速率（减压值/减压时间）越快，发病率越高。

（5）反复低气压暴露：载人航天中如果需在 24h 内重复舱外活动，航天员则会多次暴露于低气压环境，使得他们更容易发生太空减压病。

（6）氧含量：航天器飞行过程中的氧含量会影响太空减压病的发病率，若舱内出现低程度缺氧时，航天员的呼吸、循环功能会有所增强，有助于体内氮气的排出。但若舱内缺氧程度较重，航天员则会因气压降低超过一定限度而增加体内气泡形成，导致太空减压病的发生。

2. 航天员自身因素

（1）航天员的年龄：随着年龄增加，航天员出现一系列的生理变化，包括发胖、脂肪组织增多、心血管功能降低、氮气脱饱和速率降低等，增加了太空减压病的发病率。

（2）航天员的体重：体重越大，脂肪越多，有氧运动能力越差，更容易患病。

（3）航天员的性别：一些实验观察发现女性航天员的太空减压病发病率高于男性航天员，可能与身体结构及性腺内分泌差异有关。

（4）航天员的体力活动：低压暴露中，航天员的体力活动强度及运动时间会影响太空减压病的发病率和发病程度。

综上所述，在载人航天活动中，太空减压病的发生受多种因素的影响，且太空减压病多发于两种工况：一是舱内气压快速降低，二是出舱活动。前者属于偶发事件，而后者是常规活动。因此太空减压病的发生、发展规律及诊疗预防是目前航天医学较为关注的课题。

二、体液沸腾

体液沸腾（ebullism）是指在载人航天中，当航天器在 192km 高度及以上时，大气压降至人体体液的饱和水蒸气压 6.3kPa（约 47mmHg），航天员体液中液态水急剧转化为气态水，皮下组织充满大量水蒸气，并且像开水一样地沸腾起来的现象[10,11]。

（一）体液沸腾的主要临床症状

当航天员处于低气压环境时，体液沸腾现象会首先发生在皮下疏松组织，随着飞行高度的增加，体液沸腾也会发生在胸腔膜、腹腔、心包腔、心脏、血管的血液和肌肉组织内部，甚至肝、肾等实质性的脏器组织内部，从而引起航天员多种生理和病理变化[12]。体液沸腾引起的临床症状与机体组织结构、飞行上升高度、上升速率及低气压持续时长有着直接关系。在 190km 高度以上，航天员的有效意识只能保留 9 ～ 12s，如果能够在 1.5min 内下降至安全高度或使气压恢复安全水平，仍可恢复机能，但如果停留时间超过 3min 便会死亡。

体液沸腾的临床症状主要表现为以下 4 类。

第一类：四肢症状。四肢症状是最早出现的体液沸腾症状。随着航天器飞行高度的增加，航天员的四肢皮下组织首先开始发生气肿，随后逐渐蔓延至腕部和手指处，并且伴随有软组织肿胀，同时腱鞘内开始出现水蒸气，四肢出现被动性伸直。

第二类：蒸气胸。处于低气压环境时，航天员胸腔内气压低，其中的液体容易发生汽化，从而使肺部局部萎缩，导致其气体交换功能丧失，呼吸和循环功能衰竭。

第三类：全身组织气肿。随着航天器上升高度增加，压差值增大，低气压产生的体液沸腾现象更加严重，使得航天员的眼球结膜、内脏器官等发生气肿，出现全身组织气肿现象。

第四类：循环障碍。随着航天器飞行高度持续增加，低气压暴露时间延长，航天员心血管系统内可能会形成大量水蒸气，会造成心脏扩张、心肌纤维断裂，甚至还会导致血液循环停滞，这样人体各器官系统就会发生急性缺氧现象，从而影响呼吸和循环系统的功能，严重时将会危及生命。

（二）体液沸腾的发病机制

（1）体液中含有电解质、蛋白质等化学成分。

（2）皮肤、筋膜和血管壁等有一定的限制作用。

（3）血压、组织压力的存在。

（4）身体各部温度不是绝对相等，不同部位发生体液沸腾的实际高度为 18.3 ～ 24km。

三、胃肠胀气

胃肠胀气（baroflatulence）是指在太空气压降低的情况下，原存于人体胃肠道内的气体（通常约有 1000ml）和溶解于胃肠道液体内的气体会出现膨胀、游离，使胃肠壁扩张而引起的症状[13]。

（一）胃肠胀气的主要临床症状

胃肠胀气会对航天员产生一系列影响，主要临床表现包括以下三方面。

1. 腹痛和腹胀

当胃肠道内气体膨胀程度较轻时，航天员一般只会有轻度腹胀感。随着飞行高度增加，气压下降，气体膨胀程度增大，胃肠道出现显著扩张。在胃肠道扩张的部位，管壁的机械感受器受到刺激，发生反射性痉挛收缩，引起不同程度的腹痛感，腹痛部位以回肠下部和结肠上部最为多见。

2. 反射性影响呼吸和循环系统

随着飞行高度的增加及低压暴露时间的延长，航天员胃肠道内气体膨胀程度继续增大，妨碍膈肌向下运动，从而使呼吸深度受到限制，肺通气量减少，严重时可导致呼吸困难。同时，膈肌位置的上升也会引起心脏趋向横位。此外，低气压引起的腹内压升高会影响下肢静脉血液向心脏回流，导致静脉回流及淋巴循环发生障碍，严重者可出现胸闷、胸痛及心悸等症状。

3. 神经反射性影响

低气压环境引起的胃肠胀气严重时，会导致航天员腹部剧痛。此时，腹部剧痛会使部分机体敏感的航天员出现一系列植物神经机能障碍，包括脸色苍白、冒冷汗、脉搏徐缓、动脉血压下降等，甚至还会引起血管迷走神经性晕厥。

（二）胃肠胀气的发病机制

根据玻意耳定律（Boyle's law）[14]，在温度不变的情况下，气体的体积和它所受的压力成反比，即压力越小，体积越大。载人航天飞行过程中，航天器的上升高度越高，气压降低越多且越快，航天员胃肠道内积存的气体会发生膨胀。原先溶解于胃肠道液体中的气体，在外界气压降低时也能逐渐游离出来并膨胀，进一步增加了胃肠道内气体的含量。此外，在航天器飞行过程中，航天员胃肠道气体体积膨胀的倍数并不是完全遵循玻意耳定律所表述的理想气体压力容积关系，膨胀程度还与胃肠道管壁的弹性、体温条件下的饱和水蒸气压等因素有关。

（三）胃肠胀气的影响因素

1. 上升高度与上升速率

载人航天过程中，航天器上升高度与大气压力下降程度成正比。因此，飞行高度越高，航天员胃肠道内气体膨胀程度越大；当上升高度一定时，上升速率越大，大气压力下降速率也会随之加快，使得体内气体迅速膨胀，膨胀的气体来不及排出体外，从而导致膨胀程度增大。

2. 胃肠道的功能状态

航天员自身胃肠道功能状态是影响太空胃肠胀气严重程度的一个关键因素。航天员的胃肠道通畅性降低（如便秘等）或胃肠道内含气量增加，都能阻碍膨胀气体的排出，从而使体内膨胀气体体积较大[15]。

四、肺损伤

肺损伤（lung injury）是指航天员迅速暴露于低气压环境时，肺部气体大量产生，且不能及时从管路复杂的肺部排出，使得肺部微气管和肺泡结构遭到一定程度的破坏，导致航天员出现肺出血、肺气肿和气胸等症状的一种生理损伤现象。

航天员出现肺破裂现象的压差为 8.0 ～ 10.7kPa（约 60 ～ 80mmHg）。

（一）航天低气压下肺内压升高的机制

减压速率决定因子（容积/气体流出道的有效横截面积：V/A）是决定太空空气压下降快慢的重要因素，V/A 值越大，气压下降速率越慢。肺的 V/A 值较大，因此其气压下降速率较慢，此时航天员在座舱内会形成跨胸廓压，即以座舱内的压力为参考水平，肺内压出现瞬间升高。迅速减压的物理因素（减压时间和减压值）以及肺和呼吸道的生理机能状态（肺容积和呼吸道通畅程度）是影响肺内压升高程度的主要因素。

（二）肺损伤的临床症状

（1）在航天器飞行过程中，低气压导致航天员肺部过度扩张，引起肺组织破裂，主要表现为：肺间质气肿、纵隔积气、胸腔及颈部皮下气肿、肺实质出血和肺萎陷等（图 8-2）。

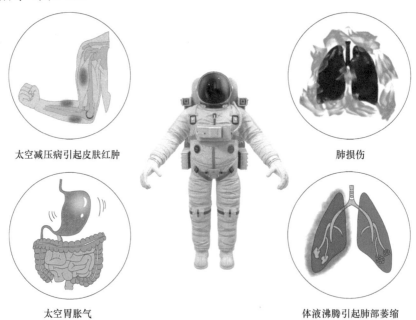

太空减压病引起皮肤红肿　　　　　　　　肺损伤

太空胃胀气　　　　　　　　体液沸腾引起肺部萎缩

图 8-2　气压剧变引起的主要临床症状

（2）气压变化（骤降）产生的气压冲击波，会导致航天员出现肺组织挫伤，主要表现为与肋骨走行一致的肺表面出血。

五、低气压对航天员心理的影响

载人航天飞行过程中，低气压这一特殊应激环境除了对航天员生理变化产生多方面的影响外，还会由此影响航天员的心理健康，而这一心理影响主要是由于生理状态的异常变化引起的心理状态变化，称为生理心理问题。低气压环境会使航天员产生压抑情绪[16]。当航天员处于压抑状态时，体内自律神经（即植物神经）趋于紧张，释放肾上腺素，导致航天员血压升高、心跳加快和呼吸急促。同时，体内分解出的皮质醇会增加体内胃酸分泌、导致血糖急升和血管梗塞等，也就是说低气压症状引起的心理障碍又会反过来影响航天员的生理反应。

因此，航天员在进入太空前要做好进入低气压环境前的健康检查，如 X 线胸透、心电图、血常规和血压等。对患有急性疾病，如感冒、气管炎和扁桃体炎等，应在治愈之后再进入太空。同时，要进行适应性锻炼，这对于尽快适应高空环境是一项积极有效的措施。

第二节　缺氧的航天生物医学效应

氧气是生命活动不可缺少的物质，人体主要通过呼吸系统和循环系统不断地从外界环境获取氧气，并将其运输至各个组织器官，以保证机体正常运行。在载人航天活动中，突然暴露于由于航天器的压力控制或供氧系统故障等因素造成的舱内低氧环境时，航天员可能会出现缺氧反应，产生缺氧症状（anoxia），使得人体组织代谢、功能甚至形态结构等方面发生异常变化[17]。根据病因学及其发病机制，一般将缺氧分为内源性的缺血性缺氧、贫血性缺氧以及外源性的低氧性缺氧。在载人航天活动中发生的主要是外源性的低氧性缺氧。

一、低氧性缺氧及缺氧反应的类型

太空缺氧是指在太空中由于压力控制或供氧系统故障导致的一种特殊应激环境。当航天员迅速暴露于太空低氧环境时，缺氧会导致机体组织代谢、功能甚至形态结构发生异常变化，这种病理过程称为缺氧反应或缺氧症状。

1. 缺氧的类型

根据缺氧发生的时程及暴露时间，可将缺氧分为以下几种类型。

（1）爆发性缺氧，航天员暴露于缺氧环境数秒内即出现缺氧反应。

（2）急性缺氧，航天员暴露于缺氧环境数分钟至数小时内出现缺氧反应。

（3）亚急性缺氧，航天员暴露于缺氧环境数日内出现缺氧反应。

（4）慢性缺氧，航天员暴露于缺氧环境数周内出现缺氧反应。

2. 缺氧反应的类型

根据航天器上升的高度及缺氧反应的程度，可将缺氧反应分为以下几类。

（1）缺氧代偿性反应：航天器上升到 5km 左右时，航天员可通过机体自主调节血液循环和呼吸等功能，增加体内通气量和心脏输出量，从而增加机体对组织的血液和氧气供应量，最终对外界氧分压的降低做出代偿反应。

（2）缺氧代偿障碍：随着航天器上升高度的增加，舱内缺氧程度加重，航天员的缺氧症状更加明显，人体代偿机制的潜力越来越小，开始出现缺氧代偿障碍，主要表现为呼吸困难且周期紊乱、心率减慢和心律失常，并伴随有恶心、呕吐和冒冷汗等自主神经症状[18]。

（3）缺氧不良反应：随着上升高度继续增加，缺氧程度达到最大（图 8-3），此时缺氧代偿反应已达到极限，航天员机体开始产生一系列不良反应症状，包括头疼、晕厥、胸闷、嗜睡、肌肉运动不协调、情绪反应异常和智力功能障碍等，严重影响工效[19]。

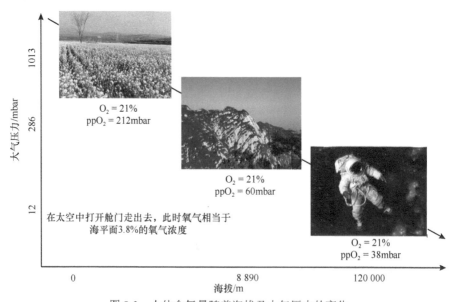

图 8-3 人体含氧量随着海拔及大气压力的变化

二、缺氧对航天员机体的主要影响

（一）对神经系统的影响

1. 中枢神经系统反应异常

在轻度缺氧和缺氧早期，航天员大脑皮质功能紊乱主要表现为兴奋性增高，出现愉快感、情绪激动、多言多语、失眠、幻听和幻视等。有时还会出现痛觉、触觉、味觉和暗适应等敏感性增强。随着缺氧暴露时间延长及缺氧程度加重，航天员大脑皮质由兴奋转向抑制，主要表现为抑郁、表情淡漠、反应迟钝和注意力不集中等。严重缺氧时，航天员还会出现嗜睡、昏迷等症状。

2. 自主神经系统紊乱

在轻度缺氧时，航天员会出现交感神经兴奋性表现，如面部发红以及全身燥热、易怒、手指和眼睑颤动等。缺氧严重时出现副交感神经兴奋性表现，如剧烈头痛、恶心、呕吐和脉搏减慢等。此外，缺氧引起航天员自主神经功能紊乱还可表现为口渴、皮肤干燥、脱发、遗精、阳痿和月经不调等。

3. 感觉异常

在航天器飞行过程中，缺氧会使航天员的嗅神经末梢感受器兴奋性降低，嗅觉功能减退甚至可完全丧失。同时，航天员的视力也普遍有所下降，易出现弱视、暗适应能力减弱等。在海拔 4～5km，航天员听觉出现障碍，听力开始下降；在 6～7km 时，听力明显下降；海拔 7km 以上，航天员听力出现严重下降，甚至连发动机的噪声也难以听到。

4. 神经行为的改变

在载人航天中，缺氧还会影响航天员的神经行为，主要表现为记忆力衰退，反应能力、思维判断能力下降，计算能力和手眼协调能力减弱，集中注意力的能力减弱以及自我评价能力降低。

（二）对呼吸系统的影响

航天员进入太空后，早期轻度缺氧阶段，氧分压较低会反射性兴奋航天员的呼吸中枢，增强其呼吸和循环能力，有一定的代偿作用；随着缺氧程度缓慢加重，航天员体内二氧化碳逐渐蓄积，氧分压逐渐下降，呼吸中枢的反射性兴奋作用逐渐减小，从而引起航天员周期性呼吸及呼吸减弱，甚至导致呼吸骤停。

（三）对循环系统的影响

1. 心率变化

航天器飞行过程中，航天员心率随着缺氧程度增大而增加，在太空中航天员静息时的心率比地面增加 40%～50%。随着在太空停留时间的延长，机体对缺氧代偿机制的逐渐建立，心率逐渐恢复，但仍然高于进入太空前。

2. 血压改变

低氧环境中血压的变化不一致。进入太空早期，血压大多升高，但随着在太空停留时间的延长血压逐渐恢复，接近先前水平。部分航天员血压可出现异常变化，称为高空血压异常。其中部分人表现为血压升高（高空高血压），部分人血压反而降低（高空低血压），部分人表现为脉压减小（高空低脉压）。血压升高者以舒张压升高为主，血压降低者以收缩压降低最为显著。高空血压异常在返回地面一段时间后大多可恢复正常。

3. 心泵功能改变

进入太空初期，心泵功能增强。由于心率显著增强，其心排血量是增加的，一般 2～3 周后逐渐恢复。航天员长时间进行太空工作，心搏量减少引起继发性心排血量下降，是由于缺氧对心肌的直接抑制所致。轻度缺氧时右心功能代偿性增强，而左心功能变化不大；缺氧加重到一定程度，可见左心功能降低而右心功能仍然保持正常，缺氧进一步加重则出现全心功能降低，且以左心功能降低为甚。

4. 肺循环改变

随着航天器上升高度的增加，严重缺氧可引起航天员肺血管收缩、肺内动脉压升高，长期暴露于严重缺氧环境还会引起肺血管结构重建、肺小动脉肌化，导致缺氧性肺动脉高压。肺动脉高压是导致肺水肿和心脏病的中心环节。肺动脉压升高，肺毛细血管的压力也升高，当肺毛细血管的压力超过 7mmHg（约 933Pa）时，即有体液外渗；当肺毛细血管的压力超过 30mmHg（约 4000Pa）时，淋巴回流不及时可造成肺组织积水，导致肺水肿。持续的肺动脉高压可导致航天员心脏右心室负荷过重，从而发生右心室肥大。在此基础上若缺氧继续加重，肺动脉高压有可能会引起航天员心力衰竭。

5. 脑循环变化

脑循环对缺氧反应较为敏感，当 PaO_2 低于 50～60mmHg（约 6665～7998Pa）或脑静脉血氧分压 28～35mmHg（约 3732～4666Pa）时，脑血管扩张，血流量增多，这对增加供氧、改善大脑的功能状态具有重要的意义。但脑血流量增加必然增大脑组织的体积，使颅内压升高，脑组织受压迫，引起头痛、恶心等不适症状。因此一般认为急性高空病的发生与脑血流量增加、颅内压增高有关[20]。

6. 血容量增加和血流的重新分配

航天员初入太空，血容量和有效循环血量减少，经过一段时间习惯后血容量则增加，甚至超过地面水平。血总容量增加的基础是红细胞容量的增加，而不是血浆容量的增加。

（四）对血液系统的影响

太空低氧环境可使航天员机体骨髓造血增强、体内红细胞增多、血红蛋白氧解离曲线右移及凝血和纤溶系统平衡紊乱。

1. 体内红细胞增多

航天器出现急性缺氧时，航天员交感神经处于兴奋状态，脾脏等储血器官处于收缩状态，能够将储存的血液释放到人体循环中，加上水分丢失、血容量减少、血液浓缩，使得循环血中的红细胞数目增多；而当航天器出现慢性缺氧时，航天员机体的骨髓造血能力增强，使得红细胞数目增多。在太空环境下，这种适当的红细胞和血红蛋白增多可在一定程度上增加航天员血液的氧含量和组织的供氧量，有助于缓解缺氧环境对航天员机体产生的影响，使缺氧症状在一定程度上得到改善。然而如果体内红细胞含量过高，则会明显增加机体血液黏滞度和血流阻力，使得心脏负担加重。

2. 红细胞中 2,3-二磷酸甘油酸增多和血红蛋白（Hb）氧离曲线改变

在太空中停留 6 ~ 24h，航天员体内红细胞中 2,3-二磷酸甘油酸含量便迅速增加，可见 2,3-二磷酸甘油酸水平与航天器飞行高度及缺氧程度成正比。同时 2,3-二磷酸甘油酸含量增加降低 Hb 与氧的亲和力，使氧离曲线发生右移，从而增加了氧合血红蛋白解离，促进红细胞释放更多氧气供机体使用。但是氧离曲线的右移同时又可减少肺毛细血管中 Hb 与氧的结合[21]。因此在太空缺氧环境中，氧离曲线右移对机体的利弊影响取决于吸入气、肺泡气及动脉血氧分压的变化程度。航天员进入太空后氧离曲线的改变与停留时间、海拔等密切相关。在太空长期居住后，可能因红细胞增多已成为主要方式，故 2,3-二磷酸甘油酸的升高不如初期明显。

3. 凝血和纤溶系统平衡紊乱

太空缺氧后，航天员的凝血功能会出现明显紊乱，缺氧环境会促进机体凝血，同时抑制纤溶系统，导致凝血与纤溶间的生理平衡遭破坏而产生高凝状态。缺氧还会导致血小板和血管内皮受损，从而促使微血管内微血栓的形成以及组织器官微循环障碍的发生。长期处于太空低氧环境，航天员血管内皮组织的胶原暴露会受损，血小板被激活，内源性凝血系统启动。

（五）对消化系统的影响

　　进入太空初期，航天员分泌的唾液、胃液、胃酸、胃蛋白酶和肠液减少，胃肠蠕动及胃排空时间延长。肠道活动受到抑制，张力减弱，蠕动速率和幅度减小。长期处于太空时，航天员食物摄取量减少 8.2% ～ 10.0%，体重下降。部分航天员进入太空初期还会出现恶心、呕吐、腹痛、腹胀和腹泻等胃肠道反应。缺氧除了会对胃肠道功能产生影响外，还会引起肝脏功能紊乱。航天员在太空低氧环境下，体内血清谷丙转氨酶、谷草转氨酶和乳酸脱氢酶活性增加，严重时还会出现肝脏充血、间质性水肿、肝细胞变性及坏死。

（六）对泌尿系统的影响

　　太空低氧环境引起尿量变化，轻度低氧可引起多尿，严重低氧则引起少尿。航天员进入高空可出现尿蛋白，其尿内蛋白质含量与海拔呈正相关，而且活动后加重，返回地面后可自行消失。

（七）对免疫系统的影响

　　进入太空，航天员免疫功能增强，免疫球蛋白含量增加。随着对太空低氧环境的习服，航天员免疫功能逐渐恢复。太空缺氧还会直接或间接地抑制免疫细胞的功能，导致航天员在太空中适应能力和抗感染能力下降。

（八）对神经—体液反应的影响

　　人类为适应太空低氧环境，机体各系统必然在神经-体液-自身调节作用下做出相应的调整。

1. 交感-肾上腺髓质系统活性增强

　　进入太空后，低氧环境使航天员交感-肾上腺髓质系统活性增强，血浆和尿液中儿茶酚胺含量增高。这一变化可引起航天员心率加快、心肌收缩力增强、血液分布重排、呼吸增强、通气量加大以及血糖升高等适应性变化，具有重要的代偿意义。然而，随着缺氧程度增加，交感-肾上腺髓质系统活性过强，儿茶酚胺类激素分泌过多，将引起大量血液由高阻力体循环系统向低阻力肺循环转移，使肺血容量增加和肺微血管内压力升高，从而促使肺血管内液体外渗，导致肺水肿的发生。此外，增强的交感-肾上腺髓质系统活性还会引起过多的能量消耗和组织分解，甚至导致血管痉挛、部分组织缺血和致死性心律失常等，不利于航天员太空习服。

2. 甲状腺功能增强

进入太空后，航天员甲状腺功能指标三碘甲状腺原氨酸（T3）、促甲状腺素（thyroid stimulating hormone，TSH）、反三碘甲状腺原氨酸（rT3）和游离甲状腺激素（T4）均随航天器飞行高度而增加，从而导致机体代谢亢进和交感神经兴奋，引起心悸、出汗、进食和便次增多等病症。

3. 肾素-血管紧张素-醛固酮系统功能增强

初入太空，肾素-血管紧张素-醛固酮系统（renin-angiotensin-aldosterone system，RAAS）活性增加，运动时机体的肾素和醛固酮含量升高，血管紧张素转换酶下降。肾素和醛固酮升高的时间过程与急性太空病发病时间一致。因此，血浆肾素-血管紧张素-醛固酮系统的变化在急性太空病发病中具有重要意义。

4. 垂体-性腺功能减弱

低氧影响下丘脑、垂体的分泌功能。严重急性低氧刺激下影响下丘脑促黄体素释放素（luteinizing hormone releasing hormone，LHRH）释放。延长低氧暴露时间，下丘脑促黄体素释放素水平下降。低氧还会引起女性月经初潮年龄推迟，经期缩短、经量减少。

（九）对认知功能的影响

缺氧是影响航天员在太空中认知功能的重要因素之一。研究表明，缺氧环境对航天员的认知功能，如短时记忆、注意力和思维判断能力等均产生明显影响，影响航天员执行任务的能力[22,23]，所以在太空飞行中确保正常供氧并在缺氧发生后及时恢复供氧是非常重要的。

三、太空缺氧发生机制

在太空中，随着航天器飞行高度的升高，航天员体内活性氧（ROS）的产生速率越来越快，使得机体产生一系列的缺氧氧化应激反应，改变了人体的氧化还原平衡，细胞和组织中活性氧的过量产生和自由基的积累可引起肺部、心血管和代谢的系统等的病理生理改变。

航天员迅速暴露于气压极低的太空环境时，低气压及低氧环境导致肺泡气的总压力及其各组成气体的分压值快速降到极低水平，使得肺泡气与血液之间的气体交换过程发生了以下变化。

（1）氧的反方向弥散：在太空低气压环境中，航天员肺泡气中的氧气与二氧化碳浓度均迅速下降，而混合静脉血中的氧气与二氧化碳分压值短时间内仍保持在正常水平，因此混合静脉的氧分压高于肺泡气氧分压，此时当血液流经肺毛细血管时，氧气便会由毛细血管进入肺泡，然后再回到空气中，进而引起缺氧。

（2）原发性缺二氧化碳：太空气压骤降后，航天员肺泡气二氧化碳分压梯度增大，体内二氧化碳大量排出体外，造成体内二氧化碳严重缺失，从而影响血液中的酸碱度，发生呼吸性碱中毒。肺泡气体方程：

$$P_{AO_2}=[F_{iO_2}\times(P_{atm}-P_{H_2O})]-(P_{ACO_2}/R) \tag{8.1}$$

式中，P_{AO_2} 为肺泡气氧分压，F_{iO_2} 为吸入氧浓度（空气氧浓度21%），P_{atm} 为大气压，P_{H_2O} 为37℃时水的饱和蒸汽压力（为6.3kPa），P_{ACO_2} 为肺泡气二氧化碳分压（为5.3kPa），R 为呼吸商（通常为0.8，与饮食有关）。

四、缺氧反应的影响因素及衡量标准

由于缺氧发展异常迅速，故有效意识时间是衡量其严重性程度的主要指标。有效意识时间是指在发生急性太空缺氧时，航天员能够继续操纵飞行器、有意识采取有效应急措施的时间。有效意识时间的长短与航天器飞行的终高度、航天员暴露于缺氧环境的方式和航天员暴露前吸入氧的浓度及体内的储氧量等因素密切相关。

（1）航天器飞行的终高度：航天器飞行高度对有效意识时间长短具有决定性作用。航天员在缺氧不同飞行高度下引起的症状见表8-2，飞行高度越高，有效意识时间越短。在海拔14km以上，有效意识时间即等于意识时间。

表 8-2　缺氧不同飞行高度下引起的症状

反应区域	飞行高度/m	症状
无反应区	1500	正常
工作保障区	3000	暗适应阈值提高
工作允许区	4000	犯困、视力减弱、肌肉组织出现不协调、呼吸代偿增加
安全区	5000	头痛近乎晕厥、记忆力减退、功效降低，呼吸代偿增加显著
耐限区	7000	生理耐限，植物神经紊乱
极限区	7000	生理极限，意识障碍或丧失

（2）暴露方式：航天员暴露于由迅速减压所引起的爆发性缺氧环境时，发生的缺氧反应比暴露于同样高度由于中断氧气供应而引起的缺氧反应更严重。

（3）暴露前吸入气体的氧浓度：航天员在暴露于缺氧环境前吸入的氧浓度越高，缺氧后肺泡气的氧分压越高，有效意识时间也越长。

第三节　冲击引起的航天生物医学效应

冲击是在载人航天器的发射、应急返回和着陆，以及现代航空中应急弹射、开伞等过程中不可避免的物理现象，是关系航天员生命安全的重要因素之一。冲击是一个瞬态过程，一般来说，冲击力具有较高的峰值和较短的持续时间。因此，冲击力可能会对航天员造成人体器官和组织的损伤，如冲击造成的颅脑损伤、内脏器官损伤等。

一、冲击环境的分类

载人航天中，航天员所遇到的冲击环境有多种。根据冲击发生的原因可将冲击环境分为 4 类。

第一类：爆炸冲击，是指航天器点火、关机、分离、解锁等过程引起的冲击。这类冲击作用时间较短，且具有较大的冲击加速度，一般能在 20s 以内衰减到零，往往为振荡性冲击。

第二类：碰撞冲击，是指航天器在飞行过程中与其他航天器、星体或空间垃圾偶然发生相撞产生的撞击减速过载。

第三类：减速冲击，是指航天器在返回地面过程中，进入大气层时受到空气阻力作用而产生的气动阻力减速度，使航天员受到减速冲击作用。

第四类：着陆冲击，是指航天器返回地面接地时，由于运动速度骤然消失而产生的冲击力，称为着陆冲击过载，其冲击方向为从头到足。

在航天员受到的冲击环境中，对航天员影响较大的主要是着陆冲击、爆炸冲击和减速冲击。冲击对人体的影响，主要是引起机械性损伤，对人危害很大[24,25]。

二、冲击对航天员机体的主要影响

载人航天中的各种冲击力均是飞行过程中必然要遇到的动力学因素。在这些冲击产生的过程中，冲击力会产生冲击加速度，由此产生的惯性力会引起人体组织或器官的位移，并在组织或器官中产生应力和应变，可造成组织或器官的各种机械性损伤或破坏，如组织器官变形、撕裂及破坏等，从而引起疼痛、短暂意识丧失，严重时可致死亡。冲击对机体影响的严重程度除了与冲击加速度的峰值、作用时间和增长速率三个基本参数有关外，还与冲击加速度的作用方向、航天员的体位和束缚状况等因素有关[26]。

（一）冲击对航天员产生的病理损伤

1. 头部损伤

头部损伤是指航天器在起飞、着陆和机动飞行等情况下，航天员头部受冲击力影响产生的生物效应。航天员头部损伤一般是由头部与航天器构件设备撞击引起的，也可在无撞击条件下由头部的加速运动引起。头部损伤根据损伤部位可以分为两大类：第一类是颅骨骨折和硬脑膜穿透损伤，称为开放性头部损伤；第二类包括脑震荡、脑挫伤、脑出血和脑破裂等，称为闭合性头部损伤[27]。

2. 颈部损伤

颈部损伤主要包括以下几种类型：单纯压缩损伤（骨折、椎体压缩性骨折、粉碎性骨折和环椎多处骨折）、单纯侧弯损伤、单纯扭转损伤、张力伸展组合损伤、张力弯曲组合损伤、压缩弯曲组合损伤和压缩张力组合损伤等。研究认为弯曲、压缩、拉伸、扭转、复合惯性力和冲击力作用是颈损伤的机制。头部的约束状况和颈部的初始状态对颈部损伤类型和损伤程度均有重要影响[28,29]。

3. 胸、腹部损伤

胸损伤的主要类型包括连枷胸、肺挫伤、血胸或气胸、心脏和大血管损伤等。在前部和侧向冲击中，通常发生肋骨和胸骨骨折，其损伤机制和严重程度取决于载荷的速率。冲击速率较低时，胸廓受到压缩破坏，内脏器官也因胸廓受压而损伤；冲击速率较高时，冲击波可造成肺损伤，其损伤机制需要深入研究。当航天员受到前部和侧向冲击时，腹部器官如脾、肝和肾等较中空器官如胃、肠等更容易出现损伤。由于胸、腹部的黏弹性，高速冲击在较小的压缩变形下即可造成内脏器官的损伤[30,31]。

4. 骨骼系统损伤

冲击过程中，机体的软组织、肌肉和内脏器官表现出明显的黏滞性，而骨骼系统则是刚性物体，能直接传递冲击力的作用。脊柱是机体承受冲击作用的主要构件，当脊柱承受的冲击力骤然增加超过椎骨强度时，会引起脊柱损伤，主要表现为椎体压缩性骨折（常见于腰椎和胸椎），通常发生在弹射、开伞、着陆和坠落等场景。有些情况下，机体会伴随出现脊髓损伤，严重时造成瘫痪。冲击力对骨骼造成损伤的程度不仅取决于作用力的大小，还取决于作用时间、加载速度以及航天员所处的束缚状态、座椅的支撑情况等[32]。虽然骨骼系统自身的抗冲击耐力是十分强大的，但是由于骨骼系统和其他组织器官运动的不一致性及其在机体中起到的"支架"作用，因此骨骼系统损伤往往是造成其他组织器官损伤的重要原因[33]，例如，由于冲击作用造成骨折断端对内脏器官的戳刺和切割作用是引起内出血、休克等的重要原因。

（二）冲击对机体内细胞的影响

航天员在发射和返回地球的过程中经历的冲击性加速度会产生超重力。一些研究表明，超重力可以影响多种细胞的行为和活性，如增殖、基因表达、分化、发育、凋亡、形态和功能。超重力还会刺激免疫反应，在受到超重力刺激后，巨噬细胞会产生更多的活性氧，淋巴细胞的有丝分裂原活化水平会明显升高。除此之外，重力的变化还会影响细胞骨架蛋白，这些蛋白质参与协调对机械压力的适应过程。因此，通过交替的微重力和超重力条件可以永久性地重塑细胞骨架进而对细胞的机械稳定性、运动和黏附以及细胞信号产生影响[34,35]。

三、影响航天员冲击耐力的因素

人体对冲击的耐受极限问题，除受到冲击峰值、作用时间、增长率等因素的直接作用外，还受到着陆姿态、着陆角度、束缚系统、椅垫和地形地貌等诸多因素的影响。

1. 着陆姿态和角度

一般来讲，航天员在航天器中取与水平面有一定夹角的仰卧姿态返回着陆，正常着陆时人体承受胸-背向冲击为主，耐力较高。但返回下降过程中受风与伞的影响，航天器常发生摆动，因此着陆瞬间返回舱可能以一定角度倾斜着陆。这样航天员就不单纯承受胸-背向的冲击过载，而为各轴向的复合矢量过载。各国学者对该问题的研究表明：垂直坐姿冲击损伤最重，后倾仰卧位损伤较轻。冲击加速度向量与身体纵轴相同时冲击损伤脊柱、肺脏和肝脏较重，前倾位心脏发生损伤较多，右倾位易出现肝脏的损伤；返回舱向头向倾斜时，则会加大$-G_z$离心加速度效应；若向足向倾斜，则会加大$+G_z$加速度效应；着陆冲击以$+G_x$离心加速度为主，伴有$\pm G_z$、$\pm G_y$时都比单纯$+G_x$耐受值低。所以飞船返回着陆时，应尽量控制其着陆姿态及角度，使冲击加速度主要向量与身体的胸—背向轴向平行。

2. 束缚系统

束缚系统主要用来保障航天员在起飞、飞行和着陆等过程中，能够保持良好的体位，进一步减少人体各部分之间在外力作用下的相对运动，减少冲击对航天员的损伤。如果航天员在座舱中固定不稳定，人体会在减速过载作用下产生惯性前倾运动，从而导致航天员受束缚带作用，出现皮下出血、淤血，严重者可能由于头和四肢与座椅结构相碰撞而产生头颈部和四肢扭伤、脱臼和骨折等。

3. 坐垫

航天员的座椅上装有赋形坐垫，它既可使航天员乘坐舒适，又可限制身体的变形，使冲击作用力均匀分布，提高人体的冲击耐受性。

第四节　航天振动引起的生物医学效应

航天器在载人航天活动中，运载火箭和有效载荷构件在点火至航天器在轨运行阶段要经历多种振动环境，如发动推力及脉冲和气动噪声载荷引起的结构振动等。在航天器飞行过程中，振动刺激主要发生在上升段，航天员所处的振动环境主要包括由正常重力、加速、减速与微重力情景下产生的振动。航天器的振动环境在不同飞行阶段明显不同 [36,37]。这些振动环境均会引起航天员各种生理不适和心理障碍。

一、航天振动的人体动力学特征

由于振动是以矢量（即具有方向和强度）描述的动力学因素，而且振动对于人体的效应与它们所处的相对方向有很大关系，因此讨论振动对人体的影响时需要规定人体的三维坐标基准轴，即 x 轴为背-胸向，y 轴为右-左向，z 轴为足-头或臀-头向。在航天器上升段和返回时，航天员基本上均处于仰卧式，振动的主要方向是沿 x 轴方向，此时航天员较为关键部位的共振频率主要为：腹部，4～8Hz；胸部，6～12Hz；头颅，50～70Hz。当航天员处于立姿或坐姿时，振动主要由足部或臀部向头部传递。

二、航天振动的类型

（一）航天器发射段振动

发射段振动（2～15Hz）主要来源于火箭推力和空气滞流形成的振动。在点火后 1～2min 内会发生最大气动阻力，引起明显的航天器结构振动，此时的振动最为剧烈 [38]。航天器上升过程中的振动主要是由火箭推进系统产生的振动和气动力产生的振动（在亚音速飞行期间和最大气动阻力时振动最大），还有火箭发动机内液体燃料的快速运动所产生的振动以及箭箭分离、船箭分离时产生的振动 [39]。

（二）轨道段振动

航天器进入轨道后航行比较稳定，此阶段振动最小。而且处于微重力背景下，处于"悬浮"状态的航天员直接"接触"到振动的机会大大减少。轨道段振动主要来自生命保障装置的动力系统、姿态控制设备、电子设备的控制系统等的振动[40]。

（三）航天器返回段振动

除了返回过程中的动力与气动力产生的振动外，当飞船降落到水面上，航天员会受到水中振动的影响，这种振动的频率是很低的[41,42]。

三、航天振动引起的生理反应

振动对航天员的生理影响是多方面的。振动可使航天员血压升高、呼吸和心跳加快、耗氧量和代谢率增加、肠胃内压增大、肠胃运动抑制、胃下垂、交感神经兴奋，以及脑反射减弱或消失、影响睡眠、眼调节能力减弱、内分泌系统紊乱等。振动对航天员生理产生影响的程度主要受振动的感觉阈值及振动频率的影响。振动的感觉阈值即机体对振动产生明显反应的最大感觉峰值，不同人对振动的感觉阈值存在着较大的差异，一般的振动感觉阈值为 $0.01 \sim 0.02 m/s^2$。振动阈值在 $0.8 \sim 1.6 m/s^2$ 时，会引起航天员不适，大于 $2 m/s^2$ 则会使航天员感到非常不舒适。振动频率的大小也会影响振动引起的生理反应，$0.1 \sim 0.3 Hz$ 的振动会引起航天员运动病；$0.5 \sim 2 Hz$ 的 x 轴及 y 轴方向振动，以及 $4 \sim 10 Hz$ 的 z 轴方向振动会使航天员上下颌骨发生共振，影响航天员的语言能力。$4 \sim 12 Hz$ 的振动会使胸腹部发生共振，影响呼吸系统，导致航天员发生语言障碍[43]。

（一）对神经系统的影响

神经系统异常是航天员对航天振动最早的机体反应[44]，主要症状包括：大脑皮层机能减退，脑电图出现异常，条件反射潜伏期延长；脊髓中枢受影响，可能会出现膝盖反射亢进或消失；植物神经受影响表现为组织营养障碍，如指甲松脆或因自主神经功能被扰乱而影响其他内脏；前庭器官受影响会引起前庭器官的壶腹背纤维细胞和耳石膜的退行改变，致使前庭功能兴奋性异常；皮肤感觉出现紊乱，其中尤以振动感觉和痛觉的改变最显著。

（二）对心血管系统的影响

航天振动对航天员心血管系统产生的影响主要是使周围毛细血管张力发生改变。航天振动会抑制周围血管神经调节机能，使末梢血管出现痉挛；振动还会使航天员心肌能发生改变，心跳节律与传导系统异常，心动过缓且多伴有心窦性心律不齐。

（三）对骨骼系统的影响

航天振动还会影响航天员的骨骼系统，主要是影响骨质和骨量，但是对骨骼系统的影响一般发生较晚，大多数航天员要在强振动环境中连续生活 4 ～ 5 年才会出现明显的骨质变化。最常见的症状是囊样改变、尺骨矩状突和各种变形性骨关节病。其次为末指指骨营养性破坏、肩关节周围炎、桡骨静突炎、局限性骨质硬化和骨质疏松症及外生骨疣等 [45]。

四、航天振动对航天员工效的影响

（一）听觉

航天员长期暴露于振动环境会使耳蜗神经发生病变，从而使低频范围（125 ～ 250Hz）的听力下降。长期振动还会使耳蜗顶部受损，耳蜗螺旋神经节细胞发生萎缩性病变，导致航天员听力水平下降。

（二）视觉

由于航天员与振动源之间存在振动相位差，振动会引起航天员视网膜成像模糊，尤其是振动频率高时，会对视觉工效产生更大地影响。振动对视觉的影响还与航天员的视距有关，当视距为 0.5m 时，±0.15mm 的振幅即可引起视觉模糊。

（三）操作能力

振动会影响人操作控制的精度，造成操作误差。对于一般性的操作，1Hz、1m/s² 的振动可使操作误差明显增加。对于复杂的手控系统，影响更大，显然，精细的操作更易受振动的影响。

（四）语言能力

振动影响语言的清晰度，从而影响通话质量。因为，振动时呼吸不均匀，改变肌肉张力，使发音不准。影响程度与振动频率、方向和体位有关，卧姿时受影响较大。4 ～ 8Hz 的垂直振动对卧姿及半卧姿人的语言清晰度有明显影响。

第五节　　航天噪声的生物医学效应

载人航天飞行器在运行过程中始终存在着噪声，并且会严重影响航天员的生理系统和心理健康。这些噪声会使听觉器官出现暂时性或永久性的听力损失、内耳形态变化等，还会引起中枢神经、心血管、消化、免疫、内分泌等系统的不良反应。由于各个飞行阶段中噪声源和飞行时间不同，其航天噪声的声压级、频谱和持续时间也有明显差异。

一、航天噪声环境的特点

（一）上升段噪声环境

上升段载人航天器的噪声主要是由火箭发动机的喷气噪声（前 20s）及大气层附面湍流产生的空气动力噪声（20s 后）所组成。在发射 60 ～ 70s 时，噪声达到最高声压级，舱外约 168dB，舱内可达 125dB；发射 100s 时，噪声强度迅速减小。上升段航天噪声频谱能量主要在低频范围，而且随着推进器体积和推力的提高，将产生更低频或次声频范围的噪声[46]。

（二）轨道段噪声环境

载人航天器在轨道段进入非动力飞行，这时的噪声主要来源于生命保障系统的设备以及姿态控制推力装置等。轨道段的噪声主要包括两类：一类是连续噪声，另一类是间断噪声。连续噪声的噪声源有环境控制中的马达、风扇、泵和电子设备中的振荡器、变压器。间断噪声的噪声源有废物处理系统和个人卫生设备中的风扇、泵和阀门。轨道段的噪声强度与上升及返回段相比要小得多，但持续时间长[47,48]。

（三）返回段噪声环境

载人航天器在完成飞行任务后，在返回地面的过程中也会产生噪声。进入大气层后，由于附面层湍流，载人航天器会再度产生空气动力噪声，其声压级与发射段最大动力区噪声相当，该阶段的高强度噪声保持时间更长[49]。

在航天噪声环境中，除航天噪声这一重要因素外，混响也是一个不可忽视的因素。混响是指在航天器飞行过程中，当室内（舱内）噪声源停止发声时，室内的声音不会立刻消失，而是有一个逐渐衰减降低的过程，这一过程被称为混响。混响时间的长短直接影响人对声音的感觉，会引起听阈升高或听力损失，而且会使听觉器官发生器质性病变，造成不可逆的永久性听阈偏移，即噪声性耳聋[50,51]。

二、航天噪声对人体的影响

（一）航天噪声导致听觉损伤

暴露于高强度噪声环境造成的最直接、最明显的效应是引起航天员听觉系统的损伤，导致其对所有或部分听力频率敏感性的永久丧失。具体来说，噪声会导致航天员的听觉敏感度下降、听阈升高，语言接受和信号辨别能力降低，严重时可造成耳聋。

根据损失的程度可以将噪声性听力损失分为暂时性阈移（temporary threshold shift，TTS）和永久性阈移（permanent threshold shift，PTS）。暂时性阈移是指航天员在强噪声环境下短时间暴露后引起的听力下降，这种听力下降在航天员回到正常声环境后是可以很快恢复到原来水平的，也可称为听觉疲劳。永久性阈移一般是由暂时性阈移缓慢发展而来的，会在听力图上形成 3000 ～ 6000Hz 处的 V 形或 U 形听力下降，即所谓 4000Hz 听谷，这一变化是噪声性耳聋的特征和早期信号 [52]。近年来的研究表明，听觉损伤不仅仅发生在听觉系统的外周，在听觉中枢也有损伤发生。有研究表明航天噪声可使航天员脑内的抑制性递质 γ-氨基丁酸在皮层内的含量明显增加，而耳蜗核内却明显减少，听皮层内兴奋性递质天冬氨酸的含量也减少。最近的研究还发现噪声可导致内毛细胞突触的谷氨酸和氧自由基过量释放，外毛细胞的镁浓度减低，钙离子浓度增加，蛋白质损伤等。

（二）航天噪声对心血管系统的影响

航天噪声会影响航天员的心血管系统，可促进收缩血管的交感神经兴奋、增加儿茶酚胺物质分泌、末梢小动脉收缩，导致血压升高、心率加快、心电图 ST 段和 T 波异常 [53]。

（三）航天噪声对视觉的影响

航天噪声还会对航天员的视觉系统产生影响，长期暴露于噪声环境下会使视网膜锥体细胞感光能力降低，导致视力下降和视物模糊。

总结与展望

全球载人航天事业飞速发展，中国的载人航天事业也蒸蒸日上，中国航天在几十年的发展历程中取得了辉煌业绩。此时，如何为航天员创造更加安全稳定的太空生存环境，以保障航天员能够高效地完成飞行任务，是非常必要和有意义的。在我国航天事业发展的历程中，我国从事航天医学工程的专家和广大科技工作者，紧紧围绕航天员及航天器特殊环境控制与生命保障工程这两项最具载人航天特征的研究任务，经过不懈努力，取得了辉煌的成就。研究表明，除失重、辐射和昼夜节律等航天特殊环境外，低压、缺氧、冲击、振动和噪声等航天环境有害因素也会对航天员机体产生生理和心理影响。这些因素产生的太空减压病、体液沸腾、胃肠胀气、组织损伤、缺氧症状和耳聋等航天医学问题是影响人类长期在轨飞行的重要制约因素。因此，针对航天特殊环境产生的人体效应，进行相应的防护研究，制定这些有害环境医学标准，提出舱内环境工程设计的医学要求，并开展医学评价是十分重要而有意义的。

国际空间站、重返月球和载人火星登陆已成为载人航天发展中的明确目标。人是载人航天的核心，以人为本的设计理念和研究计划是航天医学工程的突出特点，保障航天员生命健康和工作高效是航天医学工程的基础和核心目标。因此，针对低压、缺氧、冲击、振动和噪声等有害航天环境产生的航天医学问题的研究将是航天医学未来研究的重点方向之一。坚持"由研及用"的原则，基于对空间环境导致的基因、细胞、组织、器官及功能变化机制的本质认识，未来航天医学工程研究必将会获得针对性强和具有突破性的有效对抗防护措施，为长期飞行和深空探究中航天员的健康飞行提供坚实的技术支撑。此外，航天医学工程应更多聚焦于提高航天员健康管理水平，发展空间急救、远程医学诊疗等在轨飞行疾病诊断与处置技术的研究，建立发展基于可穿戴技术、生理数据压缩及图像压缩技术的航天员健康检测技术和平台及全面实时监测系统，对保障航天员安全、健康飞行具有举足轻重的作用。

思　考　题

1. 航天医学效应包括哪些方面？为什么说它与航天事业的发展密切相关？

2. 试举 1 或 2 例说明研究低气压、缺氧、冲击、振动和噪声等因素对航天员的医学效应在载人航天过程中的重要意义。

3. 如何认识载人航天过程中的低气压、缺氧、冲击、振动和噪声对航天员的影响？

4. 根据本章节内容与你所掌握的航天医学效应相关知识，你认为航天员在训练或演习过程中应当注重哪些方面？请给出几点意见或建议。

参 考 文 献

[1] Roda M, Mirasoli M, Guardigli M, et al. Advanced biosensors for monitoring astronauts' health during long-duration space missions[J]. Biosensors and Bioelectronics, 2018, 111: 18-26.

[2] 陈怡西. 模拟航天特因环境所致大鼠抑郁及认知功能减退的研究 [D]. 泸州: 西南医科大学, 2016.

[3] 李航. 几种典型气体低气压放电行为研究 [D]. 哈尔滨: 哈尔滨工业大学, 2018.

[4] 韩文强, 胡文东. 低压舱技术的发展及其应用 [J]. 医疗卫生装备, 2009, 30 (9): 37-39.

[5] Siewiera J, Szałański P, Tomaszewski D, et al. High-altitude decompression sickness treated with hyperbaric therapy and extracorporeal oxygenation[J]. Aerospace Medicine and Human Performance, 2020, 91 (2): 106-109.

[6] Webb J, Morgan T, Sarsfield S. Altitude decompression sickness risk and physical activity during

exposure[J]. Aerospace Medicine and Human Performance, 2016, 87(6): 516-520.

[7] 曹青林, 谢满江. 高空减压病在航空医学中的防治新进展 [J]. 心脏杂志, 2020, 32(1): 65-68.

[8] 郑晓惠, 周晴霖, 葛朝丽, 等. 高空减压病气泡生成机制病因学研究进展 [J]. 中华航空航天医学杂志, 2019(1): 72-78.

[9] 朱成杰, 周潘宇. 军队飞行员高空减压病的诊断与防治研究进展 [J]. 人民军医, 2019, 62(3): 197-204.

[10] Murray D H, Pilmanis A A, Blue R S, et al. Pathophysiology, prevention, and treatment of ebullism[J]. Aviation, Space and Environmental Medicine, 2013, 84(2): 89-96.

[11] 高明泉. 飞行与体液沸腾 [J]. 航空知识, 1997(11): 24.

[12] 余志斌. 航空航天生理学 [M]. 西安: 第四军医大学出版社, 2018.

[13] 徐先荣, 张扬, 金占国. 气压损伤性航空病的诊治和医学鉴定 [J]. 空军总医院学报, 2009, 25(3): 103-104.

[14] 罗伯特·波义耳. 波义耳定律 [J]. 数理化学习, 2020(1): 2.

[15] 徐先荣, 翟丽红, 徐华, 等. 低气压暴露对飞行员胃电图的影响 [J]. 空军医学杂志, 2013, 29(4): 185-187.

[16] 胡松涛. 低气压环境人体综合舒适度评价模型研究 [J]. 青岛理工大学, 2018(3): 15-17.

[17] Padaki A, Reddy A P, Lehnhardt K. The utility of hyperbaric oxygen therapy for human spaceflight: past, present, and future[J]. Acta Astronautica, 2019, 164(6): 192-196.

[18] Cheong H I, Janocha A J, Monocello L T, et al. Alternative hematological and vascular adaptive responses to high-altitude hypoxia in East African highlanders[J]. AJP Lung Cellular and Molecular Physiology, 2017, 312(2): 172-177.

[19] Ahasdair J M. The effects of acombination of hypoxia and positive pressure breathing on an indicator of aircrew operational effectiveness[J]. SAFE Journal, 2005, 33(1): 1-7.

[20] Li W H, Li Y X, Ren J. High altitude hypoxia on brain ultrastructure of rats and Hsp70 expression changes[J]. British Journal of Neurosurgery. 2019, 33(2): 192-195.

[21] Conkin J, Wessel J, Norcross J, et al. Hemoglobin oxygen saturation with mild hypoxia and microgravity[J]. Aerospace Medicine and Human Performance. 2017, 88(6): 527-534.

[22] 杨国愉, 冯正直, 汪涛. 高原缺氧对心理功能的影响及防护 [J]. 中国行为医学科学, 2003, 12(4): 471-473.

[23] 万慊, 杨柳, 徐珀, 等. 急性高空缺氧对高性能战机飞行员基本认知能力的影响 [J]. 军事医学, 2011, 35(12): 954-955.

[24] 赵书有. 载人航天 60 问 [J]. 解放军健康, 2007(6): 12-13.

[25] 刘炳坤, 马红磊, 祝郁, 等. 长期空间站驻留后航天员返回地面时着陆冲击耐力分析 [J]. 航天医学与医学工程, 2016, 29(1): 67-72.

[26] 刘炳坤, 马红磊, 姜世忠. 人体对冲击加速度耐受限度研究进展 [J]. 生物医学工程学杂志, 2010, 27(2): 444-447.

[27] Coimbra R, Conroy C, Hoyt D B, et al. The influence of damage distribution on serious brain injury in occupants in frontal motor vehicle crashes[J]. Accident Analysis & Prevention, 2008, 40(4): 1569-1575.

[28] Mcintosh A, Kallieris D, Frechede B. Neck injury tolerance under inertial loads in side

impacts[J]. Accident Analysis & Prevention, 2007, 39(2): 326-333.

[29] Forman J, Stacey S, Evans J, et al. Posterior acceleration as a mechanism of blunt traumatic injury of the aorta[J]. Journal of Biomechanics, 2008, 41(6): 1359-1364.

[30] D'Yachenko A, Manyuhina O V. Modeling of weak blast wave propagation in the lung[J]. Journal of biomechanics. 2006, 39(11): 2113-2122.

[31] Palomar A, Calvo B, Doblaré M. An accurate finite element model of the cervical spine under quasi-static loading[J]. Journal of Biomechanics, 2008, 41(3): 523-531.

[32] Liston D B, Adelstein B D, Stone L S, L Stone. Onset of positional vertigo during exposure to combined G loading and chest-to-spine vibration[J]. Aviation, Space, and Environmental Medicine, 2014, 85(2): 183-186.

[33] 张俊, 徐元铭, 安瑞卿. 跳伞着陆冲击的多体系统仿真分析方法 [J]. 航空计算技术, 2006, 36(6): 50-53.

[34] Moser D, Sun S J, Li N, et al. Cells' flow and immune cell priming under alternating g-forces in parabolic flight[J]. Scientific Reports, 2019, 9(1): 11276.

[35] Wang L, Chen W, Guo H, et al. Response of membrane tension to gravity in an approximate cell model[J]. Theoretical Biology and Medical Modelling, 2019, 16(1): 19.

[36] Lützenberg R, Wehland M, Solano K, et al. Beneficial effects of low frequency vibration on human chondrocytes *in vitro*[J]. Cellular Physiology and Biochemistry, 2019, 53(4): 623-637.

[37] Ronald L, Kendrick S, Christoph B, et al. Pathway analysis hints towards beneficial effects of long-term vibration on human chondrocytes[J]. Cellular Physiology and Biochemistry, 2018, 47(4): 1729-1741.

[38] 张翔, 刘志伟, 滕堪. 火箭弹发射装置振动分析 [J]. 内燃机与配件, 2018(16): 58-59.

[39] 唐小平. 运载火箭上升段飞行动力学仿真及分析 [D]. 哈尔滨: 哈尔滨工程大学, 2013.

[40] 李宁, 韩晓健, 李俊慧. 航天器微振动信号的地面测试方法 [J]. 航天器环境工程, 2011, 28(1): 67-71.

[41] 秦朝红, 李海波, 任方, 等. 航天飞行器振动噪声控制技术研究 [J]. 北京力学会第 21 届学术年会暨北京振动工程学会第 22 届学术年会论文集, 2015: 1330-1333.

[42] 王宇翔. 飞船返回舱着水与着陆工况的冲击兼容性设计分析 [J]. 清华大学, 2012, 31(9): 94-101.

[43] Bernardo-Filho M, Bemben D, Stark C. Biological consequences of exposure to mechanical vibration[J]. Dose Response, 2018, 16(3): 159532581879961.

[44] 王翌宇. 振动训练对机体的影响与生理机制 [J]. 中文科技期刊数据库 (引文版) 教育科学, 2016(8): 28-30.

[45] 黄文燕. 噪声、振动对机体免疫功能的影响 [J]. 现代预防医学, 1996, 23(1): 61-63.

[46] 潘玉竹, 贾学军, 张国栋, 等. 运载火箭前端测控设备减振隔噪技术研究 [J]. 噪声与振动控制, 2019, 39(3): 118-121.

[47] 游进, 金玮玮, 沈锋钢. 载人航天器设备隔舱噪声预测与控制方法研究 [J]. 载人航天, 2019, 25(4): 509-513.

[48] 龙新军, 胡迪科, 沈林, 等. 空间站实验舱在轨噪声环境分析及吸声降噪研究 [J]. 中国力学大会: 2015 论文摘要集, 2015:1.

[49] 李青, 邢立坤, 柏江, 等. 航天器噪声试验中结构振动响应预示方法研究 [J]. 力学学报, 2019, 51(2): 569-576.

[50] 宋港, 洪岩, 马蕾, 等. 高声强混响室三分之一倍频程噪声试验技术研究 [J]. 第十二届全国振动理论及应用学术会议论文集, 2017: 1236-1242.

[51] 朱卫红, 韩增尧, 邹元杰. 混响载荷的建模方法及其空间相关性影响研究 [J]. 中国空间科学技术, 2015, 35(4): 60-68.

[52] 张霞. 歼击机噪声对人听力及工效影响的研究 [D]. 西安: 第四军医大学, 2005.

[53] 纪红. 噪声对海航飞行员心血管和神经系统的影响 [J]. 临床军医杂志, 2005, 33(3): 344-345.

航天医学效应的防护

第九章 航天医学监督与医学保障

引 言

航天员作为太空项目的执行者和太空探索任务的指挥者，是载人空间探测系统的核心。随着中国天宫空间站（China Space Station）的逐步完成，如何保障中长期空间飞行中航天员的健康和安全以及高效工作，成为我国载人航天医学研究的首要任务[1]。航天医学监督与医学保障是以生命学科和医学学科为基础的多种学科的综合体系。通过保障航天员的健康状态和工作能力，并对航天员可能发生的各种不利的生理和心理反应做出预测和判断，以便及时有效地做出相应的医学处理决定，从而确保航天员的身心健康，顺利、圆满地完成航天任务，并安全返回地面[2]。航天医学监督包括两方面：一是航天任务全过程中航天员健康状况的监护；二是满足健康监督需求的专业设备，即航天医监设备。本章主要介绍航天员健康监护的内容，包括航天员各生理生化信息的获取方法、特点以及检测方式，同时也介绍生物传感器在航天医监中的应用。随着中国载人航天事业的逐步深入，航天医监设备的研制正在向系列化、标准化和天地一体化的方向迈进。根据我国载人航天长期发展规划，天地一体化的航天医监系统包括：载人飞船航天员舱载医监系统设备、空间实验室航天员医监系统设备、空间站航天员医监系统设备、航天员出舱活动医监系统设备、登月航天员医监系统设备、深空探测航天员医监系统设备等[3,4]。

航天医学保障主要指对于各种可能危及航天员健康的不良因素，采取针对性的预防和治疗措施。航天医学保障对航天员的身体训练、航天过程的医学监督与医学保障、宇宙各种特殊环境条件的预防、航天突发情况的救生、航天员的日常医学检查与鉴定等方面都做出了严格要求，最终保障航天员的身体健康与安全，提高航天工作效率，成功完成航天任务[5]。航天医学监督（医监）是航天医学保障（医保）的基础，是航天医保实施保障措施的依据。航天医学保障是航天医监的最终目的。

第一节 其他学科对航天医监与医保的支撑

航天医学是载人航天实践过程中逐渐发展的特殊环境医学，是人类进行宇宙探索的基础，也是支撑航天事业的重要学科[6]。航天医学通过多年发展，形成了具有国际性的跨学科，甚至跨文化，集科学、技术、医学、生化为一体的特殊研究方向。航天医学与临床医学相互交叉，为临床研究人员提供特殊资源，并进行仿生学和生物工程学的研究，学习太空环境的特殊运载系统、缺氧预警系统、中毒防范系统等[7]。在多年的科学研究与航天技术发展过程中，航天医学无论在挖掘人体潜能和检测人体生理状况，还是常规健康保健、常见疾病预防等方面都形成了属于空间特殊环境的医学研究方向[8]。

　　航天医学监督与保障系统是在空间特殊环境条件下逐渐发展起来的跨学科的综合系统，主要是以生命学科和医学学科为基础的综合学科，为航天员的医学保障提供支持。航天医学监督与保障系统需多种学科的支持，包括重力生理学、航天细胞分子生物学、航天实施医学、航天心理学、航天神经科学、航天心血管学、航天骨科学、航天普通外科学、航天口腔医学等（图 9-1）。

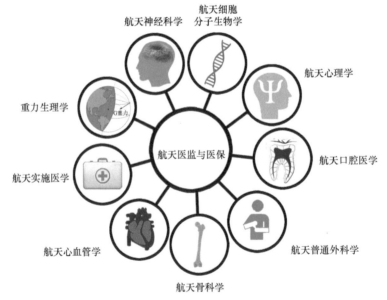

图 9-1　其他学科对航天医学监督与医学保障的支撑

一、重力生理学

　　重力生理学（gravity physiology）主要针对空间失重和超重环境对航天员的生理健康状况的影响，围绕失重和超重造成的机能失调，包括循环系统变化（如心律失常和血压变化）、免疫效应变化、骨质疏松和肌肉结构变化、体液调节以及生殖系统变化等的生理系统变化[9]开展研究。太空微重力的变动加剧了对航天员的身心危害，迄今为止所采用的防护措施并不能充分保护长时间太空飞行对心血管和肌肉骨骼系统的影响。因此，进一步发展以重力生理学为主的学科，通过进行有氧运动恢复心血管功能，利用振动刺激、阻力运动以增加阻力运动的有效性，合理运用重力生理学的知识可以为防止身体机能丧失提供帮助[10]。此外，重力生理学和衰老学科的交叉融合对地面人群相关疾病的理解和预防具有重要意义[11]。

二、航天细胞分子生物学

航天细胞分子生物学（space cellular and molecular biology）主要从细胞水平出发，结合最新的分子生物学研究背景，深入研究微重力条件对细胞结构、功能的影响，以及其基因和蛋白质水平的调控机制、蛋白质的翻译表达修饰及其相互关系的变化，从而揭示失重环境条件下肌肉与骨骼代谢失调，心肺功能紊乱，神经系统、免疫系统和运动系统异常等各种生理事件的内部规律和分子机制，这对潜在靶点的预测和药物干预等具有重要意义。此外，由于空间特殊环境对细胞的结构和功能、细胞骨架系统排列和分布、细胞的信号转导方式、干细胞的分化方向等方面有重要影响，利用航天细胞分子生物学的研究方法对于探索细胞内部的各分子间的变化具有实质意义[12]。

三、航天实施医学

航天实施医学（space operational medicine）是指用具体措施对航天员的身心健康和体征表现进行医学观察和监测，并对整个载人航天特殊环境下的各种突发情况进行医学保障和支持的学科。为了保障载人航天任务的顺利实施，航天实施医学提供了专业的实施技术，对航天员进行计划合理的专业医学康复训练以及专业的医学监督和医学保障，以适应各种失重、低压等航天环境，对航天员临床诊断与救治等方面具有重要作用[13]。

四、航天心理学

航天心理学（space psychology）是针对航天员的心理波动变化进行研究的学科，对在执行航天任务过程中的航天员心理疏导和预防调控具有重要意义。此外，航天心理学的研究可以帮助制定特殊的心理训练方法，锻炼航天员的心理耐受能力，了解情绪变动并进行情绪管理。同时为训练过程和载人航天飞行任务中的航天员提供心理咨询和治疗，制定消除潜在突发情况的应对方案，以确保航天员在整个航天任务过程中身心健康、头脑清晰、工作状态良好，以及成功顺利完成指派的航天任务[14]。

五、航天神经科学

航天神经科学（space neural science）是研究空间特殊环境下航天员的神经系

统功能变化以及相应防治措施的学科。太空环境对神经系统的影响主要表现在航天员脑脊液和垂体腺的结构变化。航天员在对抗空间失重作用时，其前庭感觉、视觉、大脑等功能及其特殊神经感觉的相互作用均有显著改变。研究发现航天飞行过程中，航天员可能会出现眼部结构和功能的变化，这种变化在恢复正常重力后可以持续数年之久。据报道，太空环境造成航天员出现脑脊液的体积膨胀，垂体腺变小的问题[15]。此外，航天神经科学对失重、低压、辐射等宇宙空间环境条件导致的人体神经系统生理功能受到影响，如神经感觉控制机能系统失调等方面疾病的预防和诊断具有重要意义[16]。

六、航天心血管医学

航天心血管医学（space cardiobiology）主要研究载人航天过程中因失重造成航天员心血管失调，从而影响体液调节和机体内环境稳定的学科。实验研究表明，在轨飞行的一个月是心血管变化最显著的时期，自此之后会重建一个全新稳态系统。航天员历经长时间的微重力环境飞行后将引起心律失调、体液调节异常以及立位耐力不良等问题。航天心血管医学旨在研究如何提高航天员心血管对空间环境的适应能力，并建立航天员的心血管的监测评价体系和预警机制[17]。

七、航天骨科学

航天骨科学（space osteology）主要研究骨骼、关节和脊柱在特殊航天环境中的结构和功能变化，进而为航天员骨骼系统疾病预防、诊断和治疗提供支持。探索航天员在太空环境如何导致骨质流失，微重力环境如何引起细胞分化方向的改变，并研究特殊环境下的骨参数指标变化对关节和脊柱生理功能的影响，从而进行骨骼系统防护设备和药物开发，为航天员的骨骼系统疾病护理和康复提供支持[18]。

八、航天普通外科学

航天普通外科学（space general surgery）是以普通外科学为基础，以航天特殊环境下的胃肠道、乳房、甲状腺、肛肠等各系统器官及周围血管为研究对象，进行预防、诊断和治疗的学科。具体而言航天普通外科学主要针对空间特殊环境的器官衰竭、外科感染、器官移植、胃肠疾病、乳腺和甲状腺疾病的发病机制和预防措施进行研究[19]。

九、航天口腔医学

航天口腔医学（space stomatology）主要研究特殊航天环境下头面结构及口

腔生理，涉及口腔及颌面部各种疾病，主要包括航天环境对各种牙齿细胞，如牙髓细胞、牙周成纤维细胞、牙源性干细胞等的亚显微结构和功能的影响，如牙齿健康和整齐度，以及分子相互作用的影响和发生机制、特殊压力环境对细胞内功能代谢的影响等，并提出航天失重对口腔健康影响的切实可行的防护措施[14]。早在 1966 年 Hartley 和 Hall[20] 就出版了航天环境下的牙科标准、检查程序和治疗标准的指南，以支持载人航天飞行和模拟飞行。主要包括初步筛选和最终筛查要求，口腔卫生和预防措施的建立以及治疗建议，包括对航天员飞行前检查，飞行中监视和飞行后检查，并且制定了航天员牙齿检查的标准流程。

第二节 航天医学监督与保障

航天医监医保即航天员医学监督与医学保障，一般包括训练期的医监医保和任务期医监医保两个方面。综合运用临床、心理、预防等医学知识和航天原理技术方法为航天员健康提供保障，为执行航天任务保驾护航。专项的医监医保要对参加人员进行专业技能培训，根据专项的负荷量大小进行人员分工，开展体能耐受与心理承受能力的训练[21]。早在 20 世纪 50 年代，美国和苏联就已经掀开航天医监医保的序幕。随后我国也成立了相应的航天医监医保研究所和实验室。中国航天员训练中心的成立为我国载人航天工程的快速发展提供了保障，中心运行的内容包括航天员的训练、选拔和救生等方面，并在航天员的训练期医监医保，以及针对特殊航天环境进行适应性的训练和监督、医学鉴定、专项训练、健康管理、心理支持和医学选拔等方面做出了突出贡献。

一、训练期的医监医保

（一）航天训练期间的医监医保

航天医学监督主要涉及航天员的身心健康和航天器中各种设备的运行情况。训练期间的医学监督，记录人体各系统的心理问题、机体反应、生活规律和健康水平等，并对航天员个人评价情况和个人训练情况进行观察和记录，以保障航天员具有按计划实现进入太空飞行的身体素质[22]。

为了让航天员更好地完成航天任务，必须进行仿真实况模拟训练，采取地基模拟微重力环境增强航天环境适应性，合理开展航天员适应太空微重力环境的训练方案。失重适应性训练、超重耐力训练、跳伞应急逃逸救生训练以及前庭功能训练等为航天适应性训练的主要科目。由于空间微重力环境会引起航天员一系列的生理病理反应，因此要对航天员进行必要的失重专项训练，以提升航天员对微重力条件的适应性。而在火箭或载人飞船加速航行过程中，航天员又要经历瞬时的超重情况。尽管近年来对载人航天器本身的内部设备进行了优化，已大大减轻了超重的影响，但是航天员如果不进行超重耐受训练，可能会影响航天飞船加速过程中的精巧技术动作，这将对飞船运行以及个人身体器官造成很大的影响。对于神经前庭训练，航天员需要将其与日常体育锻炼融为一体，采用多样性的运动方式，如跳伞、秋千、蹦极、游泳、旋转、蒙眼跑步和单眼竞走等。除了这些训练外，改变航天员的地基作息制度，进行昼夜颠倒和不规则的作息，进行孤独承受耐力训练等也是重要的模拟训练措施。

根据航天员的个人体质情况进行体能锻炼，需合理安排四肢和腰腹肌肉锻炼，合理安排运动量，增强航天员肌肉的力度和持久度，制定循序渐进的制度表，并且提高航天员体质效能和训练效率，消除疲惫，劳逸结合，增强抵抗力。如果因为过度训练而造成劳损导致生理机能失调或者疾病发生，引起不良反应，就要及时进行医学观察和治疗，以防在航天任务中因不能承受负荷而造成航天事故。对于专项和特殊环境的训练，如失重训练、跳伞训练和隔离训练等要进行专业的医学保障以避免意外情况的发生，如果遇到危险，应该及时中止训练并就医治疗[23]。

总之，不同类型的航天特殊适应性训练有各自的目的和针对性，必须进行反复测试与训练，这对于航天医监医保工作既是任务也是挑战[24]。

（二）航天准备阶段的医监医保

航天准备阶段的医监医保主要由航天器医学系统的安全评估和航天员个人的医学监督检查两个方面构成。

第一方面，确认航天救生系统的个人防护装备和医学药物储备情况，检测设备是否满足飞行过程中的安全标准，数量是否充足和急救设施是否完备等，航天后勤部门提供的食物、饮水、氧气在供应量方面是否得到保障。结合航天特殊环境，监督航天员的营养情况和营养标准，合理制备航天员的营养制品，改善营养供给，改善航天员的身体生理机能，提高常见疾病免疫力，执行食品留验制度，严格检验饮食、饮水安全。

第二方面，遵循"防大于治"的理念，全方位做好航天员医监医保工作，落实"预防第一，防止万一"的基本原则，开展航天员的监控防护工作，消除不明原因的传染病对身体健康的影响。对于初步筛选合格的航天员再次进行全面体检，如重点对心血管系统进行检查，对粪便、尿液及血液进行全部检查，对呼吸系统、神经系统前庭区域和基本体测指标再次确认检查，最后针对各项生理功能进行完善回顾和认真核实，最终综合性地分析评价航天员是否具有承担航天任务的素质和标准[25]。

二、任务期的医监医保

航天任务期的医监医保是指航天器即将发射前、中、后各阶段对航天员以及各设备和着陆场环境的医监医保工作。

"飞行前"是指航天器发射前对发射场地的各种监督和保障，进行航天乘组人员全面的医监医保，确保其正常的发射演练，持续维持，体质健康，生理正常。另外，对发射场地和航天乘组进行严格的防疫监督，采取必要的隔离和消毒措施，以避免传染病的侵袭。采取全面有效的医学检查和相关鉴定，开展必要的应急营救训练，确保航天员健康是医监医保在本阶段的重要工作[26]。

"飞行中"主要是指航天器在飞行过程中，针对航天员在太空舱内的各项生理指标和健康状况进行的医监医保工作。通过各种航天医学设备实时监测航天员的体温、呼吸、心血系统、血压等生理指标，如出现疾病或者特殊心理问题，通过通信设备与地面及时沟通并做出诊断和处理，必要时及时给药治疗。如果涉及航天员的生命安全要立即联系航天指挥中心进行中止飞行或返回着陆的请示。此外，专业人员要注意观察航天员的饮食、睡眠、排泄情况，以判断航天员的健康和工作情况。飞行中的医学监督具有很大挑战性，需航天员通过遥感卫星实时保持与地基控制中心的通信，对太空环境各种情况进行汇报，对自身身体状况进行诊断和预测，完成航天任务的各项指标。如果发现航天各种因素造成了身体危害，应在督导的帮助下及时采取科学的防治措施。如果发现航天器的急救系统、药物系统和保障系统等机器损害，应及时联系航天医学专业人员进行修缮和监管。因此，航天团队应包括优质医师和航天医学专家来实现航天医学全方位的监督和保障，并配合航天员完成多种模式的航天训练和必要的日常医学保健。此外，该团队针对航天员要制定切实可行的医学监控指标和监督的详细条目，检查进行各专项航天训练下的航天员的运动水平，判断航天员身体负荷是否超过极限，定期进行康复和身体检查，这样有助于更好地执行和实施航天任务，并降低航天事故的发生率[2,27]。

"飞行后"是指航天器在着陆场地和后续恢复过程中进行的医监医保工作。对航天器返程的着陆场进行远程监控，及时接收航天员的生理遥测信息以便实施必要的数据采集。着陆场进行航天员的医学检查和医学监护，如果出现生理健康问题要及时采取救生系统并将其护送至医院接受治疗，实施着陆的各个环节的航天医监医保工作[28]。另外，航天员在后期的恢复过程也是航天医监医保不可忽视的重要工作，隔离与疗养是恢复期的两个必要阶段。航天员一般在公寓或医院隔离，通过针对性的休养和锻炼以提高各项生理指标，尤其是心血管系统的恢复和运动功能的恢复以便迅速适应地基环境。

第三节　航天医学监督信息

航天医学监督信息是指能够反映航天员身体健康状况的各种生理生化指标，主要包括心电、脑电、呼吸、血压、脉搏、体温和血常规等，这些医学信息包含的信号有电信号（心电、脑电、肌电、眼电、胃电、穴电位、眼动，脑阻抗、心阻抗、皮阻抗等）、机械信号（脉搏、呼吸、消化道压力、血压等）和热信号（额头温度、腋下温度和消化道温度等），需要采用不同的生物医学传感器进行检测（表 9-1）。随着我国天宫空间站的逐步完成以及未来深空探测计划的实施，航天医学监督信息更应关注在中长期微重力环境下对航天员的呼吸系统、免疫系统、神经系统、消化系统、心血管系统、骨骼与肌肉系统、内分泌及代谢系统等整体的影响。此外，空间站舱载环境中的微生物也是需要监测的重要的医学信号之一。

表 9-1　航天医学监督信息的分类

系统	机械信号	电信号	生化信号	其他信号
呼吸系统	呼吸信号		呼出气体成分	
消化系统	胃动信号、肠鸣信号	胃电信号	肠道微生物菌群	
神经系统		脑电信号、眼动信号		
心血管系统	心跳信号、血管脉动信号、血压信号	心电信号、穴电位	血液代谢的生化成分	
骨骼与肌肉系统		肌电信号		
内分泌及代谢系统			汗液成分	体温
泌尿系统			尿液成分	
免疫系统			血液免疫相关细胞的占比	
其他				舱载环境微生物

一、航天医学监督信息的种类

（一）生物电信号

1. 生物电信号的医学意义

生物电是指静止状态或活动状态下细胞产生的与生命活动密切相关的、有规律的电现象。细胞或组织不论是在静止状态还是在活动状态，都会产生与生命状态密切相关的、有规律的电现象，称为生物电。而其本质是细胞内外以钾、钠离子为主的离子跨膜流动，包括静息膜电位和动作膜电位。

静息状态下的细胞，细胞膜处于极化状态且内外存在由于钾、钠离子分布不均造成的电位差，这种静息状态下的电位称为静息膜电位。生理学上规定细胞膜外的静息电位为 "0"，细胞膜内的电位为负，不同细胞间的静息膜电位是不一样的，如人的神经细胞为 $-90 \sim -70\text{mV}$，人的心肌细胞为 -90mV。

当受到刺激后，细胞的生理状态发生改变，进而引起细胞膜内外电位发生一系列短暂变化，这种膜电位的变化称为动作膜电位。刺激之初，膜电位升高；随后，膜电位逐渐恢复至静息膜电位状态。动作膜电位的发生包含两个过程：去极化和复极化。前者指细胞受到刺激时，细胞膜对钠离子的通透性增大，大量钠离子迅速进入胞内，使得胞内电位迅速上升；后者指当细胞兴奋状态过后，去极化的电位会逐渐回到静息状态的过程。

当机体有生理反应时，最先引起生物电反应，所以人体不同部位的生物电测量能够记录反映相应部位的兴奋性变化，并进一步了解相应部位细胞或组织的机能状态，包括对应的功能意义和生理病理状态，是临床诊断的重要依据，也是航天医学监督重点关注的内容。

2. 常见的生物电信号

从航天医学监督的角度，常用于航天员检测的生物电信号有心电、脑电、肌电、胃电和穴电位等。从体表检测的这些电信号，分别代表大量神经细胞、心肌细胞、骨骼肌细胞、胃壁细胞等的同步变化，因而可以从总体上了解航天员的机能状态。通常情况下，肌肉细胞兴奋时伴随着机械收缩活动，但是心电和肌电只是反映它们的兴奋状态，并不与肌肉的收缩状态相关联，机械收缩活动状态的变化还需要通过其他手段进行检测。

值得一提的是，眼动信号也是一种生物电信号，是一种由眼部运动而引起眼部周围电势发生变化的生物电信号。眼动既是一种生物电信号，也是一种机械信号。眼动伴随视觉注意方位的转移，因而是人机工程学研究的重要指标[29]。电信号的波形特点与眼球运动的方式有直接的对应关系；并且，眼动信号具有易采集、信噪比高、波形便于检查、处理容易等优势。在前庭器官受到刺激时会产生自发的眼球震颤活动，它在一定程度上反映前庭的调节功能。在睡眠过程中，大约每 90min 会出现一个快速眼动睡眠时相（rapid eye movement phase of sleep, REMPS），此时虽然全身骨骼肌处于松弛状态，眼球却产生持续的自发运动，它是判断睡眠时相转换的一个特殊指标。

（二）机械信号

机械信号一般指可以反映航天员器官或组织的机械运动状态的信号，常见的有如下几种。

1. 呼吸信号

呼吸是机体最基本的一项生命活动，是可以反映人体健康状态的一个重要生理特征，是航天医学监督的一项重要内容。呼吸信号不仅包括呼吸频率、节奏和强度，还包括呼出气体的温度变化、呼吸周期中的胸部和腹部压力、容积变化等，甚至包括呼出气体的成分变化[30]。

2. 心跳信号

心脏通过有规律的跳动，推动机体血液循环，向各个器官输送氧气，其在提供营养物质的同时会带走机体的代谢废物，保证机体细胞的正常代谢与功能。这个过程中可以产生多种相关的医学检测信号，如心音、心冲击图（ballistocardiogram，BCG）信号和心电图信号等。特别是心冲击图信号，临床上心冲击图信号可用于基本生命体征检测、睡眠时相分析、心血管功能以及情绪检测、运动恢复分析等方面的研究。尽管心冲击图信号很多方面的研究还处于初级阶段，但是随着心冲击图信号检测手段的改进，心冲击图信号技术必将在航天领域获得越来越广的应用[31]。

3. 血管脉动信号

血管脉动包括动脉搏动和静脉搏动。脉动信号一般指动脉的搏动，即心脏在泵血过程中，动脉血管的扩张与收缩便产生了血管的脉动信号。中国传统医学中的"切"即是通过病人脉象的变化来判断各个脏器的功能状态。从现代科学的角度来看，脉搏波中蕴藏着丰富的生理信息和心理活动信息，它不仅反映心脏和血管的活动状态，而且提供有关交感、迷走神经活动变化的信息。所以，情绪变化引起的自主神经活动变化可以通过脉搏波反映出来。而且，由于外周动脉是一个复杂的网络系统，某一部分的变化（弹性、循环阻力）都会影响到测试部位的脉搏形态参数。这也是有经验的中医能够通过切脉诊断出各种疾病生理基础的原因。

4. 胃动信号

与心脏一样，胃也存在肌电信号，其由慢波和峰电位组成。慢波也称电控制活动、基本电节律或起搏电电位。不论胃部是否有收缩运动，慢波定期持续发生。它在近端胃产生并向远端传播直至幽门。胃慢波决定了胃收缩运动的最大频率、传播速度和传播方向。而峰电位直接与胃窦部的收缩相关。当峰电位叠加在慢波上时，就会出现一个强大的封闭式收缩。而胃的运动受迷走神经的支配，不仅与进食周期有关，而且与情绪变化有关。对航天医学来说，像胃电信号一样，胃动信号也是观察前庭功能的一个窗口[32,33]。

5. 肠鸣音信号

肠鸣音是指肠管内气、液体流动产生的一种间断咕噜声，是人体重要的生理信号之一，能够反映人体肠道活动状态，也是诊断肠道疾病的重要指标。肠鸣音的频率、声响，周期变化较大，如饭后声响大、频率高，休息时声音微弱而频率低。因此肠鸣音具有信号弱、随机性强、噪声复杂、周期性差等特点，信号不易获取。

肠鸣音的监测对分析航天员胃肠道疾病的诊断具有重要参考价值，是航天医学观察的一个重要指标。

6. 血压信号

血压指血液在血管内流动时作用于单位面积血管壁上的侧压力，包括静脉、动脉和毛细血管三种血压。通常检测的是体循环动脉血压，简称血压，它随心动周期而变化。血压是血流的动力，面对着复杂的循环阻力的变化，它必须维持一定的相对稳定值。血压受多种因素的影响，除了受身高、年龄、人体姿势等的影响外[34]，还受精神状态、饮食习惯、生活节奏和代谢强度等因素的影响。所以，血压变化可以有效反映个体体征变化、血液流速、机体新陈代谢及自身机体内组织器官功能的健康状态。血压的异常波动表现出的过高或过低血压值都能表明机体处于异常状态。

（三）生化信号

1. 呼出气体成分变化

呼出气体的变化可以反映人体的生理病理变化。医学发展的早期，医生已经关注到呼出气体与疾病之间的关系，如古希腊医生通过呼吸气味判断其与某种疾病的关系。人体呼出气中含有数千种挥发性有机化合物，反映着体内的不同代谢状况。呼出气成分受摄入食物的性质、情绪和疾病的影响，也是飞行舱中的重要污染源之一[35]。

2. 汗液成分变化

排汗是机体体温调节的重要手段之一，汗液组成成分的变化可以反映一个人的代谢的差异。中医上的汗液称为津液，是诊断疾病的重要手段。汗液气味、颜色及出汗部位等信息都可用于疾病的诊断。异常的排汗现象可以反映出心理活动和生理活动的异常变化，是航天医学监测的常规内容之一。

3. 尿液成分变化

尿液检查是临床医学常规检查项目之一。人体的很多生理变化都可以通过尿液反映出来。尿液成分变化包括常规代谢产物的变化（葡萄糖、硝酸盐、隐血等）、有形成分的变化（红细胞、白细胞等）、浓度的变化（蛋白质、氨基酸和其他有机成分等）等。航天员进入太空后，身体生理会发生很多有害的变化，如肌肉萎缩和骨质流失等。监测航天员尿液的成分变化，不仅可以获得航天员的尿液参数进而获得航天员的健康参数，同时可以评估用于对抗空间环境的航天药物的代谢情况。目前尿液是航天医学监督常规检查的内容之一。

4. 肠道微生物菌群

正常条件下，人肠道中的菌群数量和种类处于动态平衡。肠道菌群与人相互依存，相互影响[36]。空间环境影响肠道菌群固有的平衡，微重力刺激致病微生物的激活，打破肠道菌群的原有平衡状态，危害航天员的健康[37~39]。目前，对处于飞行任务期间航天员的肠道菌群进行监测是困难的，对处于长期空间环境的肠道菌群研究也有一定困难，如何维持航天员的肠道菌群平衡是亟待解决的问题。而在地面模拟条件下，研究者采用 30 天头低位卧床实验研究发现，头低位卧床对肠道菌群有一定的影响，在卧床初期对类杆菌、双歧杆菌、乳杆菌影响大[40]。

5. 血液成分变化

血液成分变化分为两类，一类是血液中各类细胞的比例变化，如白细胞、T细胞、B细胞等。进入太空后，受到太空各种极端环境的影响，航天员的免疫机能下降，各类免疫细胞的占比显著降低，因此对免疫细胞的计数是对航天员的健康状况进行实时监测的一种重要方式。例如，西北工业大学的常洪龙教授团队研制的太空健康检测仪，只需要 30μl 的血液即可快速实现淋巴细胞亚群数目百分比的检测；数据生成后，回传至地面，专业医生即可通过此数据判断航天员的免疫功能水平[41]。另一类是血液中的生化成分变化，如多肽、酶、无机盐、代谢产物等，人体各器官的生理或病理变化往往首先引起血液成分的变化，因此血液成分变化包含着极其丰富的生理、病理和心理信息，所以是航天医学监督最需要常规检查的项目。例如，血脂及其亚成分含量，血蛋白含量，红、白细胞及血小板含量，血糖含量及 pH 等。

（四）其他信号

1. 体温

正常人的体温是相对恒定的，恒定的体温是保证生命正常新陈代谢和活动的必要条件。所以体温的变化是反映人体机能状态的一个非常重要的指标。机体内部的体温是较为恒定的，体表体温受各种因素的影响，波动较大。通常体温是指人体深部的温度，常以额头、舌下、腋下或直肠温度作为代表，舌下温度变化范围为 36.0 ~ 37.2℃，腋下温度比舌下温度低 0.2 ~ 0.4℃。

2. 舱载环境中的微生物菌群

舱载环境中的微生物菌群是一种特殊的医监信号。舱载环境中微生物的交叉污染会引起疾病产生，严重威胁着航天员的身体健康，微生物还会对空间实验室的仪器造成损坏，影响仪器的正常运转。因此，空间实验室的微生物菌群监测与控制，是航天医监的重要内容 [42,43]。

二、航天医学监督信息的特征

人体共分为九大系统，分别为运动系统、免疫系统、神经系统、内分泌系统、循环系统、呼吸系统、消化系统、泌尿系统、生殖系统。这些系统相互交织、互相影响，协调配合，共同维持人体内各种复杂的生命活动。因此，航天医学信息的监督是相当复杂的，有如下几个特点。

（一）节律性和随机性

1. 节律性

节律是指系统在不受外界刺激时，其具有的自动性，生理角度上是指机体的组织或者器官在没有刺激的情况下的兴奋活动。节律也是生物系统适应地球复杂生存环境的一种表现。人同样受到节律的控制和影响。航天医学信息中，无论是生物电信号、机械信号，还是生化信号，都表现出明显的节律变化。生物信号的节律周期跨度很大，从毫秒、秒、时、月至年。例如，昼夜节律是小时级别，神经系统的节律就是毫秒级，内分泌系统的节律从分至月乃至年的跨度。脱离地球，进入大气层以外的空间环境，航天员的节律必然发生改变。因此，利用节律规律来检测航天员的生理状况和指导航天员调整工作状态是航天医学监督的重要内容。

2. 随机性

区别于统计学上必然发生的概率事件，人体系统的随机性相对于节律性而言，表现为受环境、精神状态、心理活动和生活习惯等各种因素影响的一种无规律性。人体中，各系统间是相互作用、相互影响的。从器官组织到细胞分子，各种节律性活动必然受到多种复杂因素的干扰，而表现出很强的随机性。如果说节律代表了机体系统的有序性和机械性，随机性则反映人体系统的机动性和生命活力。可以说是越复杂的生物信号其随机性就越强，如脑电信号的随机性就远大于心电信号。在人体的各种生物信号中，如果随机性消失，则表明机体出现了问题。例如，棘慢复合波、三相波、扁平波和手套波型等异常波形都对应某种疾病的发生。心脏活动节律也是如此，无变异的心跳节律是危险的征兆。所以，人体的生命活动表现为节律性和随机性的相互依存。

（二）线性和非线性

线性与非线性是数学上的叫法。线性是指两个变量之间呈正比例的关系，在平面直角坐标系中表现出来的是一条直线；而非线性指的是两个变量之间不成正比，在直角坐标系中以曲线形式表现出来。

1. 线性特征

在人体中，许多信号变化呈现出线性或准线性特征。例如，基础代谢与身体表面积的关系，身体表面积越小，基础代谢越强；在一定范围内，心率与运动负荷的关系，心率随着运动负荷的增强而增强；在一定范围内刺激强度与感觉程度之间的关系等。然而，在人体中各类信号的变化，即使存在某种线性特征，也只能是近似的，而且局限在某一特定范围内。

2. 非线性特征

反映细胞、器官到整体活动的各种变量，都不同程度地表现出非线性特征。阈值现象是最典型的非线性表现，它广泛地存在于人体的各层次的生命活动之中，各种感觉的产生必须是在刺激超过阈值之后。

饱和现象是有机体中另一种非线性特征。例如，心率与运动负荷的关系、感觉程度与刺激强度的关系都是如此，当强度达到一定水平时，反应就不再成比例地线性变化，而呈对数关系。开关现象，即在两种状态之间阶跃式切换，也是生命活动中的一种常见的非线性表现。例如，神经细胞的动作电位，当兴奋超过阈值时突然出现，一旦发生就达到既定的幅度，所以是一种被称为"全或无的现象"。人体医学信息的这种非线性特征对信号处理提出了更严格的要求。

（三）稳态和非稳态

生物信号可表达为 $x(f,t)$，即是频率和时间的函数。它可以是有节律的或随机的，也可以是线性的或非线性的。如果代表这一函数的总体参数，如均值、方差及功率谱等不随时间发生明显变化，则称其为稳态过程，否则便是非稳态过程。稳态是指在一定外部环境条件下，生物体内环境在各器官的共同调节下，维持体系内环境相对不变的状态，保持动态平衡的特性。当机体处于某种相对稳定的状态时，许多生理信号可认为是稳态或准稳态的，如心率、体温、血压和脑电等。可以说，一个健康的机体，应当具有基本的稳态特性。然而，生命过程中又充满着非稳态特性，否则，生命就失去了活力。因为，一方面，人体一直与环境进行信息和物质的交换，而外部环境是复杂多变的，因而机体中的生命过程也必然会发生适应性的变化；另一方面，生命过程中的多种节律的相互作用，特别是其中的非线性成分，以及像在安静-活动、清醒-睡眠状态之间的变换，都会产生非稳态现象。实际上，在睡眠过程中，也频频发生状态的转化，心率、肌电、脑电和眼动等信号都表现出非稳态的特性。

（四）低信噪比

1. 弱信号

生物电信号及由非电信号转换成的电信号都是弱信号。比较强的心电信号和肌电信号也只有毫伏级，脑电信号为微伏级。具有重要应用价值的脑电信号只相当于地球磁场强度（约 0.5×10^{-4} T）的十亿分之一。

2. 噪声源

所谓噪声是指出现在所要观察信号中的其他任何信号，可以说，所有的生物信号都淹没在不同的噪声之中。噪声源可分为内、外两类。人体自身产生的噪声为内部噪声。内部噪声有两类：一是运动干扰，包括肢体、躯体运动、内脏蠕动和呼吸运动，运动干扰会在心电、脑电测试电极部位产生很大的伪差信号。其中呼吸干扰往往是难以除去的。另一类则是生物电信号之间的干扰，如眼动信号、心动信号对脑电信号的干扰等。在脑电测试中，为避免心电的干扰，需要把记录的参考电极也放在头部，如耳垂或耳后的乳突，尽管对脑电记录来说这种位置并不理想。外部噪声主要是环境中的电磁场和声场，与具体的记录环境状况有关。一般情况下，50Hz 电场是难以避免的噪声源，在航天条件下，舱内各种电磁波都有可能构成干扰。最令人头痛的是强度很大的非稳态阵发性干扰，有时还会使记录仪器失灵。

三、航天医学信息的检测

（一）生物电信号的检测

生物电测量主要是指对生物机体各种生物电位活动规律进行的检测和量化。

心电、脑电和肌电信号一般利用电极直接从体表检测。目前常用的电极是所谓的去极化电极，如 Ag/AgCl 电极，与一般金属电极相比，可以减小与皮肤接触时因电解质的作用而产生的极化电位。为减小接触阻抗，测试电极一般都通过医用导电膏与皮肤接触。

生物电信号检测，实际上是测试电位差，即检测感兴趣部位与参照部位的电位差，如心脏部位与肢体之间的心电电位差，或头顶与耳垂之间的脑电电位差。用于检测的一对电极分别称为记录电极和参考电极。此外，为减小干扰，还应当有一个接地电极。

（二）非电信号的检测

1. 呼吸信号检测

呼吸信号的检测按照与人体的接触方式分为接触式和非接触式[30]。

1）接触式检测

（1）温度传感器检测法：将传感器置于鼻孔附近，利用呼出气体引起的温度变化，即可检测出呼吸频率，但容易受到外界环境温度的干扰。

（2）声音式传感器检测法：声音式传感器检测法即将微型扩音器放置于喉咙或呼吸道处，采集正常呼吸情况下的声音变化信号，进而转换成频谱信号进行分析。

（3）应变式传感器检测法：呼吸时胸腔和腹部容积会发生周期性的扩张和收缩，因此可利用应变式传感器的位移变化来反映呼吸周期中胸部或腹部的容积变化。例如，将碳粉装在乳胶管内，环胸固定，其阻抗随拉伸位移的大小而变化。这种方法，可以定性地反映呼吸深度的变化，并可区分出呼气和吸气时相。但是，这种传感器的线性和稳定性较差。

（4）流量式传感器检测法：流量式检测法即通过测量吸入和呼出气体的流速或者流量变化表征呼吸信号。

（5）阻抗式传感器检测法：阻抗式传感器检测法即利用胸部作为导体，将电极放置在胸部，检测由于胸壁肌肉的张弛或胸腔容积变化引起的机体组织电阻变化的方法。

接触式检测方法需要传感器与机体接触，身体活动时，传感器有脱落的情况发生，这也是接触式检测方法的缺点。

2）非接触式检测

（1）电磁波检测法：电磁波检测法与动物的声呐定位系统类似，即利用生物雷达发出的电磁波经机体胸腔反射，反射回来的电磁波即可在一定程度上反映出机体的呼吸状况。

（2）机器视觉检测法：机器视觉检测即利用摄像头追踪由呼吸引起的胸腔和腹腔运动轨迹，间接地检测呼吸信号。

（3）红外成像检测法：红外成像检测可以理解为非接触式的温度检测。利用红外热成像的方法，检测由于呼吸引起的颈动脉血管、颈部和鼻腔部的温度变化，进而通过温度信号反映呼吸变化。

（4）谐振电路调频和涡流检测法：尽管两种检测方法的检测原理不一样，但是两种检测方法同时将胸腔作为检测装置的介质或导体，通过电容量或电磁线圈的涡流变化反映呼吸的变化。

非接触式检测方式不需要与身体接触，舒适度高，但是主要缺点是，检测过程中易受其他信号的干扰，有些检测方式对人体有一定的副作用。

2. 体温信号检测

体温测量主要包括口腔检查法、腋下检查法、肛门检查法、额头检测法4种方法。温度传感器一般置于腋下，有时也可放在胸前或腹部。必要时才测定肛门或直肠温度。

体温变化检测一般采用体温计或专用传感器。在航空航天条件下，一般用热敏电阻作为传感器，利用电桥原理将反映温度变化的电阻变化转换为电信号。一般热敏电阻的电阻变化与温度变化之间并非严格的线性关系，所以需要加以校正。由于热敏电阻体积很小，可靠性也较高，阻抗变化的时间常数一般为秒级，所以适合在航空航天条件下使用。

3. 血压检测

血压检测方法分有创性和无创性两种。有创性测试是在微型压力条件下进行连续测定应用。传感器直接放在动脉中，因而可以测出动脉压的波形，其精度较高，实时性也好，但一般只用于动物血压的动态测量。从医学监督的角度，还是采用安全的无创性方法。

无创性血压测试方法有多种，但其基本原理类似，利用套袖加压阻断动脉血流，然后慢慢减压，利用脉搏的出现和消失来判断收缩压和舒张压。各种无创性方法的差异主要是在脉搏的检测方法上。

第四节　生物传感器在航天医监中的应用

一、空间环境对生物化学标志物的影响

航天医学的研究致力于保障航天员在长期太空飞行过程中的身体健康状况，尤其是航天员处在失重、宇宙射线、太空垃圾、温度变化等各种复杂环境下，航天疾病的合理预防、早期诊断、健康管理都是航天医学研究的重要课题，而筛选合理的生化标志物以及检测航天飞行过程中相关生化标志物水平的变化对航天医保至关重要[44]。失重对人体产生的不利影响主要表现在骨骼肌肉系统、心血管系统、神经系统、内分泌系统等。

失重会引起骨骼系统废用性骨质流失、肌肉萎缩化以及一些骨代谢生化标志物的变化。尤其是在长期飞行过程中，失重会打破成骨细胞和破骨细胞的动态平衡，从而抑制骨形成，造成骨代谢失衡，引起失重性骨质疏松。骨形成的主要标志物包括骨钙素、骨碱性磷酸酶和血清总碱性磷酸酶、I型前胶原肽等。骨钙素代表新近骨形成的敏感指标，骨碱性磷酸酶是骨形成的较稳定可靠的指标。骨吸收

的生化标志物包括脱氧吡啶酚、I 型胶原交联区 C 端肽、抗耐酒石酸酸性磷酸酶、半乳糖羟赖氨酸酶等。生物标志物不仅可以为骨代谢相关疾病的确诊提供有效依据，还可以准确诊断疾病处于哪个发展阶段。因此，监测航天员的相关骨代谢标志物对于航天医学保障非常重要。

长期失重环境造成航天员心血管系统功能障碍。肌酸激酶同工酶和乳酸脱氢酶是心血管系统的重要生物标志物，其分别用于诊断心肌梗死、心肌细胞损伤和心肌含量比率。此外，肾素、肌红蛋白和肌钙蛋白等心血管标志物，在心脏早期疾病的诊断方面具有很强的灵敏性和特异性，对航天员心脏疾病的预估、诊断和危险性评估起到了重要作用。

神经前庭系统、内分泌系统及免疫系统也会受到失重环境的影响，造成航天员运动失衡、空间定向障碍、免疫功能下降等。下丘脑是重要的中枢系统，研究发现模拟失重可以改变下丘脑的功能，从而影响钙调蛋白、甲状腺、IL-1β、肾上腺素水平、皮质醇水平、胰岛素水平以及各种免疫细胞的变化。各系统之间标志物的变化复杂且相互影响，因此针对不同阶段的疾病选用合理的标志物对航天医学保障具有非常重要的意义。

二、生物传感器及其发展

生物传感器是针对生化标志物进行检测的一门技术，其通过生物学的方法对生物物质敏感的浓度活性表达信号进行检测，并将其转换为容易检测的电信号。生物传感器在药业化工、医学检验、生物工程、环境监测等领域应用广泛。生物传感器主要包括吸附、反应和解吸等步骤，生物识别元素与生物分子分析物发生生物学反应，生物信息经过生物敏感装置分析输出后被转换为便于监测的光电信号，进而通过放大效应获取目标待测物的浓度（图 9-2）。生物传感器主要通过这个原理进行设备创新和设计，具有集成化、微型化、自动化、低成本和敏感性高等特点。因此，生物传感器的研发应用范围广泛，具有重要的战略意义[45]。

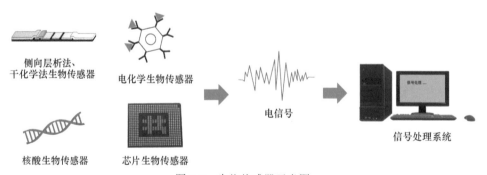

侧向层析法、干化学法生物传感器　　电化学生物传感器　　电信号　　信号处理系统

核酸生物传感器　　芯片生物传感器

图 9-2　生物传感器示意图

生物传感器在航天医学的应用中具有很大潜力，因其高灵敏性和携带方便的特点，还可对生物标志物进行检测[46]。航天生物传感器诊断设备不仅具备微型化的特征，而且在微重力环境下依然可准确运行。此外，符合相应安全法规进行严格的设计对生物传感器在太空中正常的使用非常重要[46,47]。NASA采用高技术的传感器检测航天飞机是否受到外来生物的撞击，"哥伦比亚"号航天飞机（STS Columbia OV-102）失事事件是由于飞机侧翼受到泡沫材料撞击。火箭内外出现氢气泄露可以采用多点光纤传感器系统进行实时检测，这种光纤传感器也可用于监测生物体征产生的微量气体。航天器着陆时采用压力传感器等设备可以监测其下落时的各项数据是否符合预期，以便及时做出反应。具有登月和航天任务的航天员暴露于深空辐射中，应用生物传感器进行航天医学诊断，不仅可以对航天员的疾病预防和发生进行即时监测，同时还可用于航天设备内部的环境监测和航天员的食品安全监测，对解决航天员的深空辐射问题具有非常重要的指导意义。

三、生物传感器在航天医学保障的应用

（一）侧向层析法与干化学法两种生物传感器

在执行航天飞行任务时，实时监控航天员的健康状况至关重要。因此，寻求切实可行的化学分析设备迫在眉睫。目前主要通过基于侧向层析法与干化学法两种生物传感器对航天员执行航天任务过程中的健康水平进行监测。空间环境具有失重、辐射、太空垃圾碎片等多种特殊环境的干扰，因此航天生物传感器必须要高精度、微型化、强灵敏度，还要耐受空间复杂条件的影响。基于侧向层析或干化学法的生物传感装置有许多已经具有应用于航空航天环境的检测潜能[48]。例如，Righi等[49]设计了一种新的生物传感器，以便分析航天员唾液中皮质醇的水平，这是一种慢性应激的标志物。该生物传感器基于侧向免疫分析方法，可通过试剂盒上的按钮来激活样品和试剂的流动，并利用毛细管力来保持流动。此方法也可以用于其他临床生物标志物的分析，使疾病的早期诊断和及时采取适当的对策成为可能。

生物传感器真正的突破是可重构模块化分析设备的开发。组装好的生物传感器设备应该能执行所有分析任务，包括样品的分析前处理。此外，还要能接受不同类型的样品，如人体血液、唾液、尿液、食物、动物、环境样品等。且太空设备必须在微重力环境中正确运行，排除微重力环境的干扰。例如，酶促反应是否适用于微重力环境，低压和辐射环境是否排除，这些方面依然存在一定争议，这些数据的获取仍然有限。这就是为什么在ISS进行的许多生物传感器均没有达到理想的效果。

（二）电化学生物传感器

电化学生物传感器是目前各传感器领域发展最为活跃的领域之一，因此研究领域最为广泛而且取得的成果最为丰富。其中酶电极的发展在各电化学生物传感器领域最具有代表性，其将生物酶修饰后固定在电极表面，并结合电子分析方法的灵敏性与生物反应的固有生物特异性，将生物信号转换为可监测的光热信号，从而实现测量功能。通过生物分子间（如酶、蛋白质或核酸等）的抗原抗体反应，将产生的生物信号进行电极输出，如电容或电流等，从而实现定量或定性的检测。由于空间环境的特殊性，航天医学的电化学生物传感器的研发不仅要求具有灵敏性高、特异性强、触控简单、性价比高等特点，而且要能消除微重力对传感器精确度的影响。此外，用于航天医学保障的电化学生物传感器还要符合仪器的便携式和样本的低需求量的要求，在仪器的体积和质量，甚至使用周期和功能损耗方面都有严格要求。近年来，生物免疫学和纳米材料的应用结合电化学生物传感器，发挥各自领域的优势进行目标产物的测量，更有益于保障航天员的太空飞行，其中生物免疫学具备更高的灵敏性和特异性，而某些纳米材料可以促进电信号的转速，使其更容易被捕捉和连接。目前，临床血液分析类型的电化学传感器已经应用于航天任务，主要对碱度、电解质、葡萄糖和血细胞比容等生理参数进行检测[49]。其中"火星勘测者2001号"（Mars Surveyor 2001）所装备的电化学传感器阵列是由湿化学实验室设计的，该电化学分析设备可以对火星风化层的预期组成、生存和性能测试进行分析[50]。

（三）核酸生物传感器

核酸生物传感器因反应速率快、操作简单、灵敏度高而成为标志物检测首选的传感器。近年来，基于核酸传感器特殊的测序功能进行特异性识别目标，或通过催化反应的方法来实现对标志物的检测而使核酸生物传感器备受关注，其主要包括表面等离子共振生物传感器、三螺旋核酸生物传感器及核酸纳米材料生物传感器。核酸生物传感器的基础是核酸结构的多样性，并进行核酸提取、扩增、测序和配对从而进行核酸的标志物检测[51]。具体而言，核酸生物传感器主要针对高亲和力和特异性的寡核苷酸进行研究。它们具备生产成本低、易化学修饰、化学稳定性高、可重复性以及免疫原性和毒性水平低等特点，已被广泛用作生物识别生物受体，用于航天航空等领域。集多种技术结合的传感器也集成开发并投入使用，如基于核酸的电化学生物传感器通常依靠靶扩增策略来检测临床上相关浓度范围的分析物，核酸的纳米材料应用可以增强电信号传输和释放，提高了生物传感器的即时诊断水平。基于核酸方法的检测具有快速、应用范围广等优势，核酸的适配特异性和电化学信号转导的高灵敏度的协同作用为研发更适合空间环境的航天生物传感器提供了依据[52]。NASA的湿实验室RNA智能循环中心利用聚合酶链反应（polymerase chain reaction，PCR）技术对国际空间站的样品进行扩增，检测基因组的数据变化，帮助进一步揭示失重环境影响各种疾病的细胞机制[53]。国际空间站水源监测套件同样采用聚合酶链反应对目标微生物进行监测，确保长期太空任务中的供水安全[54]。

（四）芯片生物传感器

目前，设计匹配度高的微流控电化学生物传感器成为该领域的研发热点。由于这一概念源自计算机芯片技术，所以称之为芯片生物传感器。芯片技术是多种传感器微机电系统的微型组合，每个传感器都有探头对生物标志物进行准确、快速、大量的传感检测，这套系统称为微型全分析系统。芯片设备的研发具有微型化、自动化、连续化和大量且广泛检测的特点，新型的生物芯片更具有速度快、电子化、微阵列、药物控释、色谱分析等特点。因此，在航天医学保障中具有举足轻重的优势。航天芯片传感器在对航天员的疾病预判、早期诊断、药物研发等方面都具有指导意义。近年来，各种类型的生物芯片技术层出不穷，主要包括聚合酶链反应芯片、DNA 纳米集成芯片、蛋白质芯片等各种生物传感器。

第五节　航天员的选拔与训练

如何成为一名合格的航天员是载人航天工程相关研究人员一直探讨的问题。航天员都是经过层层筛选，选拔出的航天精英。经过严格的选拔与训练，通过严酷的"优中选优，百里挑一"的淘汰制度，挑选出兼备过硬的身体条件和心理素质的航天员。合理和严格的选拔标准与训练体系将直接关乎航天任务的完成情况，是载人航天工程的重要基础[55]。NASA 定期选拔航天员是一个高度选择性的过程，主要从普通大众的申请中筛选，但是其中的选拔机制是不公开的，导致申请者收到面试邀请乃至被选为航天员的可能性显著降低[56]。我国的航天员筛选体系结合多国选拔训练经验，同时兼顾参选人员的文化程度、身高体重、个人档案、健康状况和航天技能等基本条件，并充分考虑在长期任务中人体处于极端环境，微重力和高辐射都是对乘组人员健康的重大威胁。太空飞行的航天员经过精心挑选后，还必须训练有素且身体健康，才可以适应病理生理的各种变化。

一、航天员的选拔

（一）健康的身体条件和心理素质

预备航天员必须具有健康的身体条件和过硬的心理素质。航天员的医学检查周期一般在一个月左右，要确保人体各个器官和组织，主要包括心、肝、脾、肺、耳、鼻、喉、咽等的健康。航天员的选拔须经过严格的体检，而且航天员的体检过程要比普通人的体检更为严格，如家族史的遗传性疾病以及亲人都在详查的范围之内[57]。航天员还需要特殊的生理检查，如进行超重和失重各种专项检查以确定航天员的耐受能力和反应能力，还要在高速旋转的弹射座椅进行各个方向的变换，以确定神经前庭部位的适应能力。心理素质过硬以及团队的协调合作能力也是航天员必备的条件，如遇突发事故的反应能力和航天器的空间检修都需要过硬的心理素质和航天技术，并且需要和机组队友进行手势和语言的沟通，通过团队合作的方式完成一系列航天生活与任务。此外，航天员的脾气、性格、情绪、精神状态、团队协调等方面都有严格的选拔与训练要求。因此，航天员的身心健康以及具备应对突发情况的强大心理素质特别重要，对其航天知识的储备、航天原理的学习能力和技能方面的综合素质都有很高的业务要求。

（二）标准的身高和体重

各个国家对于航天员的身高和体重都要一定的要求（表 9-2），虽然各国的标准略有不同，但是身高与体重二者之间也具有一定的相关性[58]。俄罗斯航天员的选拔中体重控制在 75 ～ 78kg，身高不能超过 180cm；美国航天员的选拔相对比较宽泛，体重要求为 45 ～ 109kg，航天员身高要求为 152 ～ 193cm。而中国航天员的选拔体重控制在 65kg 左右，身高控制在 170cm 左右，这个比例更符合中国人的健康标准，具体内容如表 9-2 所示。

表 9-2　各国航天员的基本选拔标准

国家	身高/cm	体重/kg
俄罗斯	＜ 180	75 ～ 78
美国	152 ～ 193	45 ～ 109
中国（男）	162 ～ 172	50 ～ 70
中国（女）	160 ～ 175	48 ～ 74

总体而言，航天员的身体标准都接近最佳身材标准，不能太高也不能太低，二者比例几近完美。但是，对于航天员身高和体重的要求并不是一成不变的，航天员的身体高矮和脊柱长短取决于航天器内部的构造和设置，合适的比例对舱内操作和冲击的耐受都更有利。

（三）较高的文化程度，丰富的飞行技术

航天员的选拔既要具备相匹配的文化程度、丰富的飞行实践技术及强健的身体条件，还要具备抗压能力，保持情绪稳定以及具备与人共事的合作能力等条件。一般具有战斗机驾驶经验的飞行员具备成为优秀航天员的潜力，因为其基本的选

拔和训练具有相似性。从优秀的空军飞行员中选拔航天员是以美国、俄罗斯为首的航天强国率先采取的方法。借鉴国外的先进经验和我国航天事业发展历史，我国也是从空军战斗机的飞行员中选拔出首批预备航天员，再通过训练成为真正的航天员。我国第一位航天员杨利伟就是通过这种方式经过层层选拔，最终顺利完成航天任务的。战斗机要求飞行员不但可以进行复杂而迅速的高空操作，掌握各种攻击和躲闪的高难度飞行技巧，适应不同气压改变造成的多种生理状况失调，感应超重和失重造成的载荷变化，而且还要精确掌控与操作复杂的仪表盘[59]。对于突发情况的处理，战斗机飞行员需立即做好应急准备，需具备紧急跳伞和遇飞机故障紧急降落的经历。因此，航天员的基本素质和训练科目与战斗机飞行员最为相似，是航天事业发展的宝贵经验和财富。这一方法也被各国航天组织广泛应用于航天员的初步选拔，具有显著成效。航天任务具备高风险和高挑战性，不是任何人都可以成功完成的，全面系统与合理严格的科学选拔和训练体系的顺利实施对优质航天员的筛选具有重要意义[60]。

二、航天员的训练

我国航天员的训练为多位立体、专项突出的训练模式，既包括基础理论培训、专业技能训练以及飞行程序和任务训练，也包括强健体魄和心理素质方面的训练。

（一）基础理论训练

在基础理论训练阶段，航天员不仅要学习航天医学、飞行动力学与控制、作用力学、天文学、气象学、飞船检修及设备检测、移动通信和遥感观测等，而且还要懂得火箭和飞船的基本结构和发射原理。航天员进行合理科学的锻炼和训练可以使身体生理水平符合人体机能发展规律，这也是航天员进行医学监督和医学保障的基础。

（二）专业技能训练

在专业技能训练方面，航天员要熟知航天飞船的操作方法，各种仪器设备的连接系统和动力装置，卫星结构和空间探测的工作模式和原理，甚至要掌握各种失重和超重的数据指标及重要部件的组成情况。在航天训练中，航天员还需配合相关部队进行一系列军事搜救演习，提升相关飞机跳伞、枪支使用以及防身搏击等技能。

（三）心理素质训练

航天员在仿真模拟、实况练习和执行航天任务过程中，都需要做好心理建设以克服长时间飞行的失重、超重、低压、缺氧和孤独耐受，甚至有可能随时因突发情况为航天事业牺牲的准备。培养强健的生理和心理素质，时刻观察宇宙流星体和其他航天器的轨道运行，并判断何时与地面取得联系，汇报航天器飞行过程中遭遇的问题，提高自我锻炼能力，并成功完成布置的航天任务[61]。

（四）体能储备训练

熟悉沙漠、戈壁、雪山、海上和寒极各种地况，将体能训练和专项训练贯穿于三个训练阶段。为了应对太空飞行期间航天员的生理退化问题，航天员在航天空间站也可以进行体能训练。每个国家航天机构组织都制定了自己的方法，为它们的航天员制定和实施体育训练协议。其中 NASA 的预训计划考虑生物力学和生理差异、体质年龄和初始的训练状态以及总体生理健康状况，进行合理适当的训练并产生特定的结果，实现最大化地提高航天员训练计划来达到体能储备和身体锻炼的目的[62]。

（五）航天医学训练

医学训练也是航天员的必备素质，医学训练由两个方面构成[2]，对航天员个人训练和对随行的航天医师或教官等相关科研人员的特殊训练。医学训练一般是由具有航天医学知识的人员亲自讲授和演示航天轨道医学救生设备的使用方法并评估病人的健康状况。训练方法也具有多样性，如录音、录像和病人接触诊断等。航天科研人员也要通过航天医学治疗模式的训练，熟悉失重情况下的必要的治疗措施，如静脉注射和肌内注射等，甚至要克服特殊环境而进行急救和手术措施以保障航天员的生命安全，通过航天医学的多方位训练，来全方面提高航天医学的专项技术。所有航天员和科研人员都需要一些基本的航天医学知识储备，以应对航天失重环境引起的医学效应以及突发事件。

（六）着陆适应训练

航天员飞行结束，在地球着陆时，会失去平衡和步态功能紊乱，需要经过个人有意识地矫正和短暂适应才可以控制身体。具有高度可塑性的人类大脑使个体能够调整自己的行为，以适应当前的环境。使用虚拟现实系统和多方向跑步机感觉运动适应性训练系统，将使返回地球的飞行员能够在变化多样且有趣的虚拟环境中向任意方向行走。这种类型的融合界面结合了跨感官模式的虚拟和非虚拟设备，可产生多感官体验方式，将运动学习概括为他们将来可能会遇到的许多新颖变化，虚拟增强的合成环境，提高航天员快速适应新感觉情况的能力，并在准备各种重力转换时最大化提高航天员的运动反应适应性[63]。

第六节　航天救生医学保障

一、航天救生医学的主要概念

航天救生系统是指航天器在载人航天过程中遭遇的各种不确定的故障，如压力丧失、操作失灵、辐射暴露、呼吸困难等，从而采取逃逸和救生措施的系统。救生系统主要从航天器主动飞行、轨道飞行及返回着陆飞行等各阶段出发，结合国内外载人航天失败的故障案例经验，完善制定相应的救生措施和对策，有效保障航天员的生命安全[64]。

二、航天生命安全的主要威胁

1991年出版的《航天医学工程基础》中将太空中威胁航天员生命安全的原因归纳为三个方面。

（1）由航天器故障产生的威胁。航天器具有极其精确且复杂的结构构造，任何一个零件和尺寸的误差都有引发航天故障的可能，危及人身安全。

（2）由人和生物环境产生的威胁。航天器在飞行途中因人体生理指标不规律变化，或受到气流冲击、浮摆、微星体及湿度、温度变化都是造成航天事故的元凶，如各种航天器在轨道飞行过程中的高度微调或速度不均等。因此，舱外航天服和航天器墙壁结构设计了隔热和冷却系统，以便要求工件、工具和航天员在工作活动中受到约束，减少事故发生。其中比较著名的例子，苏联"联盟23号"（Soyuz 23）飞船因偏离轨道，最终迫降在哈萨克的滕格兹湖面[65,66]。

（3）由航天员个人因素产生的威胁。航天员经过层层选拔与专业训练才可以进行航天飞行，若其基础训练和心理素质不扎实，对保护设备和工作辅助设备操作不当，或遇到超出预期的特殊情况都会产生大概率的人身威胁。因此，一定要对航天员进行全方位的训练并完善突发情况的处理措施。例如，在苏联"联盟T13"（Soyuz T13）载人飞船和"礼炮7号"（Salyut 7）空间站对接的过程中，"礼炮7号"因电源故障，与地面失去联系，一度陷入危机。但通过航天员不断地检修，电力供应恢复，轨道得以矫正，最终实现正常飞行[50]。

三、救生系统的主要措施

（一）救生设备

载人航天救生系统是以航天救生医学工程作为手段，设计相应救生设备，制定相应安全措施，保障航天各阶段的飞船和航天员的安全为前提的应急救生方案。

这些措施有弹射座椅系统、逃逸系统等，其设计工程要达到最佳匹配安全原则，提高设备的可靠性，降低航天事故的发生，避免人身安全受到威胁。在设计航天器系统时，需要提供备用应急操作模式的能力，以保持机组人员的安全与救援能力一致。建立高水平太空计划安全的第一步是预先识别可能导致行动应急的危险。一旦确定，可以采取步骤通过适当的设计消除危险，通过使用安全特性的装置防止危险，并通过使用警报装置、特殊程序和紧急保护以及救援系统控制危险[67]。这对于航天急救系统的建立、提高航天急救的工作效率均具有一定参考价值。采用飞机弹射座椅方面的训练经验可有效减少航天员的冲击力，是近年来科研人员研究的热点。设置冲击力的极限加速度值时必须考虑危害健康状况的可能性和航天飞行的去适应作用的影响，对于伤病乘员需要专门的医用座椅或躺椅，从而为他们提供更多的保护，这种座椅或躺椅的设计在减弱冲击力上必须比其他乘员姿势更舒适合理[68]。

（二）航天药物研发

航天员不仅需要应对特殊航天环境产生的疾病，还要应对地面环境常见的疾病。因此，救生系统的航天药物包括有关临床多发病、生理反应和亚临床等药品，航天药物是否安全有效与航天员的身心健康息息相关。常见的航天疾病，包括航天器刚进入轨道时的生理功能紊乱，从而导致的心血管功能障碍、体液调节失常等；随着航天时间的延长，以肌骨系统障碍为代表的骨质疏松症、肌肉萎缩等疾病的发生概率大大增加。为了更好地开展航天药物的研发工作，需要了解太空飞行的独特环境条件，如微重力改变、振动过度、强真空环境、湿度和温度变化、辐射加剧等，这些特殊因素对药物的有效性造成了影响。随着计算机技术的发展，通过地面空间模拟类似物和大数据统计处理来验证药物的有效性有利于进行风险评估，并提高药物研发的成功率。此外，中医药在航天医学领域的发展前景极为广阔，我国航天员调理身体以使用补脾益肾的中药为主，配合使用穴位按摩、针灸推拿等疗法，能有效缓解头晕、疲劳、呕吐等症状。目前，以右旋苯丙胺莫达非尼为主的中枢兴奋药，以抗胆碱药和抗组胺药为主的抗运动药，以他汀类药物和血管紧张素转化酶抑制剂为主的心血管系统药等都在航天医学领域得到了很好的应用。

（三）受控环境生命支持系统

受控生态生命保障系统（controlled ecological life support system，CELSS）又称为密闭生态生命保障系统，俗称太空农场。受控生态生命保障系统是人工建造的微型密闭生态系统，它以地球自然生态学原理为依据，通过综合集成工程、生物、农业、信息、食品营养、环境科学和医学等多门学科及多项先进技术，达到高效、合理、稳定地调控系统中生产者、消费者和分解者之间的协同关系，基本实现系统中物质的自主循环和自给自足，从而持续供应航天员生存所需的食物、氧气和净水等最基本的必需物质。

迄今为止，在载人航天计划中，对人类生命的支持取决于空气、水、食物和能量的储存。因为航天飞机上没有冷冻系统，食物变质严重影响航天员的食品安全，新鲜食物仅限于可存放在储物柜中的食物。航天食品比重新包装的野营食品复杂得多，并且盐含量往往较高[69]。采用抗辐射、抗温变、抗振动的聚合物和低温储存等新材料包装和设计显得非常重要[70]。

目前，我国航天受控环境生命支持系统已经历经二十多年的发展，取得了重要的成果。中国航天员中心郭双生等在空间植物栽培装置、植物栽培关键技术和候选植物的筛选研究等领域做出了重要贡献[71,72]。从2016年6月历经180天，由4人共同进行的受控生态生保系统大型集成试验从植物的培育方式、养分供应、生产能力、生理特性等方面进行了研究，这意味我们可以在封闭的深空环境吃上自己培育的蔬菜与水果，这对未来我国长期深空探索的物质保障具有非常重要的意义[73]。北京航空航天大学刘红教授于2009年出版了受控生态生命保障系统领域的专著《生物再生生命保障系统理论与技术》，该书对受控生态生命保障系统的基本概论、关键技术、实验装置以及地基环境应用等方面进行了系统概述。其中，刘红教授团队设计的"月宫一号"为载人航天生命保障系统奠定了基础，解决了航天员在空间环境的食物供给、物资储备和气体交换等难题。"月宫一号"在模拟的月球基地环境建立综合舱和植物舱，成功培育了各种瓜果蔬菜和小麦稻谷，且将大大提高水分和氧气的循环利用效率。

总结与展望

航天医学的监督与保障涉及多种航天学科知识，并以生命医学和航天医学为基础，为航天员执行航天任务保驾护航。近年来，各国载人航天事业的蓬勃发展，对于复杂特殊的空间环境，航天医学监督和保障可以有效降低航天飞行的风险，确保航天任务的圆满成功。在航天医学监督与保障中，本章归纳了航天医学信息的获取方法、特点和检测方式，并总结了各种新型航天生物传感器在航天科研中的应用。此外，各国对于优秀航天员的培养，不仅从身高到体重都有严格控制，而且对其飞行经验和航天知识储备都有严格要求。总之，航天医学监督与保障主要从航天设备和航天员等方面进行技术研究，以达到减弱甚至消除特殊航天环境对航天员生命健康的影响。

自2004年起，我国"嫦娥工程"按照无人探测、载人登月和建立基地的计划有条不紊地进行。2017年美国和俄罗斯宣布联合研发并建造"深空之门"空间站，即以国际空间站为起点，在月球轨道进行为期一年的火星模拟飞行。"深空之门"空间站将成为人类登陆火星的中转站。月球已成为人类飞出地球、开展空间探测的首选目标。与近地轨道载人飞行相比，载人登月和月球驻留任务将会使航天医监工程学面临更多新的挑战。辐射危害与防护、节律紊乱调整、变重力环境的生理适应、心理健康维护、紧急条件下的医学自主救援等技术亟待解决；发展以人为核心的星际安全健康驻留技术，充分保障航天员健康有序的完成航天任务，这也是航天医监与医保未来发展的重要内容。2016 年中国正式立项火星探测任务，并将行星探测任务命名为"天问系列"。随着"天问系列"行星探测任务的进行，中国的深空探测计划也随即拉开帷幕。未来，随着航天技术和医学学科的进步和发展，更多新的航天保障研发成果必将投入载人航天事业中，为航天事业做出重要贡献。因此，建立更多的航天医学研究机构和院校，培养更多的优秀专业人员和受训人员，进行合理的航天医学文凭认证和培训模式，以保障处于航天极端环境中航天员的生命安全和身体健康。如今，航天医学的现代技术发展已经进入快车道，几乎关联人类活动的所有领域，涵盖航空和环境医学等多个方面，并激发更多人的兴趣和认识，有助于进一步普及航天知识和储备人才[74,75]。将来，做好优秀航天员的选拔和训练及储备，形成良好的航天员梯队建设是重中之重。

思 考 题

1. 航天医学保障所应用的生物传感器主要有几种类型，举例说明。
2. 航天医学监督与保障中获取信息的种类和特征。
3. 成为一个优秀航天员的基本要求和必备素质有哪些？
4. 航天医学监督和保障主要从几个方面进行？
5. 除了本章的内容，你认为还有哪些方面可以纳入航天医学保障的范畴？

参 考 文 献

[1] Myers S L, Chang K, 何金娥. 航天员进入核心舱, 中国开始长期在轨驻留 [J]. 英语文摘, 2021(8): 60-63.

[2] 李勇枝. 航天员医学监督与医学保障 [J]. 科学, 2007, 59(4): 32-36.

[3] 许志, 韦明, 宋晋忠, 等. 载人航天医监设备技术发展与展望 [J]. 航天医学与医学工程, 2018, 31(2): 182-188.

[4] 陈善广. 航天医学工程学发展 60 年 [M]. 北京: 科学出版社, 2009.

[5] 王春晨, 文治洪, 曹新生, 等. 医疗卫生专业航空航天知识课程综合实践方案的实施与探索 [J]. 医疗卫生装备, 2019, 40(11): 86-89.

[6] Scampoli P. Solid state nuclear track detectors in hadrontherapy and radiation protection in space[J]. Radiation Measurements, 2009, 44(9): 958-963.

[7] Bondurant S. Contributions of aerospace medicine to clinical medicine[J]. Aviat Space Environ Med, 1986, 57(10): 54-57.

[8] Chew M T, Nisbet A, Jones B, et al. Ion beams for space radiation radiobiological effect studies[J]. Radiation Physics and Chemistry, 2019, (165):108373.

[9] Naito M, Kodaira S, Ogawara R, et al. Investigation of shielding material properties for effective space radiation protection[J]. Life Sci Space Res (Amst), 2020(26): 69-76.

[10] Hargens A R, Bhattacharya R, Schneider S M. Space physiology VI: exercise, artificial gravity, and countermeasure development for prolonged space flight[J]. Eur J Appl Physiol, 2013, 113(9): 2183-2192.

[11] Vernikos J, Schneider V S. Space, gravity and the physiology of aging: parallel or convergent disciplines? A mini-review[J]. Gerontology, 2010, 56(2): 157-166.

[12] Nelson G A. Space radiation and human exposures, a primer[J]. Radiat Res, 2016, 185(4): 349-358.

[13] Hei T. Life sciences in space research[J]. Life Sciences & Space Research, 2015(4): 35-45.

[14] Cucinotta F, Alp M, Sulzman F M, et al. Space radiation risks to the central nervous system[J]. Life Sciences and Space Research, 2014, 2: 54-69.

[15] Kramer L A, Hasan K M, Stenger M B, et al. Intracranial effects of microgravity: a prospective longitudinal MRI study[J]. Radiology, 2020, 295(3): 191413.

[16] Cucinotta F, Kim M, Ren L. Evaluating shielding effectiveness for reducing space radiation cancer risks[J]. Radiation Measurements, 2006, 41(9): 1173-1185.

[17] 沈羡云, 唐承革. 两种有希望用于航天员长期航天飞行的医学防护措施 [J]. 载人航天, 2004, 1(6): 7-10.

[18] 李勇枝, 王宁, 朱永基. 中医药助力航天员 [N]. 健康报, 2012, 5.

[19] Yatagai F, Honma M, Ukai A, et al. Preliminary results of space experiment: Implications for the effects of space radiation and microgravity on survival and mutation induction in human cells[J]. Advances in Space Research, 2012, 49(3): 479-486.

[20] Hartley J L, Hall G L. Astrostomatology: dental standards for the selection and examination of space crewmen[J]. SAM-TR: USAF School of Aerospace Medicine, 1966: 1-3.

[21] 虞学军. 我国航天环境医学研究的实践与成就 [J]. 航天医学与医学工程, 2008, 21(3): 188-191.

[22] Lou J, Chu G, Zhou G, et al. Comparison between two kinds of cigarette smoke condensates (CSCs) of the cytogenotoxicity and protein expression in a human B-cell lymphoblastoid cell line using CCK-8 assay, comet assay and protein microarray[J]. Mutation Research/Genetic Toxicology & Environmental Mutagenesis, 2010, 697(1-2): 55-59.

[23] Wang S, Li W, Yang X, et al. Musculoskeletal alterations of hindlimb during simulated microgravity and reloading in rats: compared by gender[J]. Microgravity Science and Technology, 2019, 31(4): 347-355.

[24] Peracchi I S, Vohradsky J, Guatelli S, et al. Modelling of the Silicon-On-Insulator microdosimeter response within the International Space Station for astronauts' radiation protection[J]. Radiation Measurements, 2019, (128): 106182.

[25] Rougerie P, Miskolci V, Cox D. Generation of membrane structures during phagocytosis and chemotaxis of macrophages: role and regulation of the actin cytoskeleton[J]. Immunological

Reviews, 2013, 256(1): 222-239.

[26] 高艳. 利用模式生物研究毫米波及微波辐射生物效应及医学防护 [D], 北京: 中国人民解放军军事医学科学院, 2012.

[27] 白延强, 刘朝霞. 长期载人航天飞行医学保障面临的挑战 [J]. 空军总医院学报, 2011, 27(1): 12-17.

[28] 管春磊, 钱锦康. 航天飞行紧急逃逸和救生的医学保障 [J]. 载人航天信息, 2009(5): 1-18.

[29] 彭毅, 眼动信号的提取与分类识别研究 [D]. 上海: 上海师范大学, 2016.

[30] 胡正伟, 呼吸信号检测与预测技术的研究 [D]. 南昌: 南昌航空大学, 2017.

[31] 夏建松, 朱文武, 杨挺. 心冲击信号研究进展及其在医学中的应用 [J]. 中国医疗设备, 2021, 36(3): 168-172.

[32] 蔡联英. 胃电图的原理及其临床应用 [J]. 广西医学, 2002(10): 1580-1582.

[33] 龚严冰, 高上凯. 胃电研究的进展及前景 [J]. 北京生物医学工程, 2001(3): 221-224.

[34] 徐志明, 申行运, 刘国印, 等. 体位改变对飞行员频域心电图的影响 [J]. 航天医学与医学工程, 2003(3): 168-171.

[35] 白杨, 郭雷, 李恩有. 呼出气挥发性有机化合物在临床转化医学中的应用 [J]. 安徽医药, 2019, 23(3): 615-620.

[36] Bonfrate L, Tack J, Grattagliano I, et al. Microbiota in health and irritable bowel syndrome: current knowledge, perspectives and therapeutic options[J]. Scand J Gastroenterol, 2013, 48(9): 995-1009.

[37] Ilyin V K. Microbiological status of cosmonauts during orbital spaceflights on Salyut and Mir orbital stations[J]. Acta Astronaut, 2005, 56(9-12): 839-850.

[38] Rosenzweig J A, Abogunde O, Thomas K, et al. Spaceflight and modeled microgravity effects on microbial growth and virulence[J]. Appl Microbiol Biotechnol, 2010, 85(4): 885-891.

[39] Lizko N N. Problems of microbial ecology in man space mission[J]. Acta Astronaut, 1991, 23: 163-169.

[40] 雷浪伟, 韩炳星, 兰海云, 等. 头低位卧床期间人体肠道益生菌多样性变化 [J]. 中国微生态学杂志, 2015, 27(11): 1253-1257.

[41] Xun W P, Yang D, Huang Z L, et al. Cellular immunity monitoring in long-duration spaceflights based on an automatic miniature flow cytometer[J]. Sensor Actuat B-Chem, 2018, 267: 419-429.

[42] 张兰涛, 魏传锋, 侯永青, 等. 长期载人航天器微生物控制难点及对策 [J]. 生命科学仪器, 2014, 12(3): 17-19.

[43] 闫洁, 李兴乾, 张兰涛. 载人航天器密封舱地面微生物控制与检测 [J]. 航天器环境工程, 2021, 38(1): 88-91.

[44] Dietze G, Bartlett D T, Cool D A, et al. ICRP, 123. Assessment of radiation exposure of astronauts in space. ICRP Publication 123[J]. Ann Icrp, 2013, 42(4): 1-339.

[45] Bhalla N, Jolly P, Formisano N, et al. Introduction to biosensors[J]. Biosensors for Medical Applications, 2016, 60(1):1-8.

[46] 李晓琼, 冷坤, 朱宇晴, 等. 航天医学保障中的生物传感器技术 [J]. 生命科学仪器, 2018, 16(1): 129-145.

[47] Roda A, Mirasoli M, Guardigli M, et al. Advanced biosensors for monitoring astronauts' health

during long-duration space missions: Science Direct[J]. Biosensors and Bioelectronics, 2018, 111: 18-26.

[48] Eiermann P, Kopp S, Hauslage J, et al. Adaptation of a 2-D clinostat for simulated microgravity experiments with adherent cells[J]. Microgravity Science and Technology, 2013, 25(3): 153-159.

[49] Righi M, Puleo G L, Tonazzini I, et al. Peptide-based coatings for flexible implantable neural interfaces[J]. Scientific Reports, 2018, 8(1): 502.

[50] Mz A, Mm A, Mg A, et al. Chemiluminescence-based biosensor for monitoring astronauts' health status during space missions: Results from the International Space Station[J]. Biosensors and Bioelectronics, 2019, 129: 260-268.

[51] West S J, Frant M S, Wen X, et al. Electrochemistry on Mars[J]. Am Lab, 1999, 31(20): 48-54.

[52] Rosenzweig J A, Ahmed S, Eunson J, et al. Low-shear force associated with modeled microgravity and spaceflight does not similarly impact the virulence of notable bacterial pathogens[J]. Applied Microbiology & Biotechnology, 2014, 98(21): 8797-8807.

[53] Abi A, Mohammadpour Z, Zuo X, et al. Nucleic acid-based electrochemical nanobiosensors[J]. Biosensors & Bioelectronics, 2018, 102: 479-489.

[54] Parra M, Schonfeld J. WetLab-2: Wet lab RNA smart cycler providing PCR capability on ISS[P]. 2015.

[55] Amalfitano S, Levantesi C, Copetti D, et al. Water and microbial monitoring technologies towards the near future space exploration[J]. Water Res, 2020, 177: 115787.

[56] 黄伟芬. 神舟七号载人航天飞行任务航天员选拔与训练 [J]. 载人航天, 2008(4): 19-26.

[57] Kovacs G, Mark S, Reddy S V. Analysis of age as a factor in NASA astronaut selection and career landmarks[J]. PLoS One, 2017, 12(7): e0181381.

[58] Kanai T. Biophysical characteristics of HIMAC clinical irradiation system for heavy-ion radiation therapy[J]. International Journal of Radiation Oncology Biology Physics, 1999, 44(1):201-210.

[59] Mituo I, Jun H, Tomohisa K, et al. Effect of space flight on the frequency of micronuclei and expression of stress-responsive proteins in cultured mammalian cells[J]. Journal of Radiation Research, 2002, 43: 141-147.

[60] 刘畅. 航空航天医学教学改革的思考与建议 [J]. 时代教育, 2017, 1: 234-234.

[61] Blakely E A, Chang P Y. A review of ground-based heavy-ion radiobiology relevant to space radiation risk assessment. Part II: Cardiovascular and immunological effects[J]. Advances in Space Research, 2007, 40(4): 461-469.

[62] Ball H, Evans C, Ballard J, et al. Safe Passage: Astronaut Care for Exploration Missions[M]. Bostan: National Academies Press, 2001.

[63] Loehr J A, Guilliams M E, Nora P, et al. Physical training for long-duration spaceflight[J]. Aerospace Medicine & Human Performance, 2015, 86(12): 14-23.

[64] Bloomberg J J, Peters B T, Cohen H S, et al. Enhancing astronaut performance using sensorimotor adaptability training[J]. Frontiers in Systems Neuroscience, 2015, 9: 129.

[65] Mira M, Marco D, Nicolas F. Biological effects of space radiation on human cells: history, advances and outcomes[J]. Journal of Radiation Research, 2011, 52(2): 126-146.

[66] Mader T H, Gibson C R, Pass A F, et al. Optic disc edema, globe flattening, choroidal folds, and

hyperopic shifts observed in astronauts after long-duration space flight[J]. Ophthalmology, 2011, 118(10): 2058-2069.

[67] Fya B, Mha C, Nd B, et al. Biological effects of space environmental factors: a possible interaction between space radiation and microgravity-ScienceDirect[J]. Life Sciences in Space Research, 2019, 20: 113-123.

[68] Griswold H R, Trusch R B. Emergency and rescue considerations for manned space missions[J]. Acta Astronautica, 1981, 8(9-10): 1123-1133.

[69] Ambrožová I, Brabcová K, Spurný F, et al. Monitoring on board spacecraft by means of passive detectors[J]. Radiat Prot Dosimetry, 2011, 144(1-4): 605-610.

[70] Mitchell C A. The role of bioregenerative life-support systems in a manned future in space[J]. Trans Kans Acad Sci, 1993, 96(1-2): 87-92.

[71] Mehta P, Bhayani D. Impact of space environment on stability of medicines: challenges and prospects[J]. J Pharm Biomed Anal, 2017, 136: 111-119.

[72] 景海鹏, 陈冬, 赵丕盛, 等. 空间微重力下植物栽培水分养分控制研究 [J]. 自动化学报, 2018, 44(10): 1764-1770.

[73] 沈韫赜, 郭双生, 赵丕盛, 等. 空间植物栽培关键技术地面验证试验研究 [J]. 载人航天, 2018, 24(5): 662-668.

[74] 李莹辉, 左永亮. "绿航星际": 4 人 180 天受控生态生保系统集成试验圆满收官 [J]. 国际太空, 2017(1): 14-18.

[75] 齐玢, 果琳丽, 张志贤, 等. 载人深空探测任务航天医学工程问题研究 [J]. 航天器环境工程, 2016, 33(1): 21-27.

第十章 航天生命保障技术

引　言

载人航天工程是以保证航天员的生命安全为第一要求的，不仅要保证航天员顺利进入太空，而且要保证航天员安全地在太空工作并返回地面。载人航天任务中，航天员不仅要面对空间失重、辐射等恶劣环境，而且航天器发射及返航过程中产生的持续性加速度和冲击性加速度也会对航天员的生命健康造成威胁。此外，航天器工作产生的振动、噪声会对航天员健康及工作效率产生一定影响。因此，航天生命保障技术直接关系到航天员的身体健康、工作效率和生命安全，是载人航天技术的重大关键技术之一。目前航天生命保障技术研究已取得一定的进展。例如，科研人员已研发出可减小加速度对航天员影响的航天缓冲减振系统，并提出了多种防护空间失重和辐射的措施等。本章简单介绍载人航天工程中威胁航天员生命健康的持续性加速度、冲击性加速度、失重环境、空间辐射、振动、噪声等不利环境，并重点阐述面对这些不利环境应采取的防护措施。

第一节　失重效应的物理防护

人类进化了几千万年，已经完全适应了地球的重力环境，然而太空失重环境会引起航天员机体发生一系列适应性改变，如骨丢失、肌肉萎缩、钙和钠代谢异常等。但随着航天飞行时间的延长，这种适应性改变也可能转化为病理性变化，且不利于航天员返回地球后的再适应。目前失重效应的防护主要以航天员的体能训练为主，此外人工重力、力学刺激、电磁场防护及下体负压等物理防护措施也受到了广泛的关注。

一、物理防护

（一）体能训练

航天员的选拔是进行体能训练的前提和基础，通过临床医学、心理学和空间特定环境耐受性等方面的检测，选拔出身体素质、心理素质、耐力和工作能力较好的预备航天员，然后对预备航天员进行体能训练，能取得更好的训练效果。

失重的生理效应是一种类似于废用和衰老的状态，体能训练能够增强航天员的免疫力、提高机体感觉和代谢能力,有效防止失重造成的人体生理功能的"废用性"变化。因此,体能训练能帮助航天员更好地适应失重环境,完成复杂的太空任务,是目前对抗失重最有效的措施之一。体能训练是针对肌肉、骨骼、耐力、心脏、呼吸、柔韧性、协调性、敏感性、反应能力等进行的有计划的、有目的的、有针对性的体育锻炼。体能训练一般包括平衡性训练、柔韧训练、耐力训练、速度训练及力量训练等,对应训练方法包括高强度间歇训练、抗阻训练及有氧运动等[1]。

(二)在轨体能训练

航天员在太空工作时,为了抵抗失重等不利条件对身体的影响及保证工作效率,也需要进行体能训练,被称为在轨体能训练。在轨体能训练能维持肌肉骨骼系统及心血管系统的正常生理功能,保证航天员在太空中的运动能力。虽然在轨体能训练的方式不尽相同,但都是以耐力训练和力量训练相结合的模式进行训练的[2]。

1. 耐力训练

耐力训练的常用设备包括自行车功量计(cycle ergometer)和跑台(treadmill)。自行车功量计有不同的强度等级,能够以功率计算并实时反馈航天员的运动强度[3]。太空使用的跑台类似于家用跑步机,不同的是太空跑台在使用时需要采用弹性束缚带将航天员束缚在跑台上才能进行锻炼,否则在太空失重的环境下,航天员无法完成跑步锻炼。此外,太空跑台采取了防振措施,避免航天员锻炼时影响其他精密仪器。由于航天员在太空中缺乏其他有氧活动(如行走等),因此需要利用自行车功量计和太空跑台进行有氧锻炼。通过有氧锻炼能在一定程度上改善失重引起的航天员立位耐力(orthostatic tolerance)不良现象,并能够有效预防失重引起的肌肉萎缩、骨质流失及下肢力量减弱等不利影响。航天员进行有氧锻炼的时间和强度与飞行时间有关,一般航天员在入轨第三天开始进行有氧锻炼,航医推荐的锻炼时间为短期飞行每天15min,长期飞行隔天一次,每次1h[4]。而ISS采取的锻炼方案为每周进行4～6次、每次30～45min的跑台锻炼,同时进行2～3次、每次30～45min的自行车功量计锻炼[5]。2012年,中国航天员刘洋在"天宫一号"上首次使用自行车测功机。2021年,在"神舟十二号"飞船上,航天员利用自行车功量计锻炼的同时,还会利用专用的呼吸器和上肢锻炼装置,这样不仅能够强化心肺功能,也能够同时锻炼上肢和下肢的力量[6]。

2. 力量训练

力量训练主要通过抗阻训练的方式来实现,常见的抗阻训练装备包括抗阻训练装置(resistive exercise device,RED)、拉力器(expander)、抗阻飞轮(flywheel)

和企鹅服（penguin suit）。其原理是通过对抗运动器械阻力的方式来进行力量训练，机械阻力对肌肉骨骼的力学刺激能缓解失重环境下肌肉及骨骼功能的下降，预防肌肉萎缩及保持关节的稳定性。尤其是在长期执行航天任务过程中，这种力学刺激能维持航天员正常的肌肉骨骼功能，不至于出现肌肉僵硬的情况，保证航天员能够顺利完成航天任务。ISS 上最先安装的抗阻训练装置包含多种弹力装置以及把手、固定带、脚环等部件，以弹力为对抗力，航天员可进行深蹲、卧推等动作。2008 年以后，ISS 上又安装了以真空产生阻力的改进后的抗阻装置（advanced resistive exercise device，ARED），该装置满足了更多的训练负荷要求，既可以进行全身性的训练，也可以对某个关节进行针对性的训练。拉力器也是以弹力为对抗力，我国航天员聂海胜在"神舟十二号"飞船中使用拉力器完成了各项力量训练，通过平拉扩胸动作锻炼上肢力量、通过竖拉动作锻炼腿部力量、通过"搓澡式"动作锻炼后背肌群。使用抗阻飞轮锻炼时，航天员能够在飞轮上进行负重深蹲等动作。企鹅服可以提供长达 10h 但不超过 50kg 的压力负荷，当航天员穿戴企鹅服移动时必须克服阻力，通过这种方式不但可以给予全身肌肉力学刺激，有利于静脉血回流，而且航天员不需额外花费时间进行训练[7]。例如，我国航天员景海鹏、刘洋和刘旺在进入"天宫一号"后每天至少要穿戴 8h 企鹅服。

3. 制订合理的训练计划

随着航天任务时间的增加，航天员的训练时间将不断增加。现阶段 ISS 航天员每天训练约 2.5h，航天员承受了很大压力。NASA 证实，短期飞行中，间歇性高强度训练方案与持续性低强度训练方案的防护效果相同，且用时较短[8]。航天员在进行体能训练的同时，也应该制订适当的作息制度，注意饮食和营养。航天员在空间站工作时仍应该保持 8h 的充足睡眠时间，1.5 ～ 2.25h 的体能锻炼时间。

此外，探究最佳锻炼和饮食需求匹配的方案，是长期飞行任务的基本要求。无论是高估还是低估能量和饮水的需求都不利于航天任务的顺利完成。针对失重造成航天员体液分布变化、肌肉骨骼的废用性变化等不适症状，应当有目的地利用药物防护或治疗，以减轻失重对机体的负面影响，相关的药物治疗或防护将在后续章节中详细介绍。

二、人工重力

通过人工重力（artificial gravity）可以模仿地球 1G 的重力环境，给予机体正常的力学刺激，从而使肌肉骨骼系统及心血管系统维持正常的生理功能，因此人工重力被认为是对抗失重的有效措施之一。在航天器中实现人工重力的方式有两种：第一种方式是航天器整体或航天员居住舱围绕特定的中轴不断旋转，通过这种方式能够不间断地产生人工重力，因此被称为"全时性人工重力"或"连续性人工重力"，但这种方式需要较大的能量供应，成本和设计难度都比较高。空间探索初期，研究者曾使"双子座飞船"（Gemini 11）绕"阿金娜号"（Agena）运载火箭旋转而产生人工重力，但只产生了较小的离心力，仅能使飞船上的物体掉向地板，航天员并没有明显感到重力的变化[9]。

第二种方式是通过舱内的短臂离心机定时旋转产生"间断性人工重力"。这种方式相对于第一种方式在成本和设计难度上都有所降低，而且机体维持健康状态并不需要连续的重力刺激，因此"间断性人工重力"的方式可实施性更高。考虑到离心机可能会对航天器的正常运行造成影响，目前载人航天器中并没有安装离心机，而动物实验研究表明利用离心机模拟 1G 的重力加速度，对防止大鼠的骨质流失有一定的效果。苏联科学家在"宇宙 936 号"生物卫星上开展了动物实验，将 20 只大鼠作为对照组接受空间失重作用，另外将 10 只大鼠放到离心机上接受 1G 的人工重力，在卫星飞行 18.5 天后，对照组大鼠的肌肉萎缩和骨质流失程度均比实验组的大鼠严重。这说明 1G 的人工重力能缓解失重对机体的不良影响[10]。相信随着科学技术的不断突破，未来在载人航天工程中一定能完全实现人工重力，降低失重对航天员的影响。

三、力学刺激

人体各项生理功能的正常进行离不开重力的刺激。例如，成骨细胞需要特定的力学环境刺激才能正常进行骨形成功能；骨骼和肌肉也需要通过感受外界力学刺激而改变自身结构，进而执行特定的生理功能。当航天员处于太空失重环境中时，因为没有了重力的刺激，成骨细胞不能正常成骨，而破骨细胞的功能不变或增强，骨矿物质丢失，从而导致失重性骨质流失。另外，失重也会导致肌肉骨骼产生"废用性"变化，进而发生骨质流失、肌肉萎缩等病理性变化。因此，研究者提出了通过力学刺激（mechanical stimulation）的方式来预防失重性骨丢失及肌肉萎缩。

目前力学刺激主要通过全身振动的方式实现。研究发现，对后肢尾悬吊大鼠每天进行 10min 的 90Hz、0.25g 的振动刺激，能够使其骨形成率恢复正常；而进行每周 5 天，每天 20min 的 45Hz、0.6g 的振动刺激能使其胫骨小梁骨的刚度增加 38%。此外，对头低位卧床实验志愿者每天进行 19～23Hz、峰值 2000N 的振动刺激，能明显增加其胫骨骨量，抑制其胫骨的骨质流失。这说明全身振动对失重性骨质流失具有一定的治疗和预防效果，但由于全身振动治疗的机制尚不完全明确，而且太空中失重环境与地面模拟的失重环境仍存在一定差异，因此全身振动的方法目前主要应用于地面上骨质疏松的治疗。Rubin 等[11] 研究发现，35 名绝经后的女性志愿者一年内每天接受 10min 大小为 0.2g、频率为 30Hz 的机械振动刺激后，股骨颈处的骨密度增加了 0.04%，腰椎处的骨质流失也有所减缓。李志香等[12]对骨质疏松志愿者进行了为期 3 个月的振动治疗，患者每天接受 10min 频率为 30Hz、振幅为 5mm 的振动刺激，患者的腰椎骨密度平均上升了 1.29%，股骨密度平均上升了 1.66%，说明振动是对抗骨质流失的一种有效措施。

全身振动是一种有效且副作用小的对抗骨质流失的方式，但由于振动是由振幅、加速度和频率三个变化范围大的参数组合而成的，且同时作用于人体多个器官和组织，因此不同参数的振动产生的生物学效应不尽相同。目前使用频率小于90Hz、5g 左右加速度的正弦振动，没有发现对人体有明显的副作用。此外，航天员在空间环境下对振动的反应是否与地面相似，也是需要进一步探讨的问题之一，所以，针对航天员如何设计一种最安全有效的振动模式是目前亟待解决的难题。

四、电磁场防护

生物电现象是一种普遍存在的生命活动，细胞通过膜电位的变化完成兴奋传导、跨膜运输等基本生命活动，而磁场和重力一样，是地球普遍存在的物理因素之一，电场和磁场具有不可分割性，因此生物体的电磁效应受到了研究者的广泛关注。研究发现，适宜的电磁场刺激能通过影响骨髓间充质干细胞（bone marrow stem cell，BMSC）、成骨细胞和破骨细胞的功能而抑制骨质流失。一方面电磁场刺激能通过增强骨髓间充质干细胞中的碱性磷酸酶活性、增加骨钙素的含量而促进骨髓间充质干细胞的成骨性分化，并且还可以抑制骨髓间充质干细胞的成脂分化。另一方面电磁场刺激能促进成骨细胞增殖和矿化并抑制破骨细胞的成熟和功能[13]。虽然电磁场具有成本低、副作用小等优点，但航天器中会装置许多精密仪器，电磁场可能会对这些精密仪器的正常运行产生不利影响。因此，电磁场目前并没有应用到失重性骨质流失的防护方面，而主要应用于骨质流失的治疗方面。

目前，低频脉冲电磁场（pulse electromagnetic fields，PEMF）疗法在抑制骨质流失方面取得了较好的效果。不同参数的低频脉冲电磁场治疗也能起到不同的效果。例如，15Hz、0.8mT 的低频脉冲电磁场疗法，能通过抑制 IL-6 的表达和促进转化生长因子-β（transforming growth factor-β，TGF-β）的分泌而抑制尾悬吊大鼠后肢的骨质流失[14]。15Hz、2.4mT 的低频脉冲电磁场能通过促进骨形成减轻后肢尾悬吊大鼠的"废用性"骨质流失[15]。但使用不同的频率、强度、治疗时间的参数和不同的低频脉冲电磁场发生装置获得的实验结果变化很大。这导致实验重复性很差，降低了实验数据的可信度，不利于电磁治疗方法的完善。因此，如何确定一个最佳的电磁场参数是目前电磁场治疗面临的最大难题，电磁场治疗是否对人体具有潜在的不良影响以及如何消除这些不良影响还有待进一步研究。

五、下体负压

人类长期生活在地球，机体血液向下肢流动更加容易，当航天员处于太空失重的环境时，机体很难适应这种变化，这就会导致流向下肢的血液减少，同时全身的血液分布也会发生变化。这种变化不利于航天员正常航天任务的进行，长此以往可能会导致肌肉萎缩等病理性变化，威胁航天员的生命健康。下体负压（lower body negative pressure，LBNP）是指通过下体负压设备在下体周围形成的负压环境，这种压力能够产生类似于地球重力的一种力学刺激，从而很好地改善太空中航天员的全身血液循环系统。目前下肢负压方法主要与企鹅服及在轨体能训练联合使用，尽可能使太空中的航天员受到类似于地球重力的力学刺激，从而对抗失重效应对航天员造成的心血管功能异常等不良影响。NASA 的研究表明，100mmHg 的下肢负压与太空日常锻炼结合使用时，人体受到的生理应力和地面正常条件下直立运动时的情况较为相似[16]。Christopher 等[17] 研究发现，持续 8h 的夜间下体负压刺激能有效抑制失重引起的脑血流量减少，进而改善空间飞行中航天员认知障碍的不适症状。俄罗斯在载人飞船中设立下体负压舱，将其作为航天员返回地面前的对抗措施。虽然下体负压能较为有效地对抗失重效应造成的航天员心血管功能异常，但对骨骼-肌肉系统不产生明显的对抗作用。因此，美国计划将太空跑台放置到下体负压舱中，使航天员在锻炼时就能同时对心血管系统与骨骼肌施加负荷。

六、飞行后的再适应

太空的失重环境会引起机体生理系统产生适应性变化，导致航天员返回地球后身体出现一些不适症状。航天实践表明，航天员在执行 4 ～ 6 个月飞行任务后，近端股骨的体积骨密度下降了 11%，经过一年后，体积骨密度并没有完全恢复，分别达到了飞行任务前的 91% 和 93%。这说明空间失重性骨质流失持续时间较久，难以完全恢复。因此，航行后的再适应训练极为关键。航天员返回地球后，应在不同时间段采用不同的恢复策略。航天员在返回地球的 3 ～ 8 天内进行低强度的体育锻炼及治疗性按摩，使航天员恢复站立姿势的稳定性，使心血管系统适应较小的体力负荷。航天员返回地面 8 天以后采取的再适应训练方式与第一阶段相同，但增加了训练强度，使航天员的心血管、呼吸系统及支撑系统功能慢慢恢复。最后，进行常规体育锻炼并使用相关治疗药物，最大程度上恢复航天员的各项生理功能。

第二节　持续性加速度效应的防护

载人飞船在发射和返回阶段由于受到多种因素的影响，做的是一种变加速运动，此时航天员会受到一个方向与合外力方向相反的假想惯性力。人体加速度就是这种惯性力产生的惯性加速度与重力加速度的矢量和，按照作用方向的不同分为持续性正加速度（+G）和持续性负加速度（–G），其中胸-背向、头-盆向、左-右向的人体加速度分别以+G_x、+G_z、+G_y 表示，反之则以–G_x、–G_z、–G_y 表示。例如，人站立、倒立、仰卧和俯卧在同一地面上时，人体加速度分别是+1G_z、–1G_z、+1G_x和–1G_x。此外，惯性力会导致人体内血液重新分配、脏器移位等生理效应，从而导致人体出现内部出血、视觉变化、意识丧失等一系列的生理机能不良反应。因此，持续性加速度效应的防护，实质上是要降低由加速度引起的惯性力对航天员的影响。

一、持续性加速度及其效应

（一）持续性加速度

持续性加速度（sustained acceleration）指作用时间大于 1s 的长时间加速度，其中以+G_x 和+G_z 最为常见且加速度值比较大，是威胁航天员安全的重要因素，也是长期以来航天防护的研究重点。在发射航天器、航天任务完成后、航天器返回地面时都会有比较大的+G_x 发生，其值可高达 10G，已远超人体的耐受限度[18]。虽然–G 与+G 仅仅是作用方向相反，但也会产生一系列与+G 作用时不同的生理机能反应。相对而言–G 在载人航天中并不常见，虽然人体对–G 的耐受力更差，但–G 对载人航天任务的影响却远低于+G[19]。

（二）持续性加速度对航天员的影响

持续性加速度主要从动力学效应和人体主观反应两个方面对航天员造成影响。一方面，人体对不同大小的持续性加速度的主观反应不同，普通的健康人在不采取任何其他对抗措施的情况下对不同大小的持续性加速度的主观反应也不同。在+3 ～ +6G_x 时机体会产生胸痛，呼吸急促，视力模糊，操纵、判断和反应能力轻度下降的症状；在+6 ～ +8G_x 时机体重要器官可能会发生衰竭；当大于+8G_x 时，可能会发生肺气肿和肺萎陷等病理损伤，大于+10G_x 时就可能引起意识丧失，不同大小的+G_x 对机体的影响如表 10-1 所示。

表 10-1　人体对不同大小+G_x 的不同主观反应

+G_x 值	人体主观反应
+3 ～ +6G_x	胸痛，呼吸开始急促，视力模糊，视野减小，操纵、判断和反应能力轻度下降
+6 ～ +8G_x	除上述不适症状更严重外，重要器官功能开始出现衰退迹象
+8 ～ +10G_x	声音感知能力开始减退，可能发生肺气肿和肺萎陷等病理损伤

+G$_x$值	人体主观反应
+10 ～ +14G$_x$	呼吸极度困难，胸痛剧烈，视力及触觉消失，常发生心律失常，可能发生"黑视"和意识丧失，人的操纵、控制、判断和反应能力严重下降
+14G$_x$以上	听觉基本消失，发生气胸、肺气肿和肺萎陷等病理损伤的概率增大

人体对+G$_z$的耐受力远不如对+G$_x$的耐受力，大于+2G$_z$时就会导致人体内脏向下移位，出现不舒服的牵拉感觉，甚至使机体产生疼痛感；大于+2.5G$_z$时便很难站立；当大于+4.5G$_z$时就容易引起意识丧失，不同大小的+G$_z$对机体的影响如表 10-2 所示。

表 10-2　人体对不同大小+G$_z$的不同主观反应

+G$_z$值	人体主观反应
+1G$_z$	人直立时所受的地心引力
+2G$_z$	手脚感觉沉重，面部及其他部位软组织下坠，行走已非常困难
+2.5G$_z$	身体已很难由坐位站立起来
+3G$_z$	皮肤软组织下坠，外貌变形，判读仪表容易出现错误
+3 ～ +4G$_z$	四肢运动困难，无法完成站立动作，需费很大力气才能保持直立坐姿，呼吸困难，内脏向下移位，出现不舒服的牵拉感觉，甚至发生疼痛，视觉功能下降
+4.5 ～ +6G$_z$	除上述现象更严重外，可能引起视力障碍，如暴露时间过长，会导致意识丧失

–G$_z$主要引起机体内脏器官及体液向头脑部移动，从而导致头痛、失明等不良现象。人体对–G$_z$的耐受力更差，–1G$_z$时就会感觉到明显的头面部充血发胀，大于–3G$_z$时极易导致意识丧失现象的发生，不同大小的–G$_z$对机体的影响如表 10-3 所示。

表 10-3　人体对不同大小–G$_z$的不同主观反应

–G$_z$值	人体主观反应
–1G$_z$	与倒立时的感觉相同，头面部充血发胀，脏器向头端移位，胸部发闷，大腿和肩部承受压力增大
–1 ～ –2G$_z$	头面部胀感和受压感更加明显
–2 ～ –3G$_z$	暴露数秒钟后，头部跳痛并可持续数小时；面颈部皮肤明显充血水肿，按之发生凹陷；眼结膜血管充血、凸起，眼球疼痛，泪水分泌量增多并导致视线模糊
–3 ～ –4.5G$_z$	头痛剧烈，头颅似要裂开；面颈部充血水肿严重；眼结膜血管破裂出血，眼球似要从眼眶中被挤出，可能发生暂时性视力丧失；出现呼吸及吞咽困难的情况
–4.5 ～ –5G$_z$或以上	精神紊乱，步态蹒跚，甚至会发生超过 6s 的意识丧失情况

持续性加速度的动力学效应是由惯性力造成的，主要体现在人体全身体液重

新分配、组织器官发生位移和挤压等方面，这会对航天员的心血管系统、神经系统以及肌肉骨骼系统产生不利影响。对心血管系统的影响主要是因为全身体液重新分配而造成的心律失常，血管内压变化，机体局部区域出血、水肿等，如果持续性加速度值过大且持续时间长则会引起人体大血管破裂，直接威胁航天员的生命安全。此外，航天员由于受到$+G_z$的作用，导致心脏向头部泵血困难，造成航天员心脏以上部位动脉血压降低，脑部血液回流量减少，从而会引起大脑皮层神经细胞缺血、缺氧所致的视觉机能障碍和意识丧失等生理效应[20]，这种现象被称为持续性加速度引起的意识丧失（G induced loss of consciousness，G-LOC）。持续性加速度也会影响脑部及神经系统。例如，遭受 9G 以上的持续性加速度时，可能会导致小脑损伤，在离心机训练后，也有发生大脑梗死的报道。持续性加速度对肌肉骨骼系统的影响最为直接明显，惯性力可能会造成肌肉、韧带拉伤以及骨折等，即使穿了抗荷服，在 8 ～ 10G 也会出现肋骨骨折的情况。如果长时间暴露在大于地球表面重力加速度的环境下极容易损害颈椎，也可能会造成椎间盘突出等不利影响。

　　此外，研究发现，模拟失重后被试者对$+G_x$的耐受力变得更差，主要表现为在施加$+G_x$时被试者身体对失重的不适反应过早出现。例如，呼吸困难、视觉障碍和心动过缓等不适反应模拟失重前在 13.6G 左右出现，模拟失重后在 11.6G 左右就出现了。也有研究发现模拟失重后被试者$+G_x$耐力最大下降了 5G，平均下降了 1.3G。事实上，长期在太空中工作的航天员返回地面时，对$+G_x$的耐受远比飞行前在地面离心机上耐受相似超重困难得多。由于载人航天任务的特殊性，任何一个细节的操作失误都有可能导致航天任务失败，甚至会危及航天员的生命安全。因此，对持续性加速度效应的防护是至关重要的，不仅能够保障航天员的生命安全，而且有利于航天任务的顺利进行。

二、+G 效应的防护

（一）抗荷服

　　利用一些抗荷装备也可以很好地对持续性加速度进行防护，如抗荷服（antigravity suit，AGS）的使用以及飞船的工程设计。目前通过航天器的工程设计可以将上升时期的加速度控制在不超过 5G，返回时不超过 4G，再结合抗荷服的使用便能够很好地降低持续性加速度对航天员生命健康的影响。

　　航天实践表明，飞船返回时如果不使用抗荷服，航天员感觉受到的超重值比实际高 4G，且 6.6% 的航天员会出现视觉紊乱的现象，而使用抗荷服则不会发生视觉紊乱的现象，抗荷服能提高人体 1.2 ～ 1.6G 的正过载耐力[21]。抗荷服发挥作用的基本原理和我们平时测量血压的原理有些相似，在高过载时，通过抗荷服向下肢及腹部施加压力，防止组织器官由于力学环境的改变而发生位移，阻止血液大量向身体下部分流去，保证组织器官以及血液在全身的正常分布，从而起到抗荷作用。

　　按照作用方式的不同可以将抗荷服分为充气式抗荷服、充液式抗荷服及弹性抗荷服，充气式抗荷服从开始充气到完成充气需要 1s，存在反应滞后的缺点。全新的充液式抗荷服在高过载时，液体压力增大而膨胀，形成负压作用于人体下肢，从而保证组织器官以及血液的正常分布。由于充液式抗荷服的作用过程是一个自动的物理过程，不需要额外的调节，因此很好地解决了充气式抗荷服反应滞后的缺点。但充液式抗荷服所占体积较大，质量也比较大，会给航天飞船以及航天员造成额外的负担，因此在航天飞行中并没有得到广泛的使用。俄罗斯的航天员穿的弹性抗荷服使用时不充气，而是通过拉紧系带的方法提高下肢表面的服装压力，这很好地克服了充气式抗荷服反应滞后的缺点以及充液式抗荷服质量大的缺点。

（二）抗荷座椅

　　航天员在腿部略抬高的仰卧姿态时对 $+G_x$ 的耐力远高于其他体位，针对这个特点可通过合理设计航天座椅背角而提高航天员对持续性加速度的耐受力，座椅背角在 75° 左右较为理想，我国采取的座椅背角为 70°。此外，根据每名航天员设计出符合航天员身体特征的赋型座椅，不仅能够减少航天员背部突出部位的压力集中，也能够有效限制身体的变形，这对于提高航天员 $+G_x$ 耐力有很大的帮助。

（三）持续性加速度引起的意识丧失监测与自动恢复系统

　　结合当前人工智能系统（artificial intelligence，AI）研制的持续性加速度引起的意识丧失监测与自动恢复系统在持续性加速度引起的意识丧失的防护中起到了重要的作用。该系统主要监测三个参数：①航天器状态参数，包括 30s 内 $+G_z$ 最大值及增长率、当前的速度及高度、抗荷服是否充气；②航天员状态参数，如头部位置、眼球水平血压、脑电、血氧饱和度以及航天员对智能语音系统提问的反应等；③监测 $+G_z$ 值、$+G_z$ 增长率及作用时间是否超过了人体耐限等。人工智能系统对获得的检测信息进行综合分析，如果确认发生了持续性加速度引起的意识丧失，且航天员对语音系统提问无响应，则给予声音和视觉刺激，使航天员恢复意识[22]。相信随着人工智能技术的发展，未来持续性加速度引起的意识丧失监测与自动恢复系统将会更加准确与智能，在航天防护中也必将发挥不可替代的作用。

（四）提高航天员自身抗荷能力

　　提高航天员自身抗荷能力的措施包括：+G 耐力的评判、航天员体能训练及离心机训练等。

1. +G 耐力的评判

航天员对+G 的耐受力总体上是从+G 的大小和耐受时间两个方面来评判的。载人离心机是用于评判航天员对超重耐受能力的主要设备，它可在地面产生离心力，模拟航天过程中所遇到的径向加速度，根据人体在离心机座舱内的体位不同，可以使人受$+G_x$ 和$+G_z$ 的作用，其值的大小、增长率和持续作用时间均可严格控制。同时在离心机上装有各种生理测试仪器以及电视、通话和摄像系统，以便在检查中观测和记录被检者的主、客观反应并做出评价。通常对$+G_z$ 耐力评判使用背角为 17°的座椅，从+3G 开始，以 0.4G/s 速率增长，0.2G/s 速率下降，持续时间为30s。$+G_x$ 耐力检查通常使用背角为 70°的座椅，从+4 ～ +8G 开始，以 0.2G/s 的速率增加或降低，持续时间为 50s。苏联航天员选拔时曾分别采用从+5G 和+8G 开始，而美国的选拔是按航天飞船实际发射时$+G_x$ 的径向加速度的分布曲线及$+1.5G_z$值进行的，测试时间为 20min。评定标准通常是纵向超重耐力不低于 3G，横向超重耐力应为纵向的 3 倍为合格。在检查中有明显的心血管功能调节不良及前庭自主神经系统不良反应者为不合格[23]。

2. 航天员体能训练

航天员可通过以下两个方面进行训练从而提高抗荷能力：一是$+G_x$ 耐力训练，目的是使航天员具有较高的$+G_x$ 耐力。例如，苏联航天员根据飞行任务的需要，进行了高达 12G 的耐力训练，每个训练周期进行 4 次训练，第 1 次为$+6G_x$，第 2 次为$+8G_x$，第 3 次为$+10G_x$，第 4 次为$+12G_x$，两次训练间隔 1 天。这样的训练每年进行 2 次，训练时采用的座椅背角为 65°，以适应"东方号"（Vostok）飞船上升段峰值$+7G_x$、返回段$+8 ～ +12G_x$ 的超重环境的需要。"联盟号"（Soyuz）飞船由于改进了运载火箭的推进装置和飞船载人技术，使上升过程中的超重过载从原来的$+7G_x$ 变为小于$+4G_x$，返回段由$+8 ～ +12G_x$ 降到$+4 ～ +5G_x$。针对这种变化，航天员的训练方法也做出了调整，采用了从$+4G_x$ 耐受 120s 开始，以 0.2G/s 的速率增加，到+6G 耐受 60s，再到+8G 耐受 40s 的训练模式，训练时座椅角度为 80°。经过 8 次这种模式的训练后航天员可对$+8G_x$ 耐受 30s。为了维持耐力，每年重复训练 2 次。二是在飞船发射前 2 ～ 3 个月时结合飞船发射阶段和返回阶段的重力变化曲线进行针对性地训练，这种训练能够使航天员切合实际地体验飞船上升段和返回段的过载值[24]。

3. 离心机训练

利用载人离心机进行超重耐力训练是提高航天员对+G 的耐受能力最有效的方法之一，世界各航天国家都将其列为航天员的重要基础训练项目。我国航天员科研训练中心超重模拟训练设备的旋转半径为 8m，吊舱为单轴被动阻尼摆动式，采用电气拖动系统和减速器传动方式，最大超重过载可达16G，加速度值最高增速为6G/s，最大降速为2G/s[25]。此外，也可以借助下身负压裤和侧管式抗荷服等装备进行+G$_z$耐力训练，下身负压裤是一种下身负压装置，可产生类似于+G$_z$的作用，长期锻炼可提高航天员的+G$_z$耐受力，苏联和美国都使用了这种锻炼器材。

三、–G效应的防护

–G$_z$效应的防护原则是降低眼球水平颤动和减轻眼水平静脉压的升高，限制头面颈部血液量的增多。载人航天工程中常使用加压头盔来防护由–G带来的不良影响，其作用原理与抗荷服相似。通过调节头盔内的压力可使压力均匀地作用于头面和颈部等软组织和器官，使血管内外的压差（跨壁压力）缩小，限制了动、静脉扩张，减轻了静脉的淤血。所以，使用加压头盔可使头部疼痛、心律失常等不适症状减轻。研究表明，使用加压头盔，被试者可对–5G$_z$耐受10s，预计佩戴加压头盔后航天员对–G$_z$的最大耐受力可达7G。此外，躯干前倾30°同时头低向颈部时，眼球水平静脉压还不到头和躯干直立时的1/3[26]，因此，合理地设计航天员座椅也能够降低–G对航天员带来的不利影响。

第三节　冲击性加速度效应的防护

载人航天器在着陆过程中不可避免地会产生较大的冲击载荷。为了减少着陆冲击载荷，返回舱一般会装备着陆反推火箭发动机，当返回舱下降到离地1.5m左右时点火，配合降落伞的使用能使返回舱以2～3m/s的速率"软着陆"，这种着陆方式对航天员自身的影响并不是很大。但是如果着陆反推系统出现故障而无法正常启动时，返回舱只能借助降落伞的作用以8m/s左右的速率"硬着陆"。这种程度的冲击载荷对一般的航天仪器设备以及经过专门训练的飞行员不会造成太大影响，但航天员长期在太空失重的环境下执行任务，这种程度的载荷可能会威胁到他们的生命安全。因此，针对返回舱着陆时所遭受的冲击力学环境，为保障航天员的生命安全，必须采取对应的防护措施。

一、冲击性加速度

冲击性加速度（impact acceleration）是指突然猛烈地加速或减速运动所产生的加速度，与持续性加速度不同的是冲击性加速度峰值很高（高达几十个地球表面重力加速度值），但作用时间很短（通常＜1s）。载人航天器在着陆时与地面的碰撞，高速飞行的飞船中弹射救生，飞机迫降或坠毁以及汽车碰撞等都会有此类加速度的产生。与持续性加速度造成的惯性力不同，冲击性加速度往往是由直接接触而产生，因此产生的是接触力，当这种接触力超过一定限度时会造成脑部、脊椎、下肢、眼部和脏器等器官发生应力变形而损伤。例如，颅骨骨折常由头部与外界环境的直接碰撞造成，颈部损伤常是压缩及弯曲复合载荷导致，胸部和腹部损伤常常是由外部挤压造成的。不同部位的损伤对人体的影响与危害程度也大为不同（图 10-1）。避免这种损伤，或把其影响限定在人体可耐受的范围内，是载人航天工程设计和航天医学的重要课题[27]。

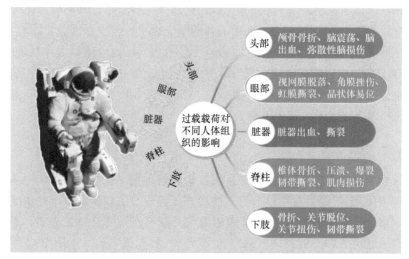

图 10-1　冲击过载对人体不同组织的影响

二、冲击过载效应的防护

人体能够承受的冲击过载为胸背向不超过 35G，而无论是软着陆还是硬着陆所产生的冲击载荷都超过了人体耐受极限。因此，着陆舱应具备着陆缓冲吸能装置以降低冲击过载，保证航天员身体上的冲击载荷低于人体生理耐受指标。着陆舱主要通过座椅缓冲系统和返回舱底部结构设计两方面缓冲吸能。

（一）座椅缓冲系统

机体对垂直向加速度的耐受力比对胸背向加速度的耐受力差很多，而航天器无论是发射阶段还是返回阶段，航天员受到的冲击载荷都是垂直方向的。座椅缓冲系统不但能够有效吸收冲击能量而且能够将航天员受到的垂直向冲击载荷转化为胸背向冲击载荷，因此座椅缓冲系统是防护冲击过载，保护航天员最有效的方式。座椅缓冲系统一般由座椅、束缚带、赋形缓冲垫及缓冲装置四部分组成，包括升降和缓冲两个功能。返回舱着陆前在高压气体推动下，座椅缓冲系统的活塞筒向上运动，并带动座椅转动上升，活塞筒运动至缓冲装置上端时自动锁定，形成缓冲行程。返回舱着陆时，活塞筒在航天员及座椅的冲击作用下向下运动，带动缓冲装置内部的吸能结构产生塑性变形，从而吸收冲击能量，发挥缓冲作用。此外，返回舱内的仪器设备应合理布局，为座椅缓冲系统留出足够的工作空间，保证座椅移动时不碰到其他设备而顺畅工作。在航天器发射和返回阶段，航天员利用束缚带将自己固定在座椅上，遭受冲击过载时便能够很好地利用座椅的缓冲作用降低冲击过载影响。

　　航天实验结果表明，返回舱"软着陆"时，着陆冲击载荷不足以使座椅缓冲系统充分发挥作用，缓冲行程仅为全行程的2%～4%，而此时座椅对航天员胸背向的冲击载荷仅为10G左右，远低于人体的承受极限。但当返回舱"硬着陆"时，座椅缓冲系统完全启动，缓冲行程达到全行程的92%，通过座椅缓冲系统的作用，可将60G左右的垂直冲击加速度转化及衰减为30G左右的胸背向冲击加速度，仍在人体耐受范围内。由此可见，座椅缓冲系统具有明显的吸能效果，能很好地防护冲击性加速度对航天员造成的危害。

（二）返回舱底部结构设计

　　返回舱着陆时其底部的冠形金属底最先接触地面，因此会受到较大的冲击，"硬着陆"时，金属底会发生较大的塑性形变，甚至产生二次冲击，严重威胁航天员的生命安全。合理的设计返回舱底部结构也能够有效防护冲击过载，目前有2种不同的返回舱底部大梁布局，分别为平行布局和交叉布局。如图10-2所示，平行布局的3根主梁平行布置，中间主梁位于金属底中心并贯穿整个金属底；交叉布局的大梁沿横、纵2个方向布置，不经过金属底中心区域[28]。

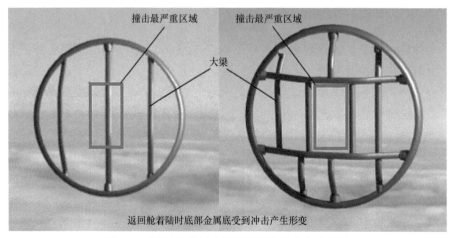

返回舱着陆时底部金属底受到冲击产生形变

图 10-2　返回舱底部大梁的平行布局和交叉布局

　　底部大梁平行布局的返回舱返回地面时，会受到两次较强的冲击，第一次强冲击是由球形金属底部撞击地面形成的。布局会导致金属底部与主梁之间存在一定的间隙，金属底部因撞击而变形并在接触主梁时产生第二次撞击。而交叉布局的返回舱底部中心区域没有主梁，为金属底部的变形和吸能留有空间，因此没有二次冲击效应，最大的冲击性加速度也下降到47G左右。由以上分析可知，返回舱底部安装的大梁刚度较大，最好是在触地概率最高位置之外安装，并为金属底部变形和吸能留出空间，避免产生二次冲击。合理设计返回舱底部结构，增强其缓冲吸能性能是冲击过载的有效防护措施。

（三）舱载设备防护

由于返回舱落地时会受到地面的冲击力和降落伞的牵拉力，常常会发生弹跳、翻滚等情况，导致返回舱的某些区域可能会受到严重的损伤，而另外一些区域受到的损伤较小。落地后返回舱内的供配电设备、搜救信标、语音通信及舱内环境控制设备仍需正常工作，以支持航天员待援和地面搜救人员寻找。因此舱载设备的落地冲击防护也是航天员生命保障技术的一个重要内容。针对返回舱着陆时的特点，可将着陆后不再工作的设备安装在返回舱冲击变形最严重、受损概率最高的底部中心区域，将搜救设备及供配电设备安装在相对较安全的底部边缘及中部上层。另外，所有电缆不应铺设在底部，以避免返回舱受到冲击后挤压破坏电缆。

第四节　振动效应的防护

一、航天振动环境

航天振动是加速度的另一种表现形式，具有峰值低、频率高且连续性交替变换等特点，主要由飞行器的动力系统和大气湍流引起。航天器的振动环境在载人航天飞行的发射段、轨道段和返回段有明显不同。航天器升空发射阶段，由于火箭推力与空气滞流可形成 $2 \sim 15Hz$ 的振动，在发射后第 $1 \sim 2min$ 会产生最剧烈的振动。进入轨道后航行比较平稳，仅飞船内部辅助动力设备产生振动，其振动强度很小，对航天员影响不大。航天器返回时也会有明显振动，但不像发射段那样强烈。

二、航天振动效应的防护方法

航天飞行过程中会面临低频振动和高频随机振动环境，这些振动能通过中间介质传递而作用于人体。振动的防护原则是从技术和工艺上消除或减少振动源，隔绝振动能量的传递，将传递到人体的振动减至最小，从而降低振动对人体的危害。在航天任务过程中，会不可避免地产生振动。因此，在振动传播途径上减少振动能量传播是十分必要和可行的，其中最重要的是采取振动隔绝法，如前文提到的航天器上的缓冲减震系统便可以很好地减小振动的影响。此外，研制高效的减振材料并应用于航天飞行中也能极大地减小振动的影响[29]。

(一)航天隔振系统

传统的减振方法包括阻尼耗能技术、隔振技术和吸振技术,但阻尼材料对外界环境温度和频率敏感,易老化甚至蠕变,想提升隔振效果,必须提高系统的质量。例如,传统的卫星火箭连接适配器通常为铝锥壳结构,具有质量轻、强度高的优点,但其刚度通常较大,耗能能力较弱,因此整体的隔振效果较差。即使通过增加航天器的结构尺寸,使其能够承受复杂的振动环境,但这也会造成运输火箭的有效载荷降低。因此,传统的减振方式不适用于航天器微振动隔振,为实现航天器微振动的隔振要求,整星隔振技术受到了研究者的广泛关注。整星隔振技术是指在航天器原本结构不变的情况下,利用隔振装置取代原来刚性大的适配器,或在适配器与星箭界面之间直接加入一套隔振系统,从而减少卫星在发射过程中所承受的振动负荷,整星隔振技术不仅能够保障星载精密仪器不遭受破坏,还能够保障航天员的生命安全,可分为 SoftRide 系列隔振器和多杆平台隔振器两大类[30]。多杆类隔振装置是利用具有多杆支撑的结构和作动器件取代原来的适配器,以实现整星隔振效果,代表性的多杆类隔振装置有被动多杆式隔振系统、主被动一体化隔振装置,以及霍尼韦尔(Honeywell)公司 2003 年研发的 ELVIS 隔振器。SoftRide 系列隔振器是由美国 CSA 工程公司提出的一系列被动式整星隔振方案,其设计思路是在适配器与运载火箭之间安装多轴或多个单轴弹性元件,利用弹性元件的弹性变形来耗散能量和抑制振动[31]。CSA 工程公司生产的第一代隔振器为 SoftRide UniFlex 隔振器,该隔振器是单轴隔振器,能有效抑制纵向振动,但对横向振动抑制效果不好。为了克服这个缺点,CSA 公司又将两个 UniFlex 隔振器通过中心支杆连接起来,生产了第二代名为 MultiFlex 的隔振器,该隔振器同时具有横向和纵向的隔振效果,但所占的安装空间更大。随后 CAS 公司又设计了第三代隔振器 OmniFlex,第三代隔振器的主体由多个弯曲环(flexure loop)隔振器单元组成,不仅解决了第二代隔振器所占安装空间大的缺点,而且具有良好的微隔振效果。现将 CSA 公司生产的几种典型隔振器特点总结如表 10-4 所示[32,33]。

表 10-4　CSA 公司不同的隔振系统

名称	类型	安装方式	优缺点	应用
SoftRide UniFlex	单轴隔振器	以圆周均布的方式,安装在适配器与火箭或卫星之间	增加了系统阻力,能有效抑制纵向振动,对横向振动抑制效果不好	金牛座运载火箭(Taurus)
SoftRide MultiFlex	多轴隔振器	将两个 UniFlex 通过中心支杆连接起来	同时具有横向和纵向隔振效果,但所占据的纵向安装空间更大	空间技术实验卫星(STEX)
SoftRide OmniFlex	多轴隔振器	主体由多个弯曲环(flexure loop)隔振器单元组成	解决了 MultiFlex 所占空间大的问题,并且具有良好的微隔振效果	ORBCOMM 第 2 代航天器

近年来，我国在航天隔振器的研究上也取得了重大成果。张军等[34]设计了一种由两个压力环和一个连接杆构成的弹性被动隔振器，将多个隔振器均匀分布在适配器和星箭之间，构成整星隔振系统。实验表明，该隔振系统能有效抑制卫星的横纵向振动。涂奉臣[35]基于理论分析和实验研究，认为半主动化控制在整星隔振技术中应用具有可行性，并设计了半主动化控制的并联式隔振平台。刘丽坤和郑钢铁[36]设计的整星并联隔振平台可由液压实施被动控制，由气动单元实施主动控制，实现了整星隔振的主被动一体化控制，并且取得了较好的隔振效果。王云峰等[37]设计了一种由正刚度元件和负刚度元件并联而成的准零刚度隔振器，其中正刚度原件保证了系统在大荷载作用下变形很小，负刚度原件使系统总刚度接近零。这种隔振系统在受到振动冲击时，仅微小变形便能消耗大量能量，因此能起到更好的隔振效果。

（二）航天隔振材料

传统的阻尼材料具有对外部环境温度和频率敏感，容易老化，甚至发生蠕变等缺点，因此新型的防振材料引发了许多学者的研究。例如，宽温域高性能橡胶材料及非线性能量阱（nonlinear energy sink，NES）的研究与应用。非线性能量阱由黏弹性阻尼、质量块和非线性刚度弹簧组成，其具有结构简单、质量小、散能效果好等优点，实验表明，设计良好的非线性能量阱不但可以自适应航天器隔振系统，而且防振效果极好，因此非线性能量阱在航天隔振技术中得到了广泛的应用[38]。与此同时，超磁致伸缩材料（giant magnetostrictive material，GMM）由于具有能量密度高、响应快和寿命长等优点，以及可以显著提高振动能的采集效率，也受到了研究者的关注。孟爱华等[39]设计了一种柱棒式超磁致伸缩材料振动能量采集器，并完成了超磁致伸缩材料装置的建模及物理特性分析，利用仿真和实验表明超磁致伸缩材料具有较好的能量采集性能。王北超等[40]提出了一种非线性能量阱与超磁致伸缩材料联用的振动抑制与能量采集系统，并利用数值仿真验证了该方案的可行性。Guell Izard等[41]基于三弹簧模型提出了一种多孔材料架构，与正负刚度元件并联的隔振系统一样，该结构实现了三弹簧准零刚度的效果，具有金属泡沫的效果，在航天器微振动的防护上取得了较好的效果。

第五节　辐射效应的防护

航天员在空间站接受的辐射剂量取决于多种因素，主要有座舱辐射屏蔽层的厚度、空间站的轨道高度、航天员在轨道上的停留时间，以及地磁变化和太阳活动的情况等[42]。目前主要通过物理防护、生物防护及制订适当的载人航天计划这三种措施来降低空间辐射对航天员的影响。

一、物理防护

（一）被动防护

物理防护又可分为被动防护和主动防护。辐射粒子穿过航天器舱时，其所带的能量会逐渐减少，当航天器舱壁足够厚时，辐射粒子便不能穿过舱壁，避免航天员受辐射影响。这种通过改变航天器舱壁厚度阻隔空间辐射的方法称为被动防护，是目前载人航天中普遍采用的辐射防护方法。但通过提升航天器舱壁厚度来防护空间辐射必然会使飞船设计成本和发射难度增大。一种改进方法是对航天器内部的各种仪器设备进行合理布局，使航天器内部各个方向的质量及厚度趋于一致，从而提高防护效率。此外，呼延奇等[43]通过卡罗模拟程序构建人体组织模型，并结合当前国际航天辐射防护要求提出：短期航天任务时，使用 $5g/cm^2$ 铝作为防护材料即可满足空间辐射防护要求，但当遭遇太阳粒子等极端事件时，则需要使用聚乙烯等富含氢的材料，并且厚度需要增加至 $30g/cm^2$。

通过增加舱体质量厚度的被动防护方法代价很高。另外，射线与屏蔽材料相互作用可能会产生次级中子（secondary neutron）及轫致辐射（bremsstrahlung）等，从而对航天员造成二次辐射效应，二次辐射对航天员脑和心脏等重要器官的影响比较大。所以仅仅依靠被动屏蔽的方法，不足以保证深空探测飞行中人员的辐射安全，为了克服这种缺点，辐射的主动防护技术的研究得到重视，主动防护具有质量轻、无二次辐射的优点。

（二）主动防护

美国和苏联从 20 世纪 60 年代就开始关注主动防护措施，最早提出了人工电场和人工磁场两种主动防护方法。人工电场的作用是使带电粒子偏离驾驶舱，减弱辐射强度，但电场防护方法只能用于航天器驻留时的空间辐射防护，不能应用于载人航天器航天飞行时的空间辐射防护，目前空间辐射主动防护设计主要集中在人工磁场防护方面。人工磁场是指在航天器周围形成的具有一定强度的磁场圈，带电粒子将沿着磁力线发生偏转，阻止其进入舱内，从而达到辐射防护的目的[44]。欧洲航天局的 Spillantini 等[45]指出，对于 200MeV 以下的质子能量，被动式防护飞船需要增加的负载重量为 3359kg，而主动式防护装备所需的 4 个磁环的负载重量仅为 900kg，相比被动式防护载荷重量减少了 1/3。螺线管结构是 NASA 磁场防护的主要方案之，Papini 和 Spillantini[46]设计的螺旋管结构（toroidal configuration）磁场防护方法，如图 10-3 所示，螺线管内部为防护区，通过调整参数，可以改变磁场强度，使内部区域的磁场强度为零而不会使航天员或相关仪器受到磁场的影响。但由于偶极磁场的强度与距离的三次方成反比，随着范围的扩大，磁场强度会迅速减小，因而不能提供充足有效的防护。

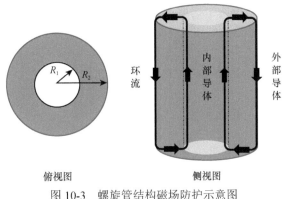

俯视图　　　　　　　　　侧视图

图 10-3　螺旋管结构磁场防护示意图

R 为半径

Winglee 和 Harnett[47]针对此问题提出将高能等离子体注入偶极磁场的方法，在等离子体动压力等于磁压力的条件下，入射的等离子体会拖动磁力线，扩大磁场作用范围，从而能更有效地防护空间辐射。Rigby 等[48]也提出了一种与 Winglee 和 Harnett 的防护方法相似的磁场防护方法，即通过人工偶极磁场"捕获"空间环境中的背景等离子体，当"捕获"与"释放"达到动态平衡后会形成等离子体鞘层，导致磁场强度增强，作用范围也会扩大，其基本思路也是从磁场强度及作用范围两方面解决偶极磁场衰减速度过快的问题。

二、生物学防护

对于空间探索任务而言，空间辐射能量高，物理屏蔽措施无法完全防护，而传统的氨巯基类抗辐射药物虽然抗辐射效果较好，但会诱发恶心、呕吐、毛细血管扩张及低血压等不良反应[49]。生物学防护是指人体自身产生的一些抗辐射分子或天然药物进行的辐射防护，生物学防护方法能降低乃至消除传统抗辐射药物对人体的不良影响，并且能起到更好的防护效果。

随着细胞生物学和分子生物学的发展，应用细胞因子（cytokine）进行空间辐射防护取得了显著成效。细胞因子不仅可以独立发挥抗辐射作用，还可以相互作用形成复杂的调控网络进而发挥抗辐射功能。例如，IL-18 可促进因辐射引起的免疫功能损伤的修复，低剂量 IL-1、肿瘤坏死因子（tumor necrosis factor，TNF）、干细胞因子（stem cell factor，SCF）单独使用并无明显的抗辐射效果，但三者联用具有明显的抗辐射作用，其作用机制可能是三者联用形成了一个复杂的调控网络，激发了机体的某些特殊生化反应从而起到了抗辐射作用，但具体的作用机制还需要进一步研究。细胞因子是由人体自身细胞产生和代谢的小分子肽化学物质，因此，它们不仅具有显著的抗辐射效果，而且人体的不良反应较小，未来将在空间辐射防护中得到广泛应用。

此外，从一些藻类植物中提取的天然物质由于抗辐射效果显著、副作用小，在辐射防护中发挥了重要的作用。例如，海带提取物海带多糖能够抑制免疫细胞的凋亡而起抗辐射作用，从十字花科植物中提取的一种小分子芳香族化合物能够消除辐射在 DNA 上产生的阴离子而起到抗辐射作用等。

三、制订适当的载人航天计划

空间辐射会随时间和高度的变化而变化，合理规划载人航天飞行的时间和轨道高度，选择合适的发射时间，能有效地防止空间辐射带来的危害[50]。例如，发射应尽可能避开太阳磁暴，以防航天员发生急性辐射综合征。另外，遇到大的太阳质子事件或载人航天器穿越南大西洋异常区，应取消舱外活动计划或中止舱外活动。此外，遴选自身抗辐射能力强的航天员，也是降低辐射效应的有效措施。总之，制订适当的载人航天计划，再借助抗辐射药物及功能性食品、物理屏蔽和主动防护措施，综合内外因素全方位防护，才是抵抗空间辐射的有效途径。

第六节　噪声的防护

一、航天噪声环境

航天噪声是指航天器的动力装置及航天器内各种精密仪器运行所产生的噪声。在不同飞行阶段噪声源、强度、频谱和持续时间都有明显的差异，在飞船上升段主要是火箭发动机喷气噪声以及飞船通过大气层造成的空气动力噪声，该阶段飞船外的噪声可达到 162dB，飞船内也高达 125dB，是整个载人航天过程中最容易对航天员听力造成损伤的阶段，但总共持续时间只有 120s。飞船进入轨道后噪声主要由飞船内的电子设备产生，该阶段的噪声只有 60～75dB，但却长时间存在，如果不采取适当的防护措施会严重影响航天员的睡眠。飞船返回阶段的噪声与上升段类似，但噪声大小略低于上升段，如表 10-5 所示。

表 10-5　不同飞行阶段的噪声源、噪声类型、噪声大小及持续时间

飞行阶段	噪声源	噪声类型	噪声大小	持续时间
上升段	火箭发动机所产生的喷气噪声和飞船通过稠密大气层所造成的空气动力噪声	宽频带噪声，但经隔声作用后，航天员耳边的噪声为高强度低频噪声	飞船外 162dB舱内 125dB	60～70s 噪声最大，100s 开始减小，共持续 120s
轨道段	飞船舱内的生命保障系统、电子设备及姿态控制装置产生的噪声	宽频带长时间稳态噪声	性质和任务不同的飞船舱体其分布与结构不同，噪声大小也不同，在 60～75dB	长时间稳定存在

飞行阶段	噪声源	噪声类型	噪声大小	持续时间
返回段	高强度的空气动力噪声	与上升段相似	略低于上升段	持续时间略久于上升段

二、航天噪声的防护

载人航天器密封舱是航天员工作和生活的场所，为了保证长期在轨航天员的身心健康，必须控制密封舱内工作区和睡眠区的噪声水平。载人飞船方案设计阶段，首先要对噪声源进行识别和降噪控制，然后通过仿真分析评估载人航天器密封舱内各位置的噪声水平，再结合载人航天器噪声源布局进行系统级降噪设计。降噪设计完成后需要进行密封舱噪声试验，以验证密封舱噪声控制的设计与实施的效果。与振动防护类似，载人飞船密封舱的噪声防护可通过控制噪声源、切断噪声的传播途径来降低噪声，对应控制措施主要包括吸声、隔声、消声和减振。

（一）吸声措施

吸声措施是在密封舱内采用吸声材料或吸声结构，切断噪声的传播途径而达到降噪的一种防护措施。例如，密封舱内壁添加聚氨酯泡沫便可以吸收大部分反射声能，降低噪声。除密封舱内壁外，座舱壁可衰减噪声 30 ～ 40dB，航天服可衰减 5 ～ 10dB，头盔可衰减 20 ～ 25dB。这样，正常情况下到达航天员耳朵和体表的噪声强度在噪声允许范围内，可以保护航天员听力不受损失，保持清晰的语言交流。此外，在通信帽内安装隔音罩也能起到很好的噪声防护作用。例如，我国研发的通信帽双腔隔音耳罩，平均声音衰减值可以达到 22dB。

（二）隔声措施

隔声措施是指利用隔声结构封闭产生噪声的仪器，减弱或隔断声波传递，从而减小噪声对航天员的影响。由于载人航天器密封舱的噪声源与其工作方式有关，主要来源于大型高速旋转部件，如风机和控制力矩陀螺等。可通过对航天器内部合理布局，利用精密仪器板或挡风帘封闭风机和控制力矩陀螺所在的区域，减弱声波的传递。这样，在满足通风功能要求的同时，可实现隔声降噪。

（三）消声措施

消声措施是指采取适当的措施在声源处降低或消除噪声。例如，在风机的出口处增加静压箱，其作为阻性消声器具有较宽的消声频率范围，在中、高频段的消声效果尤为显著。通过调整阻性消声器的结构形式、吸声材料、流经消声器的气流速度以及消声器的有效长度等，可以提高噪声控制效果。

（四）减振措施

减振控制可以从振动源和振动传递效率两方面进行，前者主要指对振源设备进行减振设计，后者通过引入弹性减振元件的方式增加振动传播路径的阻尼。例如，风扇全部安装在对振动有阻尼作用的蜂窝板上，风机的所有入口均为自由端，所有出口管道均由软管连接，可隔离风机向下游管道的振动传递。

总结与展望

本章简单地介绍了持续性加速度、冲击性加速度、失重环境、空间辐射、振动、噪声的相关概念以及对航天员生命健康的影响，并重点介绍了如何防护或降低这些不利环境对航天员的影响。当 $+G_x$ 值超过 3G 时身体便会出现胸痛等不适症状，超过 6G 时会出现器官衰竭、判断及反应能力下降等症状，超过 8G 时就会引起航天员意识丧失，严重威胁航天员的生命安全，而人体对 G_z 及 $-G$ 的耐受力更差，G_z 值超过 2G 时就会引起航天员的严重不适。本章主要从抗荷装备、座椅设计、持续性加速度引起的意识丧失监测与自动恢复系统以及提高航天员自身抗荷能力4 个方面介绍了目前持续性加速度的一些防护措施。冲击性加速度虽然峰值可高达几十个地球表面重力加速度值，但作用时间很短，这就会造成机体的力学环境突然发生剧烈变化，引起组织器官发生位移以及血液全身分布不均匀，导致航天员脏器损伤及意识丧失等。因此，建立高效的缓冲系统是防护冲击过载的最有效措施，本章从航天器座椅设计、返回舱底部结构设计及舱载设备设计三个方面介绍了航天器针对冲击过载的缓冲系统。针对失重的防护，应主要降低失重效应给航天员带来的不良影响。目前，航天员体能训练以及飞行任务结束后的康复治疗被认为是失重防护的有效措施，同时结合一些对抗失重效应的措施如人工重力等，也能够减少失重效应对航天员的不利影响。太空中除了失重环境外，还存在大量的带电粒子，这是一个强辐射的环境，并且辐射强度会随时间及高度的变化而变化。针对这种复杂的辐射环境，目前主要从物理防护、生物防护及制订适当的载人航天计划三个方面进行防护。物理防护方法包括利用航天舱壁等材料阻隔带电粒子的被动防护方法，以及利用人工磁场或人工电场使带电粒子偏离航天器的主动防护方法。而针对航天振动及航天噪声的防护，主要是从控制源头及切断传播途径两个方面着手。在航天飞船上装备航天隔振系统（如整星隔振系统），研究高效的航天隔振材料是目前航天隔振防护的主要措施，而航天噪声的防护主要从吸声、隔声、消声及减振四方面进行。

美国已计划在 21 世纪 90 年代建立地球轨道上的永久性空间站，该空间站除日常所需的电力及通信系统外，还有能治疗常见病、轻伤及 X 线透视的小型保健室。我国已分别于 2003 年和 2019 年完成了中国航天载人计划三步走战略中的第一步和第二步战略，即发射无人、载人飞船和继续突破载人航天的基本技术。第三步战略要求建立永久性的空间实验室，建成中国的空间工程系统，航天员和科学家可以来往于地球与空间站，进行规模比较大的空间科学实验。但由于宇宙空间环境的特殊性，太空失重和辐射环境以及载人飞船运行产生的加速度仍然威胁着人的生命健康，目前人类无法长期停留在太空，也无法进行大规模的空间科学实验。因此，想要进一步探索太空，就必须要提升航天生命保障技术，切实保障航天员和科学家的生命健康。中国航天事业虽然起步得晚，但发展速度却非常迅速，尤其是自 2003 年杨利伟完成载人航天任务开始，中国航天技术一直稳定在全球前三。而"天问一号"更是实现了世界首次一次性实现火星环绕、着陆、巡视探测的壮举，中国是继美国之后世界上第二个独立掌握火星着陆巡视探测技术的国家。在航天生命保障技术中，我国研究者也取得了重大的进展。例如，孙喜庆等研制了训练效果更好的新型负压体能训练方式，在电磁场防护及治疗失重性骨质流失方面我国学者也做了大量研究。此外，在"神舟十一号"飞行任务中我国在国际上首次在轨采用激光多普勒皮肤微循环设备检测人体血管内皮功能，得到了航天飞行可导致人体内皮功能下降的直接证据。相信随着我国综合国力的不断提升，我国一定会顺利完成航天载人计划三步走战略中的最后一步战略，率先实现人类的太空梦。

思　考　题

1. 持续性加速度、冲击性加速度以及航天振动有何区别？
2. 阐述持续性加速度对航天员的影响及对应的防护措施。
3. 失重防护中体能训练和在轨体能训练有何异同？
4. 辐射防护可分为哪几种类型？
5. 结合本章内容谈谈你对航天生命保障技术的理解。

参 考 文 献

[1] Hawley J A, Hargreaves M, Joyner M J, et al. Integrative biology of exercise[J]. Cell, 2014, 159(4): 738-749.

[2] Kozlovskaya I B, Yarmanova E N, Yegorov A D, et al. Russian countermeasure systems for adverse effects of microgravity on long-duration ISS flights[J]. Aerospace Medicine and Human Performance, 2015, 86(12): 24-31.

[3] 李志利, 姜世忠. 长期失重生理效应体育锻炼防护措施研究进展 [J]. 载人航天, 2011, 17(1): 23-27.

[4] 余志斌. 载人航天活动中对抗失重影响的措施及其效果 [J]. 航天医学与医学工程, 2010, 23(5): 380-385.

[5] Moore A D, Lee S M C, Stenger M B, et al. Cardiovascular exercise in the U.S. space program: past, present and future[J]. Acta Astronautica, 2009, 66(7): 974-988.

[6] 景海鹏. 航天员景海鹏叔叔带你走进"太空课堂"[J]. 军事文摘, 2015, 6(6): 4-5.

[7] Kozlovskaya I B, Grigoriev A I. Russian system of countermeasures on board of the International Space Station (ISS): the first results[J]. Acta Astronaut, 2004, 55(3-9): 233-237.

[8] 秦有年, 李志利, 王林杰. 耐力性锻炼在载人航天飞行中的应用与发展 [J]. 航天医学与医学工程, 2014, 27(6): 458-462.

[9] Bukley A, Lawrence D, Clément G. Generating artificial gravity onboard the Space Shuttle[J]. Acta Astronautica, 2006, 60(4): 472-478.

[10] 张家宁, 高原, 李程飞, 等. 航天飞行人工重力的发展与应用研究进展 [J]. 西北国防医学杂志, 2018, 39(6): 411-416.

[11] Rubin C, Recker R, Cullen D, et al. Prevention of postmenopausal bone loss by a low - magnitude, high-frequency mechanical stimuli: a clinical trial assessing compliance, efficacy, and safety[J]. Journal of Bone and Mineral Research, 2004, 19(3): 343-351.

[12] 李志香, 张春林, 谈诚. 30Hz 全身振动对骨质疏松的影响 [J]. 航天医学与医学工程, 2007, 2(2): 116-119.

[13] Da J, Jing C, Yan W, et al. Pulsed electromagnetic fields partially preserve bone mass, microarchitecture, and strength by promoting bone formation in hindlimb-suspended rats[J]. Journal of Bone and Mineral Research: the Official Journal of the American Society for Bone and Mineral Research, 2014, 29(10): 2250-2261.

[14] Behari J, Prakash D. Synergistic role of hydroxyapatite nanoparticles and pulsed electromagnetic field therapy to prevent bone loss in rats following exposure to simulated microgravity[J]. International Journal of Nanomedicine, 2009, 4: 133-144.

[15] Shen W W, Zhao J H. Pulsed electromagnetic fields stimulation affects BMD and local factor production of rats with disuse osteoporosis[J]. Bioelectromagnetics, 2010, 31(2): 113-119.

[16] Hargens A R. Recent bed rest results and countermeasure development at NASA[J]. Acta Physiologica Scandinavica: Supplementum, 1994, 616: 103-114.

[17] Christopher H, Katrin D, James M, et al. Nightly sustained lower body negative pressure attenuates reductions in cerebral blood flow associated with simulated microgravity[J]. The FASEB Journal, 2021, 35(1): 103-107.

[18] 刘炳坤, 马红磊, 姜世忠. 人体对冲击加速度耐受限度研究进展 [J]. 生物医学工程学杂志, 2010, 27(2): 444-447.

[19] 王永生, 周生东. 载人星际考察的生物医学保障问题 [J]. 国际太空, 2016, 454(10): 40-45.

[20] 鹿现永. 化学元素与航空航天 [J]. 化学教育 (中英文), 2019, 40(5): 1-8.

[21] 沈功田. 载人设备人体加速度反应研究综述及应用展望 [J]. 机械设计与研究, 2020, 36(6): 1-7.

[22] 沈羡云. 21 世纪载人航天的医学问题 [J]. 中国航天, 2009, 10(10): 34-38.

[23] 马志刚. 飞行人员提高持续性正加速度耐力锻炼方案的研究 [D]. 辽宁师范大学, 2008.

[24] 耿喜臣, 金朝. 高性能战斗机飞行员高+GZ 综合防护进展 [J]. 中华航空航天医学杂志, 2002, 13(1): 60-64.

[25] 马爱军, 闫利, 徐水红, 等. 国内外典型航天特因环境选拔训练设备及其应用 [J]. 航天器环境工程, 2019, 36(2): 5-13.

[26] 范全春, 李勇枝, 刘新民. 航天环境因素对学习记忆功能影响及其防护措施研究进展 [J]. 航天医学与医学工程, 2007, 20(5): 385-390.

[27] 马喜宏, 李长龙, 孙韬, 等. 弹载加速度记录仪抗冲击防护结构设计 [J]. 振动与冲击, 2013, 32(3): 64-67.

[28] 朱光辰. 载人飞船返回舱再入着陆力学环境防护技术改进 [J]. 航天返回与遥感, 2010, 31(5): 9-15.

[29] Jin Z, Ren J, Qi S. Human bone mesenchymal stem cells-derived exosomes overexpressing microRNA-26a-5p alleviate osteoarthritis via down-regulation of PTGS2[J]. International Immuopharmacology, 2020, 78: 1-13.

[30] 程明. 新型磁流变阻尼器及整星半主动隔振系统研究 [D]. 哈尔滨: 哈尔滨工业大学, 2020.

[31] Johal R, Christensen J, d Dou D. ORBCOMM Generation 2 Access to LEO on the Falcon 9 using SoftRide, A Case History[J]. 26th Annual AIAA/USU Conference on Small Satellites. 2012.

[32] 张鑫. 星箭隔振适配器参数特性分析与隔振性能研究 [D]. 哈尔滨: 哈尔滨工业大学, 2016.

[33] 王跃宇, 冷力强, 李志, 等. 星箭适配器 (PAF) 隔振技术的进展 [J]. 航天器环境工程, 2007(1): 43-46.

[34] 张军, 谌勇, 华宏星, 等. 卫星减振的试验研究 [J]. 应用力学学报, 2006(1): 76-79.

[35] 涂奉臣. 基于磁流变阻尼器的整星半主动隔振技术研究 [D]. 哈尔滨: 哈尔滨工业大学, 2010.

[36] 刘丽坤, 郑钢铁. 采用多作动器并联隔振平台的整星半主动隔振研究 [J]. 上海航天, 2008, 25(6): 39-42.

[37] 王云峰, 李博, 王利桐. 两端固支屈曲梁准零刚度隔振器的微振动隔振性能分析 [J]. 振动与冲击, 2018, 37(15): 124-129.

[38] 胡晓滢, 周春燕. 用于航天器微振动试验的高静刚度-低动刚度隔振器研究进展 [J]. 航天器环境工程, 2020, 37(4): 315-322.

[39] 孟爱华, 杨剑锋, 蒋孙权, 等. 柱棒式超磁致伸缩能量收集器的设计与实验 [J]. 振动与冲击, 2017, 36(12): 180-185.

[40] 王北超, 张宇航, 倪智宇, 等. 复杂环境下大型挠性航天器的振动抑制与能量采集 [J]. 国际航空航天科学, 2021, 9(1): 8-21.

[41] Guell Izard A, Fabian Alfonso R, McKnight G, et al. Optimal design of a cellular material encompassing negative stiffness elements for unique combinations of stiffness and elastic hysteresis[J]. Materials & Design, 2017, 135: 37-50.

[42] 士元. "十二五" 中国载人航天活动回顾 [J]. 国际太空, 2016 (1): 26-33.

[43] 呼延奇, 吴正新, 周强, 等. 载人登月航天员辐射剂量分析与防护建议 [J]. 载人航天, 2020, 26(4): 485-491.

[44] 许峰, 白延强, 吴大蔚, 等. 载人航天空间辐射主动防护方法 [J]. 航天医学与医学工程, 2012, 25(3): 225-229.

[45] Spillantini P, Mazzinghi P, Sandri P. A EUSO-like experiment as a precursor of a ultra-high energy neutrino Space Observatory[J]. Nuclear and Particle Physics Proceedings, 2018, 297: 171-176.

[46] Papini P, Spillantini P. Toroidal magnetic fields for protecting astronauts from ionizing radiation in long duration deep space missions[J]. Acta Astronautica, 2014, 104(2): 531-537.

[47] Winglee R M, Harnett E M. Radiation mitigation at the Moon by the terrestrial magnetosphere[J]. John Wiley & Sons, Ltd, 2007, 34(21): 141-159.

[48] Rigby A, Cruz F, Albertazzi B, et al. Electron acceleration by wave turbulence in a magnetized plasma[J]. Nature Physics, 2018, 14(5): 475-479.

[49] Boccia R. Improved tolerability of amifostine with rapid infusion and optimal patient preparation[J]. Seminars in Oncology, 2002, 29(6): 9-13.

[50] 胡文涛, 周光明. 中国空间辐射生物研究面临的挑战和机遇 [J]. 科学通报, 2019, 64(36): 3824-3829.

第十一章　航天医学效应药物防护

引　言

随着全球航天事业的飞速发展，航天员需要在太空中执行更多、更长时间的任务，在失重、亚磁场、强辐射、超真空等极端环境中长期停留引发的医学问题也越来越严重[1]。长期暴露在极端环境中会导致航天员产生多种生理病理变化，如出现肌肉萎缩、骨质流失、神经感知系统紊乱、免疫力下降、心血管系统功能失调等一系列症状[2]。在太空探索期间，药物干预及防护是航天员健康风险管理的重要组成部分[3]。为了确保航天员的健康，减少或降低在太空中身体的异常症状和不良反应，使航天员顺利地开展飞行任务，航天器中往往会备有航天药箱供航天员及时取用。"双子座 7 号"（Gemini VII）飞行医疗包的药物清单中有 10 余种药理活性化合物，"阿波罗 11 号"（Apollo 11）的药物清单中有 13 种药理活性化合物[4]，2014 年国际空间站（ISS）的医疗药箱中包含有 78 种药物[5]。2017 年美国国家航空航天局（National Aeronautics and Space Administration，NASA）报告有 107 种药物可用于航天医疗。在太空飞行期间，药物主要用于处理非生命威胁的问题，最常见的是用于缓解或治疗睡眠障碍、晕动病、消化系统疾病、感染、过敏及营养缺乏等。

不同于地面，太空中辐射、低温、失重等特殊环境导致了药物与机体的作用发生变化，药物的代谢动力学和效应动力学也会发生相应改变，因此研究航天条件下药物与机体相互作用也变得尤为重要，航天药理学这一学科应运而生。航天药理学（space pharmacology）是运用药理、药剂、临床医学等专业知识，密切结合航天任务，选用药物、设计处方、研制特殊制剂、探究在航天特殊条件下的用药规律、提出合理的用药方案、确保航天员用药安全的一门应用科学[6]。航天药理学是航天医学与药理学交叉渗透的学科，理论上属于药理学范畴，与航天实践密切相关[7]。本章就航天环境对药物的影响、航天员药物监测方法和技术及航天环境中药物的应用等方面进行概述，并对其未来发展进行展望。

第一节　航天环境对药物的影响

航天药理学是随着载人航天飞行活动中出现的医学保障需求而形成和发展的学科，属于应用药理学的分支。在第一次世界大战期间，航天员经历过航天飞行后，会出现昏厥、疲劳、飞行应激反应等症状，第二次世界大战期间航天员面临更高的飞行高度和更长的飞行时间，上述应激症状更加明显，因此有关航天员的医学保障问题引起了各国关注。

如今随着全球航天工程的发展，航天员会执行更多、更长时间的飞行任务。因此，航天员在失重、亚磁场、强辐射、超真空等极端环境中长期停留所引发的医学问题也越来越严重。为航天员的健康维护提供理论与技术支持，研究长期飞行对航天员生理、心理、工作能力的影响规律及潜在机制，是航天医学的研究重点[8]。为此，航天器中往往配备了专用药箱，提供中枢兴奋药、镇静催眠药、心血管系统药、抗运动病药、辐射防护药及营养补充剂等近百种药品。

一、航天环境对药物稳定性的影响

空间飞行过程及其复杂的空间环境会对药物自身的理化性质产生影响，其中药物稳定性的改变是影响太空任务期间药物疗效的一个重要风险因素。尽管 ISS 对药物储存的湿度和温度都要求在合理范围内，但太空环境中如辐射等其他不可抗拒因素可能加速药物在太空中的降解。有研究指出，在 ISS 储存 28 个月后，14 种固体剂型药物中有 4 种不符合美国药典对溶出度的要求，6 种药物的物理特性（体重、外观、颜色、气味和质地）发生了改变[9]。此外，稳定性不达标的药物数量与飞行时间、空间均有一定程度的相关性，尤其对光敏感的药物稳定性变化更为明显。另外，为了减少整体药品包装的开封次数，将进入太空的药物重新分装成小规格的包装袋，也会影响药物的稳定性[10]。为减少辐射引起的药物降解，具有辐射衰减功能的容器和包装材料被广泛使用。此外，微制剂和纳米制剂的使用也可用于提高药物的稳定性。

二、航天环境对药物代谢的影响

航天环境中对药物代谢的影响主要来自失重条件。失重导致的人体体液头向分布、血容量改变、胃肠道功能及微生态失调、肝脏代谢相关酶活性的改变会影响药物在机体内的吸收、分布、代谢和排泄过程，这些改变或会使药物在空间和地面的作用剂量及作用机制不同，但目前 NASA 的航天用药仍以地面用药规律为指导，这可能会引起药物疗效/毒性的差异，容易导致治疗不充分或过度治疗。

1983 年首次发现经太空飞行后一些口服药物的药效低于预期标准[11]，截至目前，有三项临床研究测量了药物在太空飞行中的药代动力学变化。第一项是 5 名长时间飞行的航天员口服解热镇痛药对乙酰氨基酚后，与地面组相比，药物达峰时间（t_{max}）减慢了近 60%[12]，这可能是由于在失重环境下，药物在胃中停留及排空方式改变造成了 t_{max} 的变化。第二项研究口服东莨菪碱的药物浓度-时间曲线下面积（area under the concentration-time curve，AUC），在飞行后，与地面对照组相比药物浓度-时间曲线下面积显示出变化，这可能是由于空间剖面具有更高的个体变异性[13]。第三项研究口服扑热息痛，与地面对照组相比，扑热息痛药物在飞行后的相对生物利用度显著降低，药物吸收速率显著降低[14]，这可能与胃肠道运动功能减弱和胃肠道血流量变化有关。以下将从药物在体内的4大主要过程，即吸收、分布、代谢、排泄分别剖析航天环境对其的影响。

（一）药物吸收

吸收是指药物从给药部位进入血液循环的过程。航天用药途径以口服为主，经胃肠道吸收后入血，但由于重力作用大幅降低，胃肠道蠕动功能减弱，胃内容物发生胃排空呈现随机性，主要表现为胃排空减慢、药物在胃肠中的停留时间延长、药物与消化液的接触面积增加、药物溶出速率改变，从而影响药物的吸收。失重条件还会导致胃肠道血流量减少，影响药物的吸收。此外，胃肠道菌群紊乱也是航天飞行中影响药物吸收的重要因素之一。失重条件下药物曲线下面积的改变是评价药物吸收程度的重要指标，这一指标反映药物进入血液循环的总量，且与吸收速率成正比。

（二）药物分布

药物分布是药物离开血液进入机体组织，到达靶器官的过程。失重环境下药物的理化性质、血浆蛋白结合率、组织（蛋白质、脂肪、氨基酸）亲和力、血流量、组织内外 pH 差异等都会影响药物分布，其中蛋白质结合率的影响最为显著。重力消失首先影响的是血浆蛋白的含量，进而影响药物与血浆蛋白的结合，同时由于失重环境下血流重新分布，各个组织器官的血流发生变化，使得大多数药物一旦被吸收，其分布趋势也与正常重力条件下大有不同。血流改变影响药物进出组织的速率，与分布密切相关。有研究表明，空间飞行中血流增加的组织药物分布会加快，血流减少的区域会相应减慢[15]。失重条件下，机体的体液量减少，出现体液转移反射性多尿，导致水盐从尿中排出，血容量减少。失重导致的药物分布可能造成空间药物疗效降低，使得治疗低效或者无效，也可能造成药物局部组织蓄积增多，引发毒性[16]。

（三）药物代谢

药物代谢是指药物分子被机体吸收后，在机体内因作用下发生化学结构转化。失重条件影响最明显的代谢器官是肝脏和肠道，失重对肝脏部分脂质代谢酶活性产生影响，包括糖原磷酸化酶、甘油二酯酰基转移酶、软脂酰辅酶 A 去饱和酶等，空间飞行会显著改变肝脏代谢酶的含量及活性。肝血流量也发生了变化，使得药物在肝脏的清除率发生改变，进而影响药物的代谢。周环宇等[17]的研究显示，连续头低位卧床 21 天后血流量呈逐渐下降的趋势且恢复直立后最大血流量开始上升直至正常水平。失重也会影响胃肠道微生物菌群失调、CYP450 代谢酶（cytochrome P450）的含量及其活性的变化，这会明显改变药物的代谢程度，甚至出现治疗过度的情况。Rabot 等[18]对搭载美国空间飞船飞行的 SD 大鼠进行研究，发现可分泌中性黏蛋白保护结肠黏膜的结肠杯状细胞减少，代谢酶 CYP450 含量下降导致肠功能受损。

（四）药物排泄

排泄是药物以原形或代谢产物的形式，经不同途径排出体外的过程，是药物从体内消除的重要组成部分，其中肾脏是主要的药物代谢器官。大部分药物以亲水性的原型或经肝脏代谢后以较大极性的代谢产物形式通过尿液排泄。失重条件下，药物经肾血流量和肾小球的滤过率会发生改变，同时与血浆蛋白结合的药物或代谢物不能通过肾小球过滤而进入尿液。因此，失重导致的血浆蛋白结合率的改变也显著影响药物排泄，失重条件下的排泄并没有统一的规律可循，可能与失重周期和药物的理化性质有关。

失重引起了广泛的生理变化，航天员在飞行任务中服用药物后，可能影响药物吸收、分布、代谢和排泄的任一过程。但由于载人航天任务频率低、纳入标准的数据量少等原因，使得航天环境对药物代谢的研究基本停留在观察表观现象的阶段。因此，有效利用地面模拟失重模型，例如，人体"头低位"卧床实验研究失重条件下的药代动力学特征是非常有意义的，可极大地丰富航天药理学的研究内容。

三、航天环境对药效的影响

目前，用于评估航天环境对药效学影响的数据非常有限，根据现有数据的研究，太空血浆容量减少可能改变药物与受体的相互作用，从而潜在地影响药物的临床反应。微重力还可以通过降低离子通道种类、提高离子传送频率，改变某些特定离子通道的功能，因此微重力对心血管系统的影响很大，导致抗高血压和利尿剂等药物的药理作用发生改变。太空中抗生素的药效明显降低，是因为在微重力环境下有些菌种如大肠杆菌的生长速率明显加快[19]，并且药物的组织穿透力降低。对于镇静麻醉类药物，微重力环境对其药效的影响很小，可实现等效的临床麻醉作用[20]。目前航天麻醉领域还有待探索，需更多地研究了解其中的机制。

航天员在空间飞行时由于受到复杂环境的影响，为了克服身体不适可能会服用各种药物，而药物的稳定性、吸收、分布、代谢、排泄、药效的任一过程都会不可避免地受到影响（图 11-1）。但由于载人航天任务频率低，在实际空间飞行中获得的药动学数据较少，如果能获取实际飞行中动物或人体的更多药动学数据，可极大地丰富航天环境对药物的影响研究，也有利于丰富航天医学的研究内容。

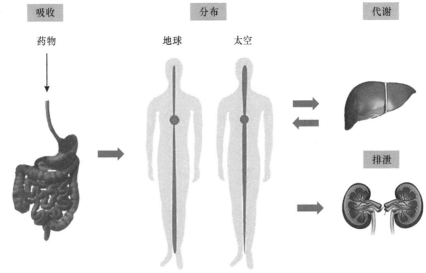

图 11-1　航天环境对药代动力学和药效学的潜在生理影响

第二节　航天员药物监测方法和技术

研究航天员药物监测方法和技术对评价航天员用药方案、指导航天员合理用药、确保飞行安全具有重要意义[21]。药物监测（drug monitoring）是在指定的时间间隔内，采集患者的血液（或者尿液、唾液等液体），测量其中特定药物的浓度，从而优化单个给药方案的临床实践。大多数药物都不需要在使用时进行监测，药物监测主要用于治疗范围狭窄的药物，以及具有明显药动学和药效学变异性的药物[22]。由于受到太空极端环境的影响，药物与机体的作用发生了不同于地面的变化，因此对航天员的药物监测也变得十分重要。由于受到太空环境的影响，航天员的药物监测存在以下几方面的挑战：①样品量小，且多在特殊环境取样，不易重新获得；②干扰物多，存在多种内源性物质干扰监测；③药物浓度低，对分析方法和分析仪器的灵敏度要求较高；④药物浓度检测方法需要简便、快捷，可以迅速地获得相关数据。因此，研发出具有灵敏度高、检测限低、检测时间短、抗干扰能力强的药物监测方法和技术对指导航天员的合理用药具有重要意义。

一、高效液相色谱-质谱联用

高效液相色谱-质谱联用（high-performance liquid chromatography-mass spectrometry，HPLC-MS）是以液相色谱作为分离系统，质谱作为检测系统的检测手段。

样品在质谱部分与流动相分离，被离子化后，经质谱的质量分析器将离子碎片按质量数分开，经检测器得到质谱图。高效液相色谱-质谱联用具有灵敏度高、特异性强、样品需求量少、样品制备量少以及自动化程度高等优点，在临床治疗药物监测中的应用也越来越广泛，但其对技术人员的能力要求较高，而且设备昂贵。该技术经过近半个世纪的发展，已经成为一种应用于药物监测的成熟方法，该方法不需要对样品进行高温汽化，一般不必进行衍生化处理；且高效液相色谱法的固定相种类较多，流动相通过改变其组成成分及比例，可以对绝大多数有机化合物药物、蛋白质、激素等进行分离测定 [23]。在定量分析过程中，内标法是一种更准确的计算方法，且定量结果与进样重复性无关。内标法虽然可抵消大部分系统误差，但需要寻找到能够和待测药物在同条件下出峰的内标物，且需要现用现配制溶液，实验操作较为繁琐复杂。外标法只需要关注目标峰而无须关注其他峰，但外标法同时也容易受到实验条件的影响。目前高效液相色谱-质谱联用在航天员药物监测研究方面发挥了越来越重要的作用。

二、表面增强拉曼光谱

目前的地面实验室主要采用液相或气相色谱法进行样品分离，并采用荧光或质谱法进行痕量检测，但是这需要复杂的仪器设备和繁琐的操作步骤，对于航天员药物监测具有极大的限制性。为了克服上述局限性，表面增强拉曼光谱（surface-enhanced Raman spectroscopy，SERS）检测设备被用于航天员药物检测，其具有监测样本便于获得且所需量少等特点。拉曼光谱属于分子振动光谱，可以反映分子的特征结构。拉曼散射效应是个非常弱的过程，但表面增强功能则可以将灵敏度提高 6 个或更多数量级，检测限为 ng/ml。通常，所需样品不超过 1ml，并且可以在 5min 内完成分析 [24]。在航天任务中，收集尿液样本并分离出药物及其代谢物，并产生表面增强拉曼光谱，是一种便捷的检测手段。

三、酶联免疫吸附测定

酶联免疫吸附测定（enzyme-linked immunosorbent assay，ELISA）是一种常用的分析生化测定技术，其原理是将已知的抗原或抗体结合于固相载体表面，并保持抗原或抗体的免疫活性。将抗原或抗体与某种酶连接成酶标抗原或抗体，同时保持酶的活性与抗原或抗体的免疫活性。在检测时，将样品与酶标抗原或抗体按步骤所述加入反应板，使之与固相载体表面的抗原或抗体反应结合，洗涤去除其他杂质，最后结合在固相载体表面上酶的含量与待检样品中的抗原或抗体量呈一定的比例。加入底物后，其所含的供氢体可在酶的作用下被还原为有色的氧化型产物，出现颜色反应，故可通过颜色的深浅判断待检样品中抗原或抗体的量 [25]。

酶联免疫吸附测定试剂盒具有检测快速、操作简单、所需样品量和试剂少等优点，但不同厂家生产的试剂盒在使用效果上存在差异，而且相同厂家的试剂盒批次内和批次间的精确度还存在一定误差[26]。因此，航天员使用该试剂盒检测药物代谢之前，相关工作人员应比较不同厂家及批次之间的试剂盒，确保试剂盒具有良好的稳定性和精确度后，方可使用。目前，用于药物监测的酶联免疫吸附测定技术还不是特别成熟，药物检测分析技术应用受限的根本原因是特异性药物抗体的匮乏。

四、核酸检测技术

核酸检测技术（nucleic acid detection technology，NAT）可实现对各种实际样本中基因信息的准确分析，首先需要完成核酸分子的富集，再通过扩增放大浓度，实现核酸准确鉴定。目前国际空间站上已实际应用多种核酸分析设备，从体液样本的预处理，到采用传统硅基固相萃取来实现核酸分子的捕获分离。虽然核酸扩增监测已实现自动化，但是商业化设备往往体积大、功耗较大，难以实现全流程的核酸分析，因此基于微流控芯片平台的核酸检测技术开发逐渐成为研究热点。近几年，国际空间站陆续报道了几种微流控全集成核酸分析设备用于微生物的实时监测，如 LOCAD-PTS（lab-on-a-chip application development-portable test system）与微生物检测系统及衍生设备 SWAB（surface water and air biocharacterization）系统。RNA 分析仪 WetLab 系统，基于商业化 GeneXpert 传染病诊断设备所研发，主要用于在轨细胞的 RNA 检测分析。微生物检测装置 RAZOR 系统，用于微生物的鉴定，同时也可检测二氧化硅等固体颗粒残留。除了依靠微流控芯片技术实现核酸检测设备的微型化、集成化、自动化，下一代测序技术的代表——基于纳米孔测序的装置已经被成功应用于国际空间站。2016 年，牛津纳米孔技术公司（Oxford Nanopore Technologies）研发 MinION 的 DNA 测序仪实现了太空环境下的核酸测序。2017 年国际空间站开展的"太空基因-3"（Gene in Space-3）研究将 miniPCR 仪和 MinION DNA 测序仪联用，实现了在空间站内微生物样品的提取、扩增和测序等操作。对未知微生物进行了检测，检测结果与地面检测测序结果完全一致[27]。目前已有多个研究小组开展了类似设备的研发，主要分为基于生物蛋白质纳米孔和固态纳米孔这两种方式。与传统核酸检测技术相比，该技术可实现单分子实时检测的特殊需求，这对于识别和检测体内微生物、研究空间环境对生物基因的影响、理解生命体如何适应航天环境等都具有重要意义。

五、表面等离子体共振技术

我国在前期载人飞行任务中，对在轨体液分析技术与设备进行了积极探索与应用，为空间站任务的航天医学检测奠定了有力基础。表面等离子体共振技术（surface plasmon resonance，SPR）能够根据物质在玻璃-金属界面发生结合、解离反应时引发的折射率变化，对样品进行定性和定量分析（图 11-2）。王春艳等[28]以该技术为核心，基于抑制性免疫反应的原理，建立了微量尿液预处理技术和 3-硝基酪氨酸（3-nitrotyrosine，3-NT）在轨检测技术，具有非重力依赖、试剂样本消耗少、信号实时响应、样本无须标记等特点。表面等离子体共振技术于 2012 年和 2013 年分别应用于"神舟九号"和"神舟十号"载人航天任务，对航天员应激指标进行了在轨评价。该技术还可进一步扩展用于血液、唾液等体液中多种物质分子和细胞生物样本的在轨检测。

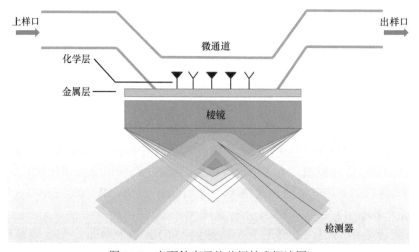

图 11-2　表面等离子体共振技术概述图

　　由于生命科学、物理化学、材料学、细胞分子学及免疫学等学科技术的快速发展与高度融合交叉，多种纳米级别的先进技术突飞猛进，产生了很多新理论、新原理、新方法，航天药物监测技术也在向着微型化、智能化、操作简单化的方向发展。表 11-1 比较了以上 5 种检测方法的优缺点。虽然试剂和样本消耗量为微量级别，但同一样本中的信息量却极其丰富，监测的灵敏度和稳定性不断提升。药物监测体系的进一步发展将为航天员在轨健康预测提供客观依据，也将为开展航天医学研究提供有力支持。

表 11-1　5 种检测手段的优缺点

检测手段	优点	缺点
高效液相色谱-质谱联用	灵敏度高、特异性强、样品需求量少、自动化程度高	技术人员能力要求较高、设备昂贵
表面增强拉曼光谱	样本便于获得、样品需求量少	结果易受干扰

续表

检测手段	优点	缺点
酶联免疫吸附测定	检测快速、操作简单、所需样品量和试剂少	特异性药物抗体匮乏、结果受试剂盒稳定性影响
核酸检测技术	检测快速、精确度高、样品需求量少	设备昂贵
表面等离子体共振技术	所需样本量少、信号实时响应、样本无须标记	设备昂贵

第三节　航天环境中的药物应用

航天飞行任务中，复杂的太空环境严重影响了航天员的生活质量和身心健康。为解决航天员在太空环境中所发生的生理、病理等医学问题，采用安全、有效的药物干预对保障航天员健康和成功完成航天飞行任务具有重要的意义。为此，航天器中往往配备了多种航天环境下的常用药品，包括中枢兴奋药、镇静催眠药、抗运动病药、抗失重性骨质流失药、抗心血管系统失常药、辐射防护药、中医药、营养补充剂等，下面通过介绍这几种药物类型，了解航天常用药物及其适用范围。

一、中枢兴奋药

人体是个复杂的有机体，体内的各器官、各系统都直接或间接地处于神经系统的调控之下。当外界或体内环境发生改变时，人体为了适应新的环境，中枢神经系统可进行迅速调节。在复杂的航天环境中，人类中枢神经系统的功能和形态也受到了极大的影响。航天飞行中，中枢神经系统的变化主要集中在空间适应性综合征有关的神经-前庭系统方面的变化，表现为感觉和睡眠紊乱、工作效率下降、心理和认识紊乱。研究表明，航天员如果进行长时间的飞行，有可能出现更广泛、更持久的变化，这对航天员的健康是十分有害的。因此，航天药理学亟须对航天员的中枢神经系统进行深入的研究，并介入药物治疗，以更好地解决长期太空飞行中航天员所面临的健康问题[29]。其中，中枢兴奋药能提高中枢神经系统的机能，已广泛用于航天任务中。

（一）右旋苯丙胺

右旋苯丙胺是一种中枢神经系统刺激物，被用于治疗注意力缺失过动症和发作性睡病[30]。一些国家使用右旋苯丙胺缓解长时间作战过程中的疲劳，有研究报道右旋苯丙胺对情绪状态、疲劳感、嗜睡感、反应时间、逻辑推理和短期记忆等主客观指标产生影响。研究表明，相对于安慰剂组，右旋苯丙胺可明显改善受试者的主观感受和客观绩效[31]。右苯丙胺已获美国军方空勤人员的使用许可，但其滥用造成的成瘾性受到航空医学界的关注，而且该药物副作用明显，严重者可导致心血管疾病或猝死。

（二）咖啡因

咖啡因是一种黄嘌呤生物碱化合物，具有中枢神经兴奋作用，能够暂时驱走睡意并恢复精力，临床上用于治疗神经衰弱和昏迷复苏。咖啡因可在 30 ～ 120min 内迅速被人体吸收并发挥作用，已作为军事行动中缓解疲劳的药物之一[32]。尽管大量研究发现咖啡因可改善身体机能、缓解疲劳、改善航天员长时间飞行的认知能力，但高剂量咖啡因摄入会引起发抖、紧张和焦虑等不良反应，因此并不建议在航天飞行任务中使用过量的咖啡因药物[33]。

（三）莫达非尼

莫达非尼是用于治疗发作性睡病的中枢兴奋类药物，其作用机制目前还不清楚，但与其他兴奋药物不同，莫达非尼可高度选择性地作用于中枢神经系统，对纹状体内的多巴胺活性影响较小，因此具有良好的安全性，副作用小。莫达非尼具有类似拟交感神经药物的促醒作用，但其在体内并不与睡眠清醒调节受体结合，也不抑制单胺氧化酶或磷酸二酯酶 II ～ V 的活性，故该药不产生镇静、兴奋、欣快感，不影响正常的睡眠，长期用药后无药物依赖性，无成瘾现象，突然停药后也无药物依赖性。临床主要用于治疗发作性睡病、嗜睡性、多眠症，在军事作业中用于保持作业人员的清醒状态。1994 年莫达非尼首先在法国上市，随后陆续在英国、日本、意大利、墨西哥等国上市，1999 年获美国食品药品监督管理局（FDA）批准在美国正式上市。中国军事医学科学院放射与辐射医学研究所于 2003 年获得了国家食品药品监督管理局立项批件，系统开展了该药临床前研究。Estrada 等[34]的研究表明，每隔 4h 口服 100mg 的莫达非尼可帮助航天员在执行飞行任务时维持良好的警觉性、认知功能、判断力和风险感知能力，且无明显的副作用，该研究还证实了莫达非尼具有良好的耐受性，是右旋苯丙胺的良好替代品。

二、镇静催眠药

由于受到航天器内噪声、环境光、工作负荷安排、失重和附近机组人员活动的影响，航天员在太空飞行过程中的睡眠质量并不高，存在着不同程度的睡眠障碍[35]。而且，航天器中相对恒定的温度和光照，造成了航天员昼夜节律失调，这对开展航天任务产生了不利的影响。NASA 的研究人员发现航天员在太空的睡眠时间平均为每天 6h，与睡眠医学会推荐的 8h 睡眠量相比缩短了 2h。我国在短期航天飞行任务中开展了相应的航天员睡眠-觉醒周期变化的研究，也得出了类似的结论[36]。睡眠问题对航天员认知功能及生理功能造成的影响一直是载人航天飞行研究关注的重要问题。Citrome 等 [37] 发现 75% 的航天员在执行航天任务时会使用安眠药物，飞行任务中安眠药物的使用率占 52%。目前，扎来普隆和唑吡坦等药物都可用于航天员的镇静催眠。

（一）扎来普隆

扎来普隆是具有吡唑并嘧啶结构的复合物，作用于 γ-氨基丁酸-苯二氮卓受体复合物上的 ω_1 受体，具有缩短入睡时间、延长睡眠时间等作用。口服 1h 后，其血浆内浓度达到峰值，半衰期短，约 1h。航天员在噪声干扰下服用扎来普隆诱导午睡的研究表明，相对于安慰剂组，扎来普隆 10mg 组的入睡时间明显缩短，睡眠质量和睡眠深度显著增加，同时发现噪声干扰下，其催眠效率与剂量具有相关性，15mg 剂量的扎来普隆比 10mg 剂量更加有效 [38]。Dinges 等 [36] 研究了航天员服用扎来普隆后对紧急唤醒后认知能力的影响，发现 10mg 扎来普隆对认知能力影响较小，精神运动警觉、工作记忆和词语延迟回忆等能力均未受到影响 [39]。由此可见，扎来普隆是航天员在执行航天任务时较为理想的镇静催眠药。

（二）唑吡坦

太空作业中由于昼夜节律的巨大变化，绝大多数航天员需要药物来诱导或维持睡眠，唑吡坦是航天员在太空飞行中最常用的催眠药。唑吡坦是咪唑吡啶类药物，选择性作用于小脑 γ-氨基丁酸受体，其半衰期为 2.4h。唑吡坦的镇静催眠作用是通过靶向 α1-γ-氨基丁酸受体而实现 [40]。地面实验研究表明，唑吡坦可以改善睡眠质量并延长睡眠时间 [41]。而且 5mg 或 10mg 唑吡坦不会引起航天员血流动力学副作用，因此不会造成体位性低血压，且航天员舒张压和心率正常 [42]。但是，2019 年 Galaon 等 [43] 研究发现，与服用 5mg 唑吡坦相比，服用 10mg 唑吡坦的航天员被紧急唤醒后，其认知能力和主观嗜睡感均受到损害，不利于航天员开展工作。因此，在选择服用航天镇静催眠药时，应认识到药物剂量的重要性，为航天员提供合适剂量的合适药物。

三、抗运动病药

航天运动病（spaceflight motion sickness，SMS）是前庭器官受刺激而引起的中枢及植物神经系统功能紊乱的一种病理反应，临床表现为眩晕、恶心、呕吐、面色苍白和出冷汗等，若治疗不及时或治疗不当，甚至会引起脱水和休克 [44]。在进入太空的最初 72h 内，航天员首先要克服的困难就是运动病，其发病率高达 70%，对航天员执行任务影响巨大。目前还没有有效的药物在对抗空间运动病的同时不造成对认知能力的影响。因此，在空间飞行中使用抗运动病药物，最重要的是达到疗效和其毒副作用引起的认知能力损害的相互平衡 [45,46]。航天运动病的成因十分复杂，主要可能是失重条件下，主管协调运动、维持人体平衡的内耳神经系统功能紊乱所造成的。常用的抗运动病药有抗胆碱药、抗组胺药、安定药、拟交感神经药等，其中以东莨菪碱和盐酸异丙嗪疗效较好。由于各类药物单独应用时不能得到预期效果，所以实际应用中多采用联合用药的方法。

（一）抗胆碱药

由于乙酰胆碱神经递质系统可能参与运动病的发生，人们发现抗胆碱药物可以防治运动病。此外，去甲肾上腺素能神经递质也可能参与运动病发生，从而发现拟交感药物的抗运动病作用。目前认为，前庭核与网状结构等处存在去甲肾上腺素能神经元与乙酰胆碱能神经元，两种神经元交互作用并混杂在一起。有效的前庭刺激可激活乙酰胆碱能神经元，引起运动病。同时，去甲肾上腺素能神经元也被激活，抑制运动病的反应。东莨菪碱是一种莨菪烷型生物碱，它存在于茄科植物中，对呼吸中枢具有兴奋作用，但对大脑皮质有明显的抑制作用，已被用于治疗癫痫、呕吐和晕车。在抛物线飞行条件下，含服 1mg 东莨菪碱可明显减轻恶心和呕吐的症状[47]。但是单独使用东莨菪碱效果不好，常伴有嗜睡、视力模糊、工作效率下降等副作用，故多采用复合剂形式。口服 0.3mg 东莨菪碱联合 5mg 苯丙胺被定为预防航天运动病的最佳用药方案[48]。一般是在航天员飞行前服药，效果较好。为了延长药物的有效作用时间并减少副作用，在航天中采用了乳突贴敷的方法。但是，由于航天飞行过程中脱水和东莨菪碱本身所引起的口腔干燥，唾液采样频率低于最佳值。东莨菪碱自身口服吸收的稳定性不佳，在同一研究对象的两个研究日之间差异很大，另外，东莨菪碱的吸收也可能受到同时服用其他药物的影响。

γ-氨基丁酸 A 型受体和 γ-氨基丁酸 B 型受体在前庭核均有分布，γ-氨基丁酸 B 型受体激动剂可调节敏感性运动病。研究发现[49]，在短尾猴的前庭内侧边缘区存在前庭神经元，该区域是速度储存区，γ-氨基丁酸 B 型受体可作用于前庭神经元，抑制速度储存，从而缓解航天任务中前庭器官受刺激所引发的运动病。巴氯酚是 γ-氨基丁酸 B 型受体激动剂。口服巴氯酚 20mg 能降低角度前庭眼反射的时间常数，此时给予旋转刺激后可显著降低受试者的眩晕敏感度。地西泮可与前庭内侧核 γ-氨基丁酸 A 型受体结合，提高 γ-氨基丁酸与 γ-氨基丁酸 A 型受体结合，从而上调 γ-氨基丁酸的抑制作用，发挥抗晕作用。McClure[50] 让受试者口服地西泮 5mg，一定时间后给予旋转刺激和头部倾斜刺激，通过分析受试者对晕动刺激的耐受情况与皮肤汗腺传感器的记录来判断药效。结果发现，临床中地西泮 2mg 即可有效控制眩晕，给药 120min 后再给予刺激时，抗眩晕效果佳。

（二）抗组胺药

目前最常用的抗运动病非处方药为抗组胺药。研究表明，抗组胺药能竞争性阻断组胺 H1 受体，作用于前庭和呕吐中枢及中脑髓质感受器，其主要是阻断前庭核区胆碱能突触迷路冲动的兴奋。根据化学结构的不同大致可分为 6 类：氨基乙醇类、烷基胺类、哌嗪类、咪唑类、吩噻嗪类及吡啶乙胺类。其中吩噻嗪类药物盐酸异丙嗪是美国和俄罗斯载人航天中抗航天运动病的首选药物，不仅具有非常强的抗组胺作用，也有很强的抗胆碱作用，在组胺药物中，其抗眩晕作用最强，且作用时间持久。2007 年，NASA 提出使用 25mg 或 50mg 的盐酸异丙嗪来预防或减轻航天运动病[51]。但是由于盐酸异丙嗪是前庭抑制剂，能够引起困倦、嗜睡和体位性低血压等副作用，严重影响航天员执行任务，而且在太空失重环境中，药物的处置过程和药效会发生显著变化，容易引发严重的不良反应，因此针对航天员制定个体化用药方案，对保证航天员的人身安全和航天任务的顺利完成是非常必要的[52]。

对于航天环境中抗运动病的治疗推荐采用与其他种类药物合用，因为拟交感类药物有较强的中枢不良反应，联合用药一方面可减少单一用药时剂量过大而导致的不良反应，另一方面可产生累加、协同或互补作用，从而提高药效。例如，为减轻盐酸异丙嗪的副作用，将盐酸异丙嗪与麻黄碱各 25mg 合用，飞行前 1h 口服，可有效减轻航天运动病。Wood 等[53] 评价 16 种抗运动病药物，发现麻黄碱与抗胆碱药东莨菪碱具有协同作用，并且两药联用可减弱东莨菪碱的镇静作用，拟交感药物安非他命与抗胆碱药东莨菪碱合用会产生最强的抗眩晕作用。此外，麻黄碱与抗组胺药氯苯那敏联用具有镇静作用，但并无协同抗眩晕作用。

四、抗失重性骨质流失药

航天员进入太空失重环境后，生理系统会产生适应性变化，不同的生理系统会产生不同的适应过程，而达到另一种适应失重环境的稳定生理状态，骨骼产生长期"废用性"改变，这种改变是一种不利的影响，随着飞行时间的延长，失重对骨骼系统产生如骨丢失、肌肉萎缩、钙代谢异常等不良影响，并且航天员发生骨质疏松性骨折的风险也逐渐增加。因此，防治失重性骨量丢失是航天医学的重要课题。

（一）双膦酸盐

双膦酸盐（bisphosphonate，BP）是临床上使用最广泛的抗骨质疏松药，其对抗失重性骨量丢失的作用已引起学者的关注[54]。双膦酸盐对常规骨质疏松进行治疗时，能吸附在骨表面，有效抑制破骨细胞的吸收，且有研究表明，骨吸收抑制剂氨羟二膦酸二钠可以阻止尾吊生长期大鼠胫骨的骨吸收增加并防止骨量丢失[55]，但不能恢复正常骨膜骨沉积。因此，有效的骨形成促进剂有利于尾吊生长期大鼠恢复生长诱导的骨膜骨沉积。Leblanc 等[56] 研究了在 ISS 上平均工作 5.5 个月的 7

位航天员，发现飞行前 3 周及整个飞行过程中口服阿仑膦酸钠，并且在空间站通过高级抗阻力锻炼装置（advanced resistive exercise device，ARED）进行锻炼可以减轻多项长期太空飞行所致的骨骼生理指标下降。Thomsen 等[57]的研究指出，在 370 天的头低位 5° 的卧床实验中，前 120 天未采取任何干预措施，受试者松质骨的组织形态学特征发生显著退化，后 250 天采用双膦酸盐干预后，能够预防或阻止卧床导致的松质骨结构改变。但由于双膦酸盐对胃肠道及下颌骨坏死的不良反应，这并不是长期太空飞行防护失重性骨丢失的理想选择。

（二）维生素 D

人体维生素 D 主要由皮肤中 7-脱氢胆固醇经日光中紫外线照射转化而来，也可由肝脏和肾脏经生物转化成具有活性的 $1,25(OH)_2D_3$。在骨骼无承重的 3 种情况状态，即航天飞行、卧床、动物尾吊下 $1,25(OH)_2D_3$ 合成减少。研究表明外源性 $1,25(OH)_2D_3$ 可以防止尾吊小鼠的骨丢失，提高骨密度，改善血清骨钙素和血清碱性磷酸酶水平[58]。同时补充维生素 D 和钙剂可降低骨质疏松性骨折风险[59]，但单独补充钙剂并不能防止失重性骨丢失的发展，因此 $1,25(OH)_2D_3$ 和钙剂联用预防失重性骨丢失的机制有待进一步研究。

（三）蛋白质类药物

护骨因子（osteoprotegerin，OPG）是肿瘤坏死因子（TNF）受体超家族中的一种分泌型糖蛋白，可通过与 RANKL 结合竞争性拮抗 RANK 和 RANKL 的相互作用，抑制破骨细胞分化及骨吸收活性，护骨因子可防止小鼠尾吊所致的骨密度减少[60]，在 Lloyd 等[61]的太空模拟实验中，飞行前对小鼠进行护骨因子给药可以有效防止失重性骨丢失。甲状旁腺激素相关蛋白（PTHrP）是一类在空间结构和活性上都与甲状旁腺激素（PTH）类似的治疗骨质疏松的药物，Camirand 等[62]从甲状旁腺激素相关蛋白基因敲除小鼠（$Pthrp^{-/-}$）和野生型小鼠（$Pthrp^{+/+}$）小梁骨中提取的成骨细胞送上太空，经过 6 天的太空飞行后 $Pthrp^{-/-}$ 组细胞凋亡率明显高于 $Pthrp^{+/+}$ 组，说明 PTHrP 类药物具有防护失重性骨丢失的潜力。骨硬化蛋白（sclerostin）是由 SOST 基因编码的 Wnt 通路的抑制因子，对骨形成有抑制作用，在调节骨对机械负荷的反应中起关键作用。Blosozumab 是人工合成的 Ig4 型单克隆骨硬化蛋白抗体，一项 2 期临床试验表明 Blosozumab 能够提高脊柱、股骨及髋骨的骨密度，并显示剂量依赖性[63]。Morse 等[64]发现，在敲除 SOST 的小鼠中，可以缓解由于机械负荷减少引起的骨丢失，当机械负荷增加时能够促进骨形成。Spatz 等[65]发现骨硬化蛋白抗体（SclAb II）能够抑制部分负重小鼠及去卵巢（ovariectomized，OVX）大鼠骨量和骨密度降低。另有研究发现，卧床和太空飞行过程中人体骨硬化蛋白水平明显升高[66]。人体运动后骨骼肌细胞会产生一种名为鸢尾素的肌动蛋白，该蛋白质在老年性血浆中的表达量与骨密度呈正相关[67]，鸢尾素可以延缓尾吊小鼠骨质疏松和肌肉萎缩的进展，且通过上调 β-catenin 促进成骨细胞分化。

（四）小分子药物

长期有氧运动训练和 ω-3 脂肪酸摄入对绝经期后骨质疏松患者骨密度的改善具有协调作用，膳食中的 ω-3 脂肪酸多为不饱和脂肪酸[68]。Zwart 等[69]发现 ω-3 脂肪酸不仅可以抑制 RANKL 诱导的 RAW264.7 细胞的分化，还能够抑制 TNF-α 刺激或模拟微重力所致的 NF-κB 信号通路的激活。在卧床过程中摄入更多的 ω-3 脂肪酸可使尿 I 型胶原氨基末端肽下降，说明 ω-3 脂肪酸摄入抑制了骨吸收。鱼肉中含有大量的 ω-3 脂肪酸，航天员在执行飞行任务过程中增加鱼肉的摄入可缓解飞行后的骨密度下降，这对制定科学的航天员饮食方案具有较大的参考价值。

3-羟基丁酸（3-hydroxybutyric acid）是聚羟基丁酸的降解产物，也是酮体的主要成分，在动物实验中，3-HB 可以促进小鼠成骨细胞系 MC3T3-E1 的分化，抑制小鼠卵巢切除引起的骨丢失。Cao 等[70]研究发现 3-羟基丁酸及其衍生物可通过抑制 NFATc1 去磷酸化和核异位而抑制破骨细胞分化，具有防护失重性骨丢失作用。

目前已经应用于航天环境中失重性骨丢失的药物有维生素 D、钙剂及双膦酸盐类（表 11-2），但仍有一些具有潜在治疗效果的药物在太空环境中的研究尚不充分，未来应开展关于失重性骨丢失的空间研究，制定安全有效、切实可行的综合防护措施。

表 11-2　失重性骨丢失防护药物

现状	药物类型	药物
已用于航天飞行		维生素 D+钙剂、维生素 K、双膦酸盐
	蛋白质类药物	护骨因子（OPG）、甲状旁腺激素相关蛋白（PTHrP）、骨硬化蛋白抗体、肌肉生长抑制素/激活素 A 拮抗剂、鸢尾素
	小分子药物	ω-3 脂肪酸、3-羟基丁酸
具有潜在治疗效果	单体药物	酚类（白藜芦醇、姜黄素、多酚）
	小核酸药物	miR-214
	中药	淫羊藿苷、黄芩、生姜总黄酮
	其他	褪黑素、氢分子

五、抗心血管系统失常药

人体的心血管系统具有向全身各组织、器官输送营养物质、排泄代谢产物、参与体液和电解质的调节、维持体内环境稳定的作用，并具有防御和保护功能。

心血管系统是维持人体正常生理功能的重要系统，其功能改变必然引起体内其他生理系统功能的紊乱。载人航天实践证明，空间电离和微重力对心血管系统有明显的影响，可引起心血管功能失调[71]，这种影响往往在航天员返回到地面时才表现出来，主要特征为：立位耐力和运动耐力明显下降、心律不齐、有氧运动能力下降和心脏萎缩[72,73]。细胞研究中，早期动脉硬化与微重力诱导的氧化应激有关，辐射通过破坏 Akt/PI3K/mTOR 信号通路，促进活性氧的产生，诱导内皮细胞损伤，增加航天员患心血管疾病的风险[74]。由于微重力和空间辐射可能会协同和（或）以相加的相互作用影响心血管系统，因此该类药物已经成为航天药箱中必备的一类药品。

（一）β受体阻断药

β受体阻断药是一类用来治疗心律不齐、防止二次心脏病发作和治疗高血压的药物，主要包括美托洛尔、比索洛尔、阿替洛尔和普萘洛尔等。β受体阻断药通过非竞争性阻断交感神经系统中内源性儿茶酚胺肾上腺素和去甲肾上腺素，使心肌收缩力减弱、心率减慢、传导减慢、心排出量减少，在航天环境中可用于缓解微重力改变带来的心率失调。

（二）他汀类药物

他汀类药物，即 3-羟基-3甲基戊二酰辅酶 A（HMG-CoA）还原酶抑制药，是通过竞争性抑制内源性胆固醇合成限速酶 HMG-CoA 还原酶，阻断细胞内羟甲戊酸代谢途径，使细胞内胆固醇合成减少，从而反馈性刺激细胞膜表面低密度脂蛋白（low density lipoprotein，LDL）受体数量和活性增加。目前研究证实，他汀类药物可以通过降血脂、抗炎和抗氧化应激的作用来降低心血管事件的发生率。航天环境中他汀类药物的使用可通过抵御微重力诱导的氧化应激，预防航天员患心血管疾病的风险[75]。Gibellato 等[76]将具有高胆固醇血症的军队空勤人员纳入研究，分别通过 4 周的洛伐他汀、普伐他汀治疗，发现两种药物均可有效降低军队空勤人员的胆固醇含量，且没有明显副作用，其认知能力没有受到任何影响。

（三）血管紧张素转化酶抑制剂

血管紧张素转化酶抑制剂（angiotensin converting enzyme inhibitor，ACEI）是通过扩张血管发挥抗高血压作用，可降低外周阻力，抑制血管紧张素转化酶，其在血管紧张素 I 转化为血管紧张素 II 的过程中发挥作用。血管紧张素 II 刺激醛固酮的合成与分泌，并通过血管收缩作用直接升高血压。血管紧张素转化酶与缓激肽原（激肽酶 II）是同一种物质，血管紧张素转化酶抑制剂也可减少缓激肽的降解（缓激肽直接舒张血管并且涉及前列腺素的产生过程）。其药理作用主要抑制肾素-血管紧张素-醛固酮系统（RAAS），但在低肾素浓度的患者中它也能有效降低血压，所以它很可能通过其他机制起作用，但是目前尚不明确。血管紧张素转化酶抑制剂同时降低心衰患者的前、后负荷，也可减少左心室重构（有时发生于心肌梗死后）。卡托普利在辐射引起的心脏损伤方面具有显著的效果，血管紧张素转化酶抑制剂改善质子辐照大鼠[77]的左心室血管周围纤维化和左心室舒张功能障碍。此外，除了具有降压作用外，由于磺胺羟基清除成分的存在，卡托普利在抗氧化作用方面也具有很好的优势。

六、辐射防护药

载人航天不可避免地要暴露于外层空间的辐射环境，近地轨道短期载人航天飞行期间，由于存在地球磁场的保护，舱内航天员受到的空间辐射量尚在可接受水平，适当的屏蔽防护就可以确保航天员的空间安全[78]。但不同于低地球轨道飞行，星际载人航天不仅脱离了地球磁场的自然防护条件，而且在深部空间滞留时间很长，银河宇宙辐射和太阳粒子事件的影响将加大，一旦遭遇特大太阳粒子事件，将有可能威胁航天员的生命安全。此外，航天员出舱工作时物理屏蔽作用大大减弱，接受的辐射剂量将直线增加，空间辐射成为威胁航天员健康甚至生命安全的因素[79]。因此，通过辐射防护药的治疗和预防，提高机体对辐射的抵抗能力，是航天员对抗辐射影响的一种积极有效的方法。抗辐射药物又称为辐射防护剂（radioprotectant），是指射线照射前或照射后早期应用能减轻电离辐射对全身或局部的损伤，并有助于损伤治疗和恢复的药物。具体来说，抗辐射药物一般指能抑制辐射损伤的早期阶段，如具有可减少辐射作用所产生的自由基、降低氧分压以减轻辐射损伤效应、保护生物敏感分子等作用；或在照射后早期使用能减轻辐射损伤的进展，促进损伤恢复。

理想的辐射防护药应具备以下标准：①有效的辐射防护；②减少辐射对主要组织器官的损害；③合适的给药途径（口服或肌肉注射最佳）；④可接受的毒性范围和用药时机；⑤具有一定稳定性；⑥可与其他药物配伍使用于受试者。目前常用的辐射防护药有以下几种。

（一）含硫化合物类药物

含硫化合物类药物是目前应用最广泛的一类辐射防护药，主要包括硫醇类、半胱氨酸及其衍生物、半胱胺及其衍生物和氨磷汀等[80]。胺基硫醇类化合物作为第一代辐射防护剂受到极大的关注，其分子机制包括氧自由基清除、氢转移、诱导组织低氧和增强 DNA 稳定性等。半胱氨酸是一种天然存在的氨基酸，要在辐射暴露前短时间内给药才有效，口服无效，静脉注射比皮下注射效果好，化学性质不稳定，极易氧化。半胱胺防护辐射效果好，但毒性大、有效防护期短，在空气中极不稳定。氨磷汀是硫代磷酸酯衍生物，是一种选择性泛细胞保护剂，可有效减轻辐射对正常组织的损伤，但对肿瘤细胞无明显防护作用[81]。近年来 Peebles 等[82] 通过对胺基硫醇类药物进行改造，提出一种新的化合物 PrC-210，该药物能有效清除活性氧自由基，减轻对 DNA 的损伤。动物实验表明，PrC-210 有较好的辐射防护效果，能完全预防 2～3 级放射性皮炎，对致死剂量照射（8.75Gy）小鼠给药后，存活率可提高至 100%，表明该药物是一种潜在的辐射防护剂。目前对含硫类药物的研究已取得较大进展，但是因其毒性大、给药途径有限、时间窗窄以及对中枢神经系统保护作用低等缺点，限制了其在实际中的应用，其并不是航天任务中最佳的用药方案。

（二）激素类药物

激素类药物对辐射防护也有明显的效果。天然甾体激素（如雌二醇）或人工合成的非甾体激素（如己烷雌酚、己烯雌酚等）在动物实验中都表现出一定程度的辐射防护作用[83]。松果腺分泌物褪黑素也具有辐射防护作用，小鼠在全身照射剂量下给予 250mg/kg 的褪黑素剂量，存活率可达 85%，且未产生毒性[84]。金雀异黄酮是一种植物雌激素，全身照射前给予金雀异黄酮能够降低小鼠的肺部损伤，刺激低水平的造血细胞因子恢复正常。金雀异黄酮由于生物利用度较低限制了口服给药的作用效果，但现在所开发出的金雀异黄酮纳米制剂易于口服或者肌肉注射，该制剂在小鼠模型上降低了辐射诱导的骨髓干细胞和祖细胞的凋亡和损伤。目前，由于对造血功能良好的保护作用和理想的给药方式，金雀异黄酮已被美国食品药品监督管理局授权，将其作为治疗急性放射综合征的指定孤儿药，并被授予新药临床试验许可[85]，将来有望用于空间辐射的防护。

（三）细胞因子

造血系统是对电离辐射最为敏感的系统，主要表现为中性粒细胞和血小板数量降低。外周血循环血小板减少会进一步导致败血症、出血、贫血甚至死亡。因此，保护骨髓干细胞免受辐射损伤，促进其增殖，成为抗辐射剂研发的新策略。由于细胞因子能刺激造血干细胞增殖分化，在抢救急性放射病的治疗中占重要地位。IL-1 是首个被证明具有辐射防护作用的细胞因子，一定剂量的 IL-1 可通过清除自由基而降低体内外因素引起的造血系统损伤[86]。重组 IL-12 是一种异质二聚体细胞因子，在调节炎症反应、刺激自然杀伤细胞、巨噬细胞和 T 细胞产生 γ 干扰素方面具有重要作用。全身照射前 24h 或照射后 1h 内，单次剂量给予特异性重组人 IL-12 后，能够显著提高小鼠存活率，且具有缓解辐射的作用[87]。干细胞因子（stem cell factor，SCF）可作用于造血干细胞，但其本身不刺激集落的生成，而是与其他生长因子协同促进造血干细胞的增殖、分化。目前认为，干细胞因子的辐射防护效应与其抑制细胞凋亡和改变细胞周期以及肥大细胞的参与有关。此外，干细胞因子和血小板生成素（thrombopoietin，TPO）联合治疗能有效降低 X 射线诱导的

CD34$^+$ CFU-GM 死亡[88]。IL-3 和干细胞因子协同使用可以防治 γ 射线照射引起的人外周血单个核细胞凋亡[89]，因此，细胞因子可缓解航天飞行任务中由于辐射造成的航天员造血系统损伤。

七、中医药

将中医药传统理论与航天实践相结合，创建具有中国特色的航天医学体系，是适应中国航天事业发展的需求，也是中医药走向国际舞台的良好契机。采用中医药治疗的整体观念与辨证施治理念在载人航天领域具有非常宽广的应用前景，俄罗斯、欧洲都曾尝试把中医药运用于航天医学，比利时政府更是优先资助航天医学专家进行中医药的研究[90]。在我国已经完成的几次航天任务中，中医药都曾发挥了重要的治疗作用。"神舟七号"航天员从发射前50天至返回后14天，连续服用太空养心丸，不仅缓解了强化训练阶段高强度练习引起的疲劳，而且提高了航天员对空间特殊环境的适应和耐受能力，确保身体最佳状态。太空养心丸具有滋阴补肾、益气安神、健脾补血的功能，对提高航天员的体能、心肺储备、心血管调节功能发挥了卓有成效的防护作用，心血管自主神经功能在5天的短期太空飞行后，没有明显受到影响，心血管控制能力明显优于经历过同等飞行条件的俄罗斯及欧洲航天员[91]。

目前有大量研究已经证实太空复杂环境对航天员产生的不良影响，多种中药都具有潜在的应用价值。从中医角度，太空失重造成航天员经气厥逆，气血紊乱，气血津液化生障碍，久之可致气血亏虚。可用健脾益气活血、强筋壮骨的中药进行治疗。骞爱荣教授团队发现强骨抗萎方可逆转由后肢尾悬吊引起的大鼠失重效应，增加后肢尾悬吊大鼠股骨Ⅰ型胶原和骨桥蛋白的表达[92]；强肌Ⅰ号（主要成分黄芪）和强肌Ⅱ号（主要成分黄芪、桂枝）可以改善肌肉力学特性[93]；红景天具有抗疲劳和提高运动能力的功效[94]；人参复方和丹黄合剂可以改善模拟失重条件下大鼠肌肉萎缩的程度[95]；参川熟和参山杜复方可显著增加尾吊导致的大鼠肌肉质量减少[96]。空间辐射等不良因素会损伤人体正气，耗损机体阴血，因此中药对于辐射防护需具备以下特点：阴平阳秘、脏腑功能正常、正气充足、激发人体潜力。研究发现有很多具有滋补功能的中药都对空间辐射有很好的防护作用。人参、麦冬具有对抗模拟失重和辐射引起的大鼠免疫功能受损的作用[97]；雪莲对辐射造成的巨噬细胞功能损伤修复具有良好的促进作用[98]；首乌、黄芪等具有活血功能的中药可通过促进细胞因子分泌，增强对抗辐射的免疫功能及抗氧化作用[99]。

中国载人航天事业的发展给中国传统医学带来了新的机遇和挑战，将中国医药传统理论与中国航天实践相结合，创造发展具有中国特色的航天医学体系，为航天中医药学的发展奠定科学基础，也会对保障航天员健康及航天事业产生深远的影响。

八、营养补充剂

在太空环境中，航天员往往面临着巨大的生理和心理压力，所以充足良好的营养状态对于维持航天员长期在轨飞行和返回后的健康恢复至关重要[100]。随着航天营养与食品工程的发展，航天食品已可以满足航天员在轨驻留的全面营养需求。但是，食品的营养还不足以缓解极端环境所导致的体重下降、肌肉萎缩及骨质丢失等状况，所以航天员还需额外补充一些营养剂，以满足身体的需求[101]。营养补充剂主要用来补充人体所必需的氨基酸、微量元素、维生素和矿物质等。

（一）维生素

中长期航天飞行后，航天员维生素 D 营养水平下降，同时人体对维生素 D 的代谢和吸收也发生了改变。着陆后维生素 D 的改变还影响骨吸收程度，导致骨质流失的发生。国际空间站研究发现，航天员血清维生素 K 水平较飞行前降低 42%，由于维生素 K 对骨钙素发挥生理功能的必需氨基酸——γ-羧基谷氨酸的形成具有重要作用，这意味着骨形成下降[102]。研究表明，空间飞行中补充维生素 D，通过增加骨化三醇水平能防止血清钙水平升高；补充维生素 K 可以对抗骨形成的减少[103]。维生素 C 又称抗坏血酸，其最大的特性是强还原性，通过还原作用消除有害氧自由基的毒性。维生素 C 的抗氧化作用表现在与 O^{2-} 和 OH^- 迅速反应，生成半脱氢抗坏血酸，维生素 C 还可作为氢供体使被氧化的维生素 E 和巯基恢复成还原型，从而间接发挥抗氧化作用。天然维生素类具有毒性小、容易获取且价格低廉等优势，可广泛用于航天员执行飞行任务时的营养补给。

（二）矿物质

NASA 研究发现，相对于飞行前，飞行后航天员血钾和尿钾均降低，飞行初期尿钙和粪钙排出量增加，肠钙吸收率明显下降，机体处于钙代谢负平衡状态，同时钠过量摄入会促进尿钙排出，加重骨质流失。飞行中由于红细胞溶解度增加导致血清铁蛋白和铁浓度增加，铁过量会加重机体的氧化应激，从而造成心、肝、胰等主要脏器的损伤[104]。因此，提高钙和磷的摄入量可缓解骨质流失。补充钾元素可以调节渗透压和体液的酸碱平衡，提高糖和蛋白质的代谢。总之，适当补充矿物质对维持航天员的健康具有重要的意义。

（三）氨基酸

氨基酸是构成机体营养所需蛋白质的基本物质，在人体内通过代谢可以合成组织蛋白质，转化成酸、激素、抗体、肌酸等含氮物质，转变为碳水化合物和脂肪，氧化成二氧化碳、水及尿素，产生能量。由于航天员在失重环境中失去了向下的引力，下身的血液和组织液向头部和上身流动，头面会肿胀，心脏充满血液，迫使机体不得不多排出体液来减轻负担。同时失重也会引起肌肉废用性变化，产生肌萎缩，而肌萎缩会增加氨基酸的排出量[105]。因此，补充氨基酸有助于身体摄入全面的营养，促进蛋白质的合成，为航天员的身体健康提供保障。苏联在航天员飞行前补充甲硫氨酸和天冬氨酸，在飞行中及飞行后补充各种必需氨基酸以及半胱氨酸、精氨酸、脯氨酸和天冬氨酸，以减轻失重造成的肌肉萎缩和促进返回着陆后肌肉组织的恢复[106]。李红毅等[107]研究发现，亮氨酸、异亮氨酸和缬氨酸三种不能由食物提供的必需氨基酸，在肌肉代谢中是长时间持续运动时参与功能的重要氨基酸，在模拟失重的动物模型中具有显著的抑制肌肉萎缩的作用。

九、非编码 RNA 类药物

非编码 RNA 是一类不具有蛋白质编码功能的 RNA 转录本，根据转录本的长度分类，可将其分为微小 RNA（microRNA，miRNA）、长链非编码 RNA（long noncoding RNA，lncRNA）和小干扰 RNA（small interference RNA，siRNA）等。目前非编码 RNA 药物主要分为 4 类：①抑制致病 RNA 活性的 siRNA、miRNA 和反义 RNA（antisense RNA）；②调控蛋白质活性的 RNA 适配体（RNA aptamer）；③具有催化活性的核酶（ribozyme）；④ CRISPR 基因编辑工具引导的 RNA（guide RNA，gRNA）[108]。在长期空间飞行过程中，航天员受到失重、超重、昼夜节律改变、狭小密闭等多种因素的影响，所产生的"空间适应综合征"大多也与转录及转录后水平调节基因表达有关，它对机体的影响是系统性和全身性的：影响骨代谢，导致骨质疏松的发生[109]；影响体液循环系统，使血液头向分布，对神经系统造成潜在影响；导致学习认知能力下降，影响任务的执行。研究表明，很多非编码 RNA 对空间特殊环境敏感，参与航天环境生物医学效应，已经成为新的航天药物研发的靶点。下面将着重介绍 siRNA 药物和 miRNA 药物在航天医学研究领域中的应用。

（一）miRNA 前体药物

现有研究表明，在肿瘤、肥胖、糖尿病、神经性疾病、心血管疾病、骨骼疾病等多种疾病组织中多种 miRNA 的表达出现显著性差异，因此 miRNA 是多种疾病发生发展的关键调节因子。2013 年李英贤团队经过多年的研究，发现 miR-214 与成骨细胞的功能呈负相关，通过改变成骨细胞的分化过程，调控成骨细胞的矿化成骨能力。此外，以 miR-214 为靶点的靶向治疗能显著抑制模拟失重所致的骨质疏松[110]。2020 年骞爱荣团队发现 miR-138-5p 靶向微管肌动蛋白交联因子 1（microtubule actin cross-linking factor 1，MACF1）在不同的力学条件下抑制成骨细胞分化，抑制了后肢尾悬吊小鼠的骨合成代谢，抑制成骨细胞中 miR-138-5p 的表达可改善废用性或老年性骨质疏松[111]。miRNA 是一类综合的多因素调控指标，一个 miRNA 分子往往靶向调控成百上千个 mRNA 分子的表达，具有较好的融合性和整体表现能力。有研究利用猕猴"头低位"卧床实验对模拟失重性骨丢失的标志物进行了鉴定，发现 miR-30b-5p、miR-103-3p 和 miR-142-3p 与骨丢失具有明显的正相关性。Kim 等[112] 研究发现，miR-182 通过调控 FoxO1 负性调控成骨细胞的增殖与分化。Mizuno 等[113] 研究发现 miR-210 能够抑制 AcvR1b，从而提高骨髓基质细胞向成骨细胞分化的水平，提高血清碱性磷酸酶、骨钙素和成骨细胞特异性转录因子等成骨标志物的表达。Dong 等[114] 研究发现，miR-23a 可通过抑制 Fas表达显著抑制 TNF-α 诱导的成骨细胞凋亡。上述大量研究均证明，miRNA 可以通过调控成骨细胞功能来影响骨代谢平衡，因此利用 miRNA 分子开展航天中健康风险因素的表型分类和预测的研究对于解析潜在疾病早期发生、风险因素分析和药物靶标设计参与疾病的治疗具有重要的应用价值。

（二）siRNA 前体药物

siRNA 是一类长度为 20 ～ 25 个碱基对的双链 RNA。RNA 干扰（RNA interference，RNAi）是指由双链 RNA 诱发的同源靶基因转录后表达水平的高效特异性沉默。骨骼作为重要的重力感知和承受器官，是微重力影响最大的组织器官之一，微重力导致失重性骨丢失，力刺激通过与细胞内化学信号偶联对骨形成起重要调控作用，微丝骨架参与模拟微重力下成骨细胞对 BMP2 的调控，整合素 $\alpha_v\beta3$ 协同 IGF-1 通过 PI3K 信号通路调控成骨细胞的分化对重力响应起重要作用[115]。空间飞行的失重环境对航天员的空间定向、运动知觉、物体识别、学习记忆、推理等高级认知功能产生影响。尾吊 21 天的大鼠，海马组织 γ-氨基丁酸（GABA）显著下降，谷氨酸盐（Glu）明显上调[116]。

模拟微重力所致的认知功能变化可能与氧化应激水平的升高有关，应激依赖的转录因子（activator protein-1，AP-1）可以通过调节细胞因子、应激反应等方式来调控细胞的生命活动。失重还会对机体体液循环造成影响，这可能对神经系统造成潜在的影响，水代谢平衡对维持正常的脑组织生理环境至关重要，水通道蛋白（aquaporin，AQP）是调节水分子跨膜转运并维持机体水平衡的重要蛋白质，并与脑脊液的重吸收、渗透压平衡密切相关，是脑水肿发生的关键分子[117]。siRNA 药物发挥功能的机制主要是通过 RNAi 途径与特定的信使 RNA 互补配对，诱导信使 RNA 降解，从而沉默上述影响功能的相关蛋白质表达，达到治疗航天环境造成的病理反应的目的[118]。

总结与展望

目前，航天药理学的主要研究方向集中在药物和剂量的选择、给药途径的选择、生理功能变化对药理作用的影响评价及航天药箱的研发和应用等方面。我国航天药理学的研究特色是将中医药传统理论与航天实践相结合，创建发展具有中国特色的航天医学体系，为航天医学的发展提供新的手段和方法[119]。随着网络药理学的发展，将网络药理学和航天药理学相结合，通过深入了解药物与分子网络的相互作用，建立药物对细胞网络的时空调节模型，可以更好地从航天员病理生理学与临床用药等层面上理解药物的作用特征，从而更理性地进行药物组合设计与个体化用药设计，为航天员提供更安全、高效的用药方案。从维护航天员生理健康，确保飞行任务顺利展开的角度出发，本章首先阐述了航天复杂环境对药物自身性质、药物的代谢、药效学的影响；其次从便捷性、灵敏度、可操作性出发，分析了五种航天员药物检测手段；最后总结了现阶段国内外在航天飞行时主要使用的药物类型，但由于航天医学研究环境的特殊性，若将所有航天药物都置于航天失重条件下进行研究，代价巨大也难以实现，因此本章也包含多年来科研工作者针对航天环境下机体生理功能的变化及模拟失重状态下的药物使用。

由于航天员长期暴露在太空极端环境中，他们的生理和心理都经受着巨大挑战，合理的用药变得至关重要。目前对空间环境中药物（药物代谢动力学和药物效应动力学）的直接研究很少，很难确定药物在太空飞行期间的有效性或稳定性，这使得提出合理的用药方案和用药规律具有挑战性。因此，在未来的研究中，一方面应加强空间环境中药物的直接研究，优化航天员药物监测方法和技术，实地实时地观测航天员用药后的药理学变化，充分了解药物的作用机制，并参考航天飞行中航天员的生理变化，分析航天飞行中生理学的药代动力学变化和药效学变化。另一方面，应系统地收集和积累近半个世纪的空间环境对人体健康影响的数据，建立不同药物数据库，有针对性地设计生理实验，从而更好地定义和降低太空探索过程中的用药风险，为人类未来更好地探索太空提供可靠、及时的数据支持。当然，最重要的还是研发安全有效的非损伤缓释剂型和用药方法用于航天飞行中的药物治疗。随着人类月球和火星探索任务的推进，航天药理学也将扮演更重要的角色，服务于人类航天事业。

思 考 题

1. 为保证航天员用药的有效性及安全性，应用什么类型的包装更加有利于将药物带入太空，为什么？

2. 结合航天环境对药物吸收、分布、代谢及排泄的影响，说明如何更合理地调整航天员用药？

3. 中枢兴奋、镇静催眠及抗运动病药对于航天员的健康有什么意义？

4. 抗失重性骨质流失的药物有哪些？

5. 简述心血管系统药物对航天员产生的副作用。

参 考 文 献

[1] Wang Y, Yuan X, Yu K, et al. Fabrication of nanofibrous microcarriers mimicking extracellular matrix for functional microtissue formation and cartilage regeneration[J]. Biomaterials, 2018, 171: 118-132.

[2] 钟国徽, 李玉恒, 凌树宽, 等. 太空微重力环境对人体的影响及防护措施 [J]. 生物学通报, 2016, 51(10): 1-4.

[3] Blue R S, Chancellor J C, Suresh R, et al. Challenges in clinical management of radiation-induced illnesses during exploration spaceflight[J]. Aerospace Medicine and Human Performance, 2019, 90(11): 966-977.

[4] Pavy-Le Traon A, Saivin S, Soulez-LaRiviere C, et al. Pharmacology in space: pharmaco-therapy[J]. Advances in Space Biology and Medicine, 1997, 6: 93-105.

[5] Stingl J C, Welker S, Hartmann G, et al. Where failure is not an option -personalized medicine in astronauts[J]. PLoS One, 2015, 10(10): e0140764.

[6] 王子健, 张洪志, 李更田. 航天药理学问题 [J]. 中国药学杂志, 1984(8): 37-40.

[7] 詹皓. 航空药理学的研究进展 [J]. 中华航空航天医学杂志, 1999(3): 54-58.

[8] 韩楚, 刘媛媛, 戴荣继, 等. 中药在空间辐射防护领域的应用前景 [J]. 生命科学仪器, 2021, 19(1): 12-20.

[9] Wotring V E. Chemical potency and degradation products of medications stored over 550 earth days at the International Space Station[J]. The AAPS Journal, 2016, 18(1): 210-216.

[10] 沈羲云. 长期航天中中枢神经系统的变化及其临床表现 [J]. 航天医学与医学工程, 1994(4): 295.

[11] Nicogossian A E, Pool S L, Leach C S, et al. Concepts for NASA longitudinal health studies[J]. Aviation, Space, and Environmental Medicine, 1983, 54(12): 68-72.

[12] Cintron N M, Chen Y M. A sensitive radioreceptor assay for determining scopolamine concentrations in plasma and urine[J]. Journal of Pharmaceutical Sciences, 1987, 76(4): 328-332.

[13] Cintron G B, Glasser S P, Weston B A, et al. Effect of intravenous isosorbide dinitrate versus nitroglycerin on elevated pulmonary arterial wedge pressure during acute myocardial infarction[J]. The American Journal of Cardiology, 1988, 61(1): 21-25.

[14] Kovachevich R, Shah J P, Arens A M, et al. Operative management of the medial collateral ligament in the multi-ligament injured knee: an evidence-based systematic review[J]. Knee Surg Sports Traumatol Arthrosc, 2009, 17(7): 823-829.

[15] van Moort I, Bukkems L H, Nieuwenhuizen L, et al. Impact of extreme weight loss on factor VIII concentrate pharmacokinetics in haemophilia[J]. BMJ Case Reports, 2021, 14(4): e238036.

[16] Zhang Y, Zhao J, Jing J, et al. Effects of simulated weightlessness on metabolizing enzymes and pharmacokinetics of folic acid in SD rats[J]. Biological & Pharmaceutical Bulletin, 2021, 44(2): 162-168.

[17] 周环宇, 梁会泽, 何薇薇, 等. 模拟失重对门静脉血流动力学影响的彩色多普勒超声研究 [J]. 中华医学超声杂志 (电子版), 2010, 7(5): 776-782.

[18] Rabot S, Szylit O, Nugon-Baudon L, et al. Variations in digestive physiology of rats after short duration flights aboard the US space shuttle[J]. Digestive Diseases and Sciences, 2000, 45(9): 1687-1695.

[19] Seubert D E, Huang W M, Wasserman-Hoff R. Medical legal issues in the prevention of prematurity[J]. Clinics in Perinatology, 2007, 34(2): 309-318.

[20] Du Q S, Wei H, Huang R B, et al. Progress in structure-based drug design against influenza A virus[J]. Expert Opinion on Drug Discovery, 2011, 6(6): 619-631.

[21] 詹皓. 飞行人员合理用药飞行安全性评价方法和指标体系 [J]. 中华航空航天医学杂志, 2011(2): 146-153.

[22] Kang J S, Lee M H. Overview of therapeutic drug monitoring[J]. Korean Journal of Internal Medicine, 2009, 24(1): 1-10.

[23] 封敬颖, 边静, 崔毅轩, 等. 中空纤维离心超滤结合高效液相色谱法测定 5-氟尿嘧啶的血药浓度 [J]. 中国医院药学杂志, 2021, 41(13): 1305-1308.

[24] Thirsk R B. Health care for deep space explorers[J]. Annals of the ICRP, 2020, 49(1): 182-184.

[25] 张晓亭, 宋琳琳, 秦百众. 酶联免疫吸附试验及注意事项 [J]. 今日畜牧兽医, 2020, 36(3): 12.

[26] Schmitz E M, van de Kerkhof D, Hamann D, et al. Therapeutic drug monitoring of infliximab: performance evaluation of three commercial ELISA kits[J]. Clinical Chemistry and Laboratory Medicine, 2016, 54(7): 1211-1219.

[27] Boguraev A S, Christensen H C, Bonneau A R, et al. Successful amplification of DNA aboard the International Space Station[J]. NPJ Microgravity, 2017, 3(1):2-6.

[28] 王春艳, 谭映军, 顾寅, 等. 尿样中 3-硝基酪氨酸在轨检测技术的建立与空间验证 [J]. 航天医学与医学工程, 2013, 26(6): 463-466.

[29] Heal D J, Smith S L, Gosden J, et al. Amphetamine, past and present--a pharmacological and clinical perspective[J]. Journal of Psychopharmacology (Oxford, England), 2013, 27(6): 479-496.

[30] Sholtes D, Kravitz H M, Deka A, et al. Optimising sleep and performance during night float: a systematic review of evidence and implications for graduate medical education trainees[J]. Journal of Sleep Research, 2021, 30(4): e13212.

[31] Smith A, McDonald A D, Sasangohar F. Night-shift nurses and drowsy driving: a qualitative study[J]. International Journal of Nursing Studies, 2020, 112: 103600.

[32] Crawford C, Teo L, Lafferty L, et al. Caffeine to optimize cognitive function for military mission-readiness: a systematic review and recommendations for the field[J]. Nutrition Reviews, 2017, 75(2): 17-35.

[33] 詹皓. 莫达非尼促醒抗疲劳的用药方案比较和药效特点分析 [J]. 空军医学杂志, 2016, 32(3): 204-208.

[34] Estrada A, Kelley A M, Webb C M, et al. Modafinil as a replacement for dextroamphetamine for sustaining alertness in military helicopter pilots[J]. Aviation, Space, and Environmental Medicine, 2012, 83(6): 556-564.

[35] 王尊升, 唐晓英, 刘伟峰, 等. 在轨睡眠及其对航天员认知的影响综述 [J]. 航天医学与医学工程, 2018, 31(6): 663-668.

[36] Dinges D F, Basner M, Ecker A J, et al. Effects of zolpidem and zaleplon on cognitive

performance after emergent morning awakenings at Tmax: a randomized placebo-controlled trial[J]. Sleep, 2019, 42(3): 30576525.

[37] Citrome L, Juday T, Frech F, et al. Lemborexant for the treatment of insomnia: direct and indirect comparisons with other hypnotics using number needed to treat, number needed to harm, and likelihood to be helped or harmed[J]. The Journal of Clinical Psychiatry, 2021, 82(20):13795.

[38] Chen L E, Zhao A D, Zhang Q J, et al. Investigation of the usefulness of zaleplon at two doses to induce afternoon-sleep under noise interference and its effects on psychomotor performance and vestibular function[J]. Military Medical Research, 2016, 3(5): 1-5.

[39] 詹皓, 吴峰, 陈良恩, 等. 常用短效类催眠药物的催眠效果及其对认知功效的影响评价 [J]. 空军医学杂志, 2017, 33(4): 277-282.

[40] Wu B, Wang Y, Wu X, et al. On-orbit sleep problems of astronauts and countermeasures[J]. Military Medical Research, 2018, 5(3): 251-262.

[41] Kagota S, Morikawa K, Ishida H, et al. Vasorelaxant effects of benzodiazepines, non-benzodiazepine sedative-hypnotics, and tandospirone on isolated rat arteries[J]. European Journal of Pharmacology, 2021, 892: 173744.

[42] 王志斌, 李真真, 李玲, 等. 抗运动病药物研究进展 [J]. 世界临床药物, 2010, 31(2): 111-115.

[43] Galaon T, Vacaresteanu C, Anghel D F, et al. Simultaneous ESI-APCI+ ionization and fragmentation pathways for nine benzodiazepines and zolpidem using single quadrupole LC-MS[J]. Drug Testing and Analysis, 2014, 6(5): 439-450.

[44] 王林杰, 魏金河, 曹毅, 等. 三种抗运动病药物对前庭-听觉认知和自主神经反应活动影响分析 [J]. 中华航空航天医学杂志, 2009(1): 10-18.

[45] Russomano T, da Rosa M, Dos Santos M A. Space motion sickness: a common neurovestibular dysfunction in microgravity[J]. Neurology India, 2019, 67: 214-218.

[46] Bimpong-Buta N Y, Jirak P, Wernly B, et al. Analysis of human microcirculation in weightlessness: Study protocol and pre-study experiments[J]. Clin Hemorheol Microcire, 2018, 70(1): 119-127.

[47] Stelling D, Hermes M, Huelmann G, et al. Individual differences in the temporal progression of motion sickness and anxiety: the role of passengers' trait anxiety and motion sickness history[J]. Ergonomics, 2021, 64(8): 1062-1071.

[48] Xenos A, Malod-Dognin N, Milinkovic S, et al. Linear functional organization of the omic embedding space[J]. Bioinformatics, 2021, 37(21): 1-9.

[49] Banou E. Kinesia paradoxa: a challenging Parkinson's phenomenon for simulation[J]. Advances in Experimental Medicine and Biology, 2015, 822: 165-177.

[50] McClure J A, Parnes L S. A cure for benign positional vertigo[J]. Bailliere's Clinical Neurology, 1994, 3(3): 537-545.

[51] 王林杰, 曲丽娜, 李英贤, 等. 我国失重生理学研究进展与展望 [J]. 航天医学与医学工程, 2018, 31(2): 131-139.

[52] Hashemian A, Lotfaliei M, Adhikari A, et al. HeadJoystick: improving flying in VR using a novel leaning-based interface[J]. IEEE Transactions on Visualization and Computer Graphics, 2020, 28(4): 1792-1809.

[53] Clement G, Wood S J. Eye movements and motion perception during off-vertical axis rotation after spaceflight[J]. Journal of Vestibular Research: Equilibrium & Orientation, 2013, 23(1): 13-22.

[54] Cavanagh P R, Licata A A, Rice A J. Exercise and pharmacological countermeasures for bone loss during long-duration space flight[J]. Gravitational and Space Biology Bulletin, 2005, 18(2): 39-58.

[55] Kodama Y, Nakayama K, Fuse H, et al. Inhibition of bone resorption by pamidronate cannot restore normal gain in cortical bone mass and strength in tail-suspended rapidly growing rats[J]. Journal of Bone and Mineral Research, 1997, 12(7): 1058-1067.

[56] Leblanc A, Matsumoto T, Jones J, et al. Bisphosphonates as a supplement to exercise to protect bone during long-duration spaceflight[J]. Osteoporosis International, 2013, 24(7): 2105-2114.

[57] Thomsen J S, Morukov B V, Vico L, et al. Cancellous bone structure of iliac crest biopsies following 370 days of head-down bed rest[J]. Aviation, Space, and Environmental Medicine, 2005, 76(10): 915-922.

[58] Hashemian S J, Rismanchi M, Esfahani E N, et al. Effect of calcitriol supplementation and tail suspension on serum biomarkers of bone formation in rats[J]. Journal of Diabetes and Metabolic Disorders, 2015, 14: 14.

[59] Larsen E R, Mosekilde L, Foldspang A. Vitamin D and calcium supplementation prevents osteoporotic fractures in elderly community dwelling residents: a pragmatic population-based 3-year intervention study[J]. Journal of Bone and Mineral Research, 2004, 19(3): 370-378.

[60] Lloyd S A, Travis N D, Lu T, et al. Development of a low-dose anti-resorptive drug regimen reveals synergistic suppression of bone formation when coupled with disuse[J]. Journal of Applied Physiology, 2008, 104(3): 729-738.

[61] Lloyd S A, Morony S E, Ferguson V L, et al. Osteoprotegerin is an effective countermeasure for spaceflight-induced bone loss in mice[J]. Bone, 2015, 81: 562-572.

[62] Camirand A, Goltzman D, Gupta A, et al. The role of parathyroid hormone-related protein (PTHrP) in osteoblast response to microgravity: mechanistic implications for osteoporosis development[J]. PLoS One, 2016, 11(7): e0160034.

[63] Recker R R, Benson C T, Matsumoto T, et al. A randomized, double-blind phase 2 clinical trial of blosozumab, a sclerostin antibody, in postmenopausal women with low bone mineral density[J]. Journal of Bone and Mineral Research, 2015, 30(2): 216-224.

[64] Morse A, McDonald M M, Kelly N H, et al. Mechanical load increases in bone formation via a sclerostin-independent pathway[J]. Journal of Bone and Mineral Research, 2014, 29(11): 2456-2467.

[65] Spatz J M, Ellman R, Cloutier A M, et al. Sclerostin antibody inhibits skeletal deterioration in mice exposed to partial weight-bearing[J]. Life Sciences in Space Research, 2017, 12: 32-38.

[66] Belavy D L, Baecker N, Armbrecht G, et al. Serum sclerostin and DKK1 in relation to exercise against bone loss in experimental bed rest[J]. Journal of Bone and Mineral Metabolism, 2016, 34(3): 354-365.

[67] Wu L F, Zhu D C, Tang C H, et al. Association of plasma irisin with bone mineral density in a large Chinese population using an extreme sampling design[J]. Calcified Tissue International, 2018, 103(3): 246-251.

[68] Tartibian B, Hajizadeh Maleki B, Kanaley J, et al. Long-term aerobic exercise and omega-3 supplementation modulate osteoporosis through inflammatory mechanisms in post-menopausal women: a randomized, repeated measures study[J]. Nutrition & Metabolism, 2011, 8(1): 71.

[69] Zwart S R, Pierson D, Mehta S, et al. Capacity of omega-3 fatty acids or eicosapentaenoic acid to counteract weightlessness-induced bone loss by inhibiting NF-kappaB activation: from cells to bed rest to astronauts[J]. Journal of Bone and Mineral Research, 2010, 25(5): 1049-1057.

[70] Cao Q, Zhang J, Liu H, et al. The mechanism of anti-osteoporosis effects of 3-hydroxybutyrate and derivatives under simulated microgravity[J]. Biomaterials, 2014, 35(28): 8273-8283.

[71] 王兵, 梁会泽, 贾化平. 失重对心血管系统的影响 [J]. 总装备部医学学报, 2012, 14(1): 53-55.

[72] Shen M, Frishman W H. Effects of spaceflight on cardiovascular physiology and health[J]. Cardiology in Review, 2019, 27(3): 122-126.

[73] van der Veen S J, Ghobadi G, de Boer R A, et al. ACE inhibition attenuates radiation-induced cardiopulmonary damage[J]. Radiotherapy and Oncology, 2015, 114(1): 96-103.

[74] 王爱荣, 江高峰. 放射治疗致心血管疾病的研究进展 [J]. 心血管病学进展, 2020, 41(3): 242-246.

[75] Lin S Z, Crawford T C, Suarez-Pierre A, et al. A novel risk score to predict new onset atrial fibrillation in patients undergoing isolated coronary artery bypass grafting[J]. The Heart Surgery Forum, 2018, 21(6): 489-496.

[76] Gibellato M G, Moore J L, Selby K, et al. Effects of lovastatin and pravastatin on cognitive function in military aircrew[J]. Aviation, Space, and Environmental Medicine, 2001, 72(9): 805-812.

[77] Ren F, Huang J, Dai T, et al. Retrospective analysis of factors associated with serum levels of fibroblast growth factor-21 in patients with diabetes[J]. Annals of Palliative Medicine, 2021, 10(3): 3258-3266.

[78] 李莹辉, 孙野青, 郑慧琼, 等. 中国空间生命科学 40 年回顾与展望 [J]. 空间科学学报, 2021, 41(1): 46-67.

[79] 宋学术, 陈艳霞, 刘玉龙. 航天员职业健康监护的探讨 [J]. 中国辐射卫生, 2020, 29(6): 704-707.

[80] Elgart S R, Little M P, Chappell L J, et al. Radiation exposure and mortality from cardiovascular disease and cancer in early NASA astronauts[J]. Scientific Reports, 2018, 8(1): 8480.

[81] Norsk P, Asmar A, Damgaard M, et al. Fluid shifts, vasodilatation and ambulatory blood pressure reduction during long duration spaceflight[J]. The Journal of Physiology, 2015, 593(3): 573-584.

[82] Peebles D D, Soref C M, Copp R R, et al. ROS-scavenger and radioprotective efficacy of the new PrC-210 aminothiol[J]. Radiation Research, 2012, 178(1): 57-68.

[83] Wang S, Li J, He Y, et al. Protective effect of melatonin entrapped PLGA nanoparticles on radiation-induced lung injury through the miR-21/TGF-beta1/Smad3 pathway[J]. International Journal of Pharmaceutics, 2021, 602: 120584.

[84] 张源, 杨福军, 徐文清. 辐射防护药物研究最新进展 [J]. 国际放射医学核医学杂志, 2017, 41(5): 353-358.

[85] 曹平, 李红毅, 兰海云. 航天营养与食品工程现状与展望 [J]. 航天医学与医学工程, 2018, 31(2): 189-197.

[86] Stein T P. Weight, muscle and bone loss during space flight: another perspective[J]. European Journal of Applied Physiology, 2013, 113(9): 2171-2181.

[87] Casitas R, Martinez-Ceron E, Galera R, et al. The effect of treatment for sleep apnoea on determinants of blood pressure control[J]. The European Respiratory Journal, 2017, 50(5): 1701261.

[88] Johnston J G, Speed J S, Becker B K, et al. Diurnal control of blood pressure is uncoupled from sodium excretion[J]. Hypertension, 2020, 75(6): 1624-1634.

[89] 袁国栋, 李玉恒, 凌树宽, 等. 失重性骨丢失的药物防护综述 [J]. 载人航天, 2021, 27(3): 298-304.

[90] 白瑞雪, 孙彦新. 中药助神七航天员巡天 [J]. 今日科苑, 2008(21): 36.

[91] 佚名. 中医药助圆千年飞天梦: 记者探访航天城, 揭秘"太空养心丸"[J]. 中医药导报, 2008(10): 54.

[92] 李迪杰, 陈志浩, 刘宗琳, 等. 强骨抗萎方增强尾吊大鼠承重骨骨矿密度 (英文)[J]. 航天医学与医学工程, 2016, 29(1): 1-8.

[93] 孙亚志, 崔建, 李春生, 等. 强肌 I、II 号中药改善尾吊大鼠比目鱼肌血流量和肌肉力学特性的作用 [J]. 航天医学与医学工程, 1993(4): 286-289.

[94] 李生花, 靳国恩, 李卫东. 藏药红景天预防急性高原病和提高运动能力的作用 [J]. 解放军预防医学杂志, 2008(4): 246-249.

[95] 马永烈, 孙亚志, 杨鸿慧. 人参复方和丹黄合剂对悬吊大鼠肌肉萎缩的防护效应 [J]. 航天医学与医学工程, 1999(4): 49-51.

[96] 李晓云, 吴伟康, 沈羡云, 等. 中药水煎剂对模拟失重大鼠血循环指标、骨骼及肌肉组织的保护特点 [J]. 中国临床康复, 2006(31): 43-46.

[97] 张林, 谢鸣, 李勇枝, 等. 中药太空燮理汤对悬吊和悬吊加辐射大鼠免疫功能变化的调节作用 [J]. 中国临床康复, 2005(43): 98-100.

[98] 王沛, 杨继红, 王雁军. 雪莲对正常及辐射损伤小鼠巨噬细胞功能的影响 [J]. 中国微生态学杂志, 1998(1): 35-36.

[99] 程晓妮, 潘亚磊, 唐志书, 等. 中药抗辐射及机制研究新进展 [J]. 中南药学, 2020, 18(11): 1846-1851.

[100] 孙立华. 太空大餐: 各国航天员都吃啥 [J]. 解放军生活, 2017(1): 66-67.

[101] Yang F, Yi F, Zheng Z, et al. Characterization of a carcinogenesis-associated long non-coding RNA[J]. RNA Biology, 2012, 9(1): 110-116.

[102] Winkle M, El-Daly S M, Fabbri M, et al. Noncoding RNA therapeutics: challenges and potential solutions[J]. Nature Reviews: Drug Discovery, 2021, 20(8): 629-651.

[103] Lee S M C, Feiveson A H, Stein S, et al. Orthostatic intolerance after ISS and space shuttle missions[J]. Aerospace Medicine and Human Performance, 2015, 86(12): 54-67.

[104] 许从飞, 王均. 非编码 RNA 药物的研究进展 [J]. 生命科学, 2018, 30(2): 213-221.

[105] Fellmann C, Lowe S W. Stable RNA interference rules for silencing[J]. Nature Cell Biology, 2014, 16(1): 10-18.

[106] 焦伟, 潘倩, 李卫古. 航天营养与食品研究 [J]. 商品与质量, 2010(5): 107.

[107] 李红毅, 白树民, 黄贱英, 等. 支链氨基酸对模拟失重大鼠肌萎缩的干预作用 [J]. 解放军预防医学杂志, 2016, 34(4): 468-470.

[108] Xu H, Wu F, Zhang H, et al. Actin cytoskeleton mediates BMP2-Smad signaling via calponin 1 in preosteoblast under simulated microgravity[J]. Biochimie, 2017, 138: 184-193.

[109] Dai Z, Guo F, Wu F, et al. Integrin alphavbeta3 mediates the synergetic regulation of core-binding factor alpha1 transcriptional activity by gravity and insulin-like growth factor-1 through phosphoinositide 3-kinase signaling[J]. Bone, 2014, 69: 126-132.

[110] Wang X, Guo B, Li Q, et al. miR-214 targets ATF4 to inhibit bone formation[J]. Nature Medicine, 2013, 19(1): 93-100.

[111] Chen Z, Zhao F, Liang C, et al. Silencing of miR-138-5p sensitizes bone anabolic action to mechanical stimuli[J]. Theranostics, 2020, 10(26): 12263-12278.

[112] Kim K M, Park S J, Jung S H, et al. miR-182 is a negative regulator of osteoblast proliferation, differentiation, and skeletogenesis through targeting FoxO1[J]. Journal of Bone and Mineral Research, 2012, 27(8): 1669-1679.

[113] Mizuno Y, Tokuzawa Y, Ninomiya Y, et al. miR-210 promotes osteoblastic differentiation through inhibition of AcvR1b[J]. FEBS Letters, 2009, 583(13): 2263-2268.

[114] Dong J, Cui X, Jiang Z, et al. MicroRNA-23a modulates tumor necrosis factor-alpha-induced osteoblasts apoptosis by directly targeting Fas[J]. Journal of Cellular Biochemistry, 2013, 114(12): 2738-2745.

[115] Wang Y, Iqbal J, Liu Y, et al. Effects of simulated microgravity on the expression of presynaptic proteins distorting the GABA/glutamate equilibrium: a proteomics approach[J]. Proteomics, 2015, 15(22): 3883-3891.

[116] Filippidis A S, Carozza R B, Rekate H L. Aquaporins in brain edema and neuropathological conditions[J]. International Journal of Molecular Sciences, 2016, 18(1): 55.

[117] Polak J F, Szklo M, Kronmal R A, et al. The value of carotid artery plaque and intima-media thickness for incident cardiovascular disease: the multi-ethnic study of atherosclerosis[J]. Journal of the American Heart Association, 2013, 2(2): e000087.

[118] Jones J G, Mills C N, Mogensen M A, et al. Radiation dose from medical imaging: a primer for emergency physicians[J]. The Western Journal of Emergency Medicine, 2012, 13(2): 202-210.

[119] 张向阳, 陈良恩, 詹皓. 中药对抗航天飞行中失重所致生理紊乱的实验研究进展 (英文)[J]. 航天医学与医学工程, 2016, 29(5): 376-380.

附表 1　中国航天大事件

时间	事件	意义	代表人物
1956 年	中国第一个火箭导弹研制机构——国防部第五研究院成立	标志着中国导弹梦和航天梦的开始	钱学森、梁思礼等
1970 年	中国用第一枚运载火箭"长征一号"将第一颗人造地球卫星"东方红一号"送入太空	中国成为世界上第五个用自制火箭发射国产卫星的国家	王希季、杨南生等
1975 年	成功发射了一颗返回式人造卫星	中国成为继苏联、美国之后世界上第三个掌握从轨道上回收卫星技术的国家	王希季、唐伯昶等
1981 年	"风云一号"运载火箭将"实践二号"、"实践三号"甲和"实践二号"乙 3 颗卫星成功发射送入太空	成为第四个独立掌握"一箭多星"发射技术的国家	唐伯昶、陈宜元等
1999 年	中国第一艘无人试验飞船"神舟一号"成功发射	是我国载人航天工程的首次飞行试验，标志着我国在载人航天飞行技术上有了重大突破，是中国航天史上的一座里程碑	戚发轫等
2001 年	"神舟二号"飞船在酒泉卫星发射中心发射升空	是中国载人航天工程的第二次飞行试验，标志着中国载人航天事业取得了新的进展	黄春平、戚发轫等
2002 年	"神舟三号"飞船发射成功并进入预定轨道	这次发射试验，运载火箭、飞船和测控发射系统进一步完善，提高了载人航天的安全性和可靠性	戚发轫等
2003 年	我国自主研制的"神舟五号"载人飞船在酒泉卫星发射中心用"长征二号 F"运载火箭发射成功	标志着中国载人航天工程取得历史性重大突破，中国已成为世界上第三个能够独立开展载人航天活动的国家	戚发轫、郑松辉、杨利伟、翟志刚、聂海胜等
2007 年	"嫦娥一号"卫星在西昌卫星发射中心成功发射，并成功拍摄月球地形地貌数据	中国首次月球探测工程取得圆满成功	孙家栋、孙泽洲等
2008 年	"神舟七号"搭载三名航天员发射成功	完成中国航天员首次空间出舱活动	张柏楠、胡军、翟志刚、刘伯明、景海鹏等
2012 年	"神舟九号"与"天宫一号"实现载人飞船自动交会对接，航天能够进入"天宫一号"工作和生活，开展空间科学实验	中国实施的首次载人空间交会对接，对未来中国空间站的建立具有重大意义	李卫、张建利、景海鹏、刘旺、刘洋等

时间	事件	意义	代表人物
2013 年	"神舟十号"飞船在酒泉卫星发射中心发射升空	实现了中国载人航天飞行任务的连战连捷，为工程第二步第一阶段任务画上了圆满的句号，也为后续载人航天空间站的建设奠定了良好的基础	张柏楠等
2016 年	"神舟十一号"载人飞船发射成功	实现中国载人航天工程三步走中从第二步到第三步的过程，为中国空间站建造运营和航天员长期驻留奠定了坚实的基础	张柏楠等
2018 年	"嫦娥四号"携带"玉兔二号"到达月球背面，开启月球探测新旅程	为人类首次揭开月球背面的神秘面纱	孙泽洲、李飞、吴伟仁等
2019 年	新一代固体运载火箭"长征十一号"首次完成海上发射	填补了中国运载火箭海上发射的空白，标志着中国成为世界上第三个掌握海上发射技术的国家	彭昆雅、王健儒、管洪仁等
2020 年	"长征五号"成功将"嫦娥五号"送入地月转移轨道	开启中国首次地外天体采样返回之旅	龙乐豪、余梦伦、李东、王珏、杨孟飞、阮剑华等
2021 年	"天和号"空间站核心舱发射成功	标志着中国载人空间站建设进入一个新纪元，我国成为世界上第三个可以自主研发并且发射空间站的国家	杨宏等
2021 年	"神舟十二号"载人飞船发射成功	首次开展较长时间的出舱活动	聂海胜、刘伯明、汤洪波
2021 年	"神舟十三号"载人飞船发射成功	刷新了中国航天员单次飞行任务太空驻留时间的纪录	翟志刚、王亚平、叶光富
2022 年	"神舟十四号"载人飞船发射成功	空间站建造阶段第二次飞行任务，也是该阶段首次载人飞行任务	陈冬、刘洋、蔡旭哲

附表 2　中国航天员名单

批次	航天员	获得荣誉	人物介绍
第一批	杨利伟	"航天英雄""航天功勋奖章"	男，汉族，辽宁绥中人，随"神舟五号"飞船首次进入太空，是中国第一位进入太空的人，太空飞行时间 21 小时
第一批	费俊龙	"英雄航天员""航天功勋奖章"	男，汉族，江苏昆山人，随"神舟六号"飞船进入太空，太空飞行 115.5 小时
第一批	聂海胜	"英雄航天员""航天功勋奖章"	男，汉族，湖北枣阳人，随"神舟六号""神舟十二号"飞船进入太空，是"神舟十号"乘组指令长，执行"神舟十号"与"天宫一号"对接操作
第一批	翟志刚	"航天英雄""航天功勋奖章"	男，汉族，黑龙江齐齐哈尔龙江县人，是"神舟七号"乘组指令长，中国太空漫步第一人，太空飞行 2 天 20 小时 18 分，也是"神舟十二号"备份航天员
第一批	刘伯明	"英雄航天员""航天功勋奖章"	男，汉族，黑龙江齐齐哈尔依安县人，随"神舟七号"飞船进入太空，是"神舟七号"乘组 02 号航天员，太空飞行 2 天 20 小时 18 分
第一批	景海鹏	"英雄航天员""航天功勋奖章""二级航天功勋奖章""一级航天功勋奖章"	男，汉族，山西运城人，随"神舟七号"飞船进入太空，是"神舟七号"乘组 03 号航天。随"神舟九号"飞船进入太空，并与"天宫一号"对接；随"神舟十一号"飞船进入太空，并与"天宫二号"对接。太空飞行 33 天
第一批	刘旺	"英雄航天员""三级航天功勋奖章"	男，汉族，山西平遥人，"神舟九号"01 号航天员，首次太空对接操作第一责任人，太空飞行 13 天
第一批	张晓光	"英雄航天员""三级航天功勋奖章"	男，满族，辽宁锦州人，随"神舟十号"飞船进入太空，担任 02 岗位，太空飞行 15 天
第一批	邓清明	被中宣部授予"时代楷模"称号	男，汉族，江西抚州人，一位没有执行过飞天任务，又仍是现役的首批航天员
第二批	刘洋	"英雄航天员""三级航天功勋奖章"	女，汉族，河南林州人，随"神舟九号"飞船进入太空，中国首位飞天女航天员，"神舟十四号"乘组航天员
第二批	王亚平	"英雄航天员""三级航天功勋奖章"	女，汉族，山东烟台人，随"神舟十号"飞船进入太空，太空飞行 183 天，"神舟十三号"载人飞行任务飞行乘组
第二批	陈冬	"英雄航天员""三级航天功勋奖章"	男，汉族，河南郑州人，随"神舟十一号"飞船进入太空，并与"天宫二号"对接。"神舟十四号"乘组航天员
第二批	汤洪波	现为二级航天员	男，汉族，湖南湘潭人，"神舟十二号"载人飞行任务飞行乘组
第二批	叶光富	现为二级航天员	男，汉族，四川成都人，"神舟十三号"载人飞行任务飞行乘组
第二批	蔡旭哲	现为二级航天员	男，汉族，河北深州人，"神舟十四号"乘组航天员

附表 3　载人飞船的重要飞行事件

事件	事件经过	意义	代表人物
"东方 1 号" 飞船（Vostok 1）将人类首次送入太空	1961 年 4 月 12 日，"东方 1 号" 火箭载着飞船从拜科努尔发射场（Baikonur Cosmodrome）发射升空，这一历史行程从发射到着陆历时 108min，尤里·阿列克谢耶维奇·加加林（Yuri Alekseyevich Gagarin）成为人类历史上第一位进入太空的航天员	是第一个载人航天计划"东方计划"的首要任务，也是首次载人的太空飞行任务，使人类第一次进入太空	尤里·阿列克谢耶维奇·加加林、谢尔盖·帕夫洛维奇·科罗廖夫（Sergei Pavlovich Korolev）等
"阿波罗"（Apollo）载人飞船登月飞行	1969 年 7 月 16 日，"土星 5 号"（Saturn V）火箭载着 "阿波罗 11 号"（Apollo 11）飞船从肯尼迪发射场（Kennedy Space Center）点火升空，开始了人类首次登月的太空征程。美国航天员驾驶着 "阿波罗 11 号" 宇宙飞船跨过 38 万公里的征程踏上了月球表面，航天员尼尔·奥尔登·阿姆斯特朗（Neil Alden Armstrong）成为第一个登上月球的人	是人类第一次离开地球而到达别的天体，是人类向太空渗透的新里程碑，是一次飞跃。登月的成功，也为人类开拓新的疆域，为开发利用月球创造了条件	尼尔·奥尔登·阿姆斯特朗、巴兹·奥尔德林（Buzz Aldrin）、迈克尔·柯林斯（Michael Collins）
"阿波罗"（Apollo）和 "联盟号"（Soyuz）飞船联合对接飞行	1975 年 7 月 15 日，"联盟 19 号"（Soyuz 19）飞船在拜科努尔发射场发射升空，发射后 7 小时 30 分，美国土星 1B 火箭（Saturn 1B）从肯尼迪航天中心 39 号发射阵地发射 "阿波罗 18 号"（Apollo 18）飞船，之后两船顺利完成对接	为后来的对接项目，乃至如今的国际空间站项目上的深入合作奠定了基础	托马斯·佩顿·斯塔福德（Thomas Patten Stafford）、阿列克赛·阿尔希波维奇·列昂诺夫（Alexei Arkhipovich Leonov）等
"神舟五号" 飞船顺利升空	2003 年 10 月 15 日 9 时整，"神舟五号" 飞船搭载航天员在酒泉卫星发射中心顺利发射，在轨运行 14 圈，总共历时 21 小时 23 分，其返回舱于 2003 年 10 月 16 日 6 时 23 分返回内蒙古主着陆场，其轨道舱留轨运行半年	实现了中华民族千年飞天的愿望，是中华民族智慧和精神的高度凝聚，是中国航天事业一座新的里程碑，标志着中国成为继苏联和美国之后，第三个独立掌握载人航天技术的国家	杨利伟等

附表 4　世界载人飞船大事记

年份	月份	事件
1958	6	苏联科学院院士、火箭飞船总设计师谢尔盖·帕夫洛维奇·科罗廖夫（Sergei Pavlovich Korolev）提出 1961～1965 年完成研制能乘 2 或 3 人的载人飞船，1962 年开始建造空间站
	10	美国国家航空航天局（NASA）正式批准"水星号"（Mercury）飞船工程
1959	4	美国为"水星号"飞船工程选录了首批 7 名航天员
	9	美国用"宇宙神 D"（Atlas D）运载火箭首次成功地发射了水星号飞船模型，进行亚轨道飞行
1960	1	苏联成功发射了两艘无人的卫星式飞船，进行亚轨道飞行
	5	苏联在拜科努尔发射场（Baikonur Cosmodrome）用"东方号"（Vostok）火箭首次发射无人卫星式飞船 1 号
	7	苏联发射的卫星式飞船，因火箭故障失败；美国用"宇宙神 D"（Atlas D）运载火箭发射"水星 1 号"（Mercury 1）无人飞船，发射失败
	8	苏联发射卫星式飞船 2 号，飞船上载有 2 只狗和 42 只鼠并顺利返回地面。这是苏联首次从地球轨道上回收生物。
	11	美国用红石火箭发射"水星 MR1"（Mercury-Redstone 1）无人飞船进行亚轨道飞行
	12	苏联发射卫星式飞船 3 号成功，飞行 27 圈后再回收时失败；美国发射 MR1A 无人飞船成功
1961	1	美国"水星 MR2"（Mercury-Redstone 2）飞船进行亚轨道飞行试验成功
	2	美国发射"水星 2 号"（Mercury 2）无人飞船
	3	苏联发射无人卫星式飞船 4 号；美国成功发射了"水星 MR-BD"无人飞船进行亚轨道飞行；苏联发射载有狗的卫星式飞船 5 号，并成功返回
	4	苏联发射世界第一艘载人飞船"东方 1 号"（Vostok 1），美国发射载假人的"水星 3 号"（Mercury-3）飞船
	5	美国发射"水星 MR3"（Mercury-Redstone 3）飞船进行首次载人亚轨道飞行，美国正式开始实施"阿波罗计划"（Apollo Project）
	7	美国发射载有格里索姆（Grissom）的"水星 MR4"（Mercury-Redstone 4）飞船
	8	苏联发射载有季托夫（Titov）的"东方 2 号"（Vostok 2）飞船
	9	美国发射载假人的"水星 4 号"（Mercury 4）飞船
	11	美国将载有黑猩猩的"水星 5 号"（Mercury 5）飞船送入轨道
1962	2	美国发射载人飞船"水星 6 号"（Mercury 6），航天员约翰·赫歇尔·格伦（John Herschel Glenn Jr）成为美国第一位进入地球轨道的人
	5	美国发射载有马尔康·斯科特·卡彭特（Malcolm Scott Carpenter）的"水星 7 号"（Mercury 7）飞船

年份	月份	事件
1962	8	苏联发射载有尼古拉耶夫（Nikolayev）的"东方3号"（Vostok 3）飞船上天、发射载有波波维奇（Popovich）的"东方4号"（Vostok 4）飞船上天，该飞船与"东方3号"首次在太空实现交会飞行
	10	美国发射"水星8号"（Mercury 8）飞船上天
1963	5	美国发射载有库珀（Cooper）的"水星9号"（Mercury 9）飞船
	6	苏联发射载有瓦列里·贝科夫斯基（Valery Bykovsky）的"东方5号"（Vostok 5）飞船，发射载有世界第一位进入太空的女航天员捷列什科娃（Tereshkova）的"东方6号"（Vostok 6）飞船
1964	4	美国用"双子星座"运载火箭发射"双子星1号"（Gemini I）无人飞船成功
	10	苏联发射"宇宙47号"（Cosmos 47）无人飞船，作为"上升号"（Voskhod）试飞飞船；发射载3人的第二代飞船"上升1号"（Voskhod 1）成功
	12	美国推迟发射"双子星2号"（Gemini II）无人飞船
1965	1	美国发射"双子星2号"（Gemini II）无人飞船成功
	2	苏联发射"宇宙57号"（Cosmos 57）无人飞船，作为"上升2号"（Voskhod 2）试飞飞船，飞船在轨道上爆炸
	3	苏联发射载有帕维尔·别列亚耶夫（Pavel Belyayev）、阿列克赛·阿尔希波维奇·列昂诺夫（Alexei Arkhipovich Leonov）的"上升2号"（Voskhod 2）飞船，这是人类第一次太空行走；美国发射载人飞船"双子星3号"（Gemini III）成功
	6	美国发射载有詹姆斯·麦克迪维特（James McDivitt）和爱德华·怀特（Edward White）的"双子星4号"（Gemini IV）飞船
	8	美国发射"双子星5号"（Gemini V）飞船
	12	美国发射"双子星7号"（Gemini VII）飞船、发射"双子星6号"（Gemini VI）飞船点火失败
1966	3	美国发射载有尼尔·阿姆斯特朗（Neil Armstrong）和大卫·斯科特（David Scott）的"双子星8号"（Gemini VIII）飞船
	6	美国发射了载有托马斯·斯塔福德（Tom Stafford）和尤金·塞尔南（Eugene Cernan）的"双子星9号"（Gemini IX）飞船
	7	美国发射"双子星10号"（Gemini X）飞船
	9	美国发射"双子星11号"（Gemini XI）飞船
	11	美国发射载有吉姆·洛威尔（Jim Lovell）和巴兹·奥尔德林（Buzz Aldrin）的"双子星12号"（Gemini XII）飞船、苏联发射"宇宙133号"（Cosmos 133）无人飞船
1967	1	美国"阿波罗4A"（Apollo 4A）飞船在进行登月飞船的地面试验时发生事故
	2	苏联发射"宇宙140号"（Cosmos 140）无人飞船
	3	苏联发射"宇宙146号"（Cosmos 146）无人飞船
	4	苏联发射"宇宙154号"（Cosmos 154）无人飞船、用联盟号运载火箭发射第三代飞船"联盟1号"（Soyuz 1）
	5	苏联发射"宇宙159号"（Cosmos 159）无人飞船

续表

年份	月份	事件
1967	10	苏联发射"宇宙 186 号"（Cosmos 186）无人飞船、发射"宇宙 188 号"（Cosmos 188）无人飞船
	11	美国将不载人的"阿波罗 4B"（Apollo 4B）飞船送入地球轨道
1968	1	美国成功将"阿波罗 5 号"（Apollo 5）无人飞船送入地球轨道
	4	美国把"阿波罗 6 号"（Apollo 6）无人飞船送上太空，苏联发射"宇宙 212 号"（Cosmos 212）、"宇宙 213 号"（Cosmos 213）无人飞船
	8	苏联发射"宇宙 238 号"（Cosmos 238）无人飞船
	10	美国发射"阿波罗 7 号"（Apollo 7）飞船，苏联发射"联盟 2 号"（Soyuz 2）无人飞船，苏联发射载有别列戈沃伊（Beregovoy）的"联盟 3 号"（Soyuz 3）飞船
	12	美国发射载有弗兰克·博尔曼（Frank Borman）等的"阿波罗 8 号"（Apollo 8）飞船，是世界上第一艘绕月飞行的载人飞船
1969	1	苏联发射载有弗拉基米尔·沙塔洛夫（Vladimir Shatalov）的"联盟 4 号"（Soyuz 4）飞船升空；发射载有鲍里斯·沃雷诺夫（Boris Volenov）等的"联盟 5 号"（Soyuz 5）飞船上天，并与"联盟 4 号"在太空首次实现两艘载人飞船的对接
	3	美国发射载有詹姆斯·麦克迪维特（James McDivitt）、大卫·斯科特（David Scott）和罗杰·史维考特（Russell Schweickart）的"阿波罗 9 号"（Apollo 9）飞船
	5	美国发射载有托马斯·斯塔福德（Thomas Stafford）、约翰·杨（John Young）和尤金·塞尔南（Eugene Cernan）的"阿波罗 10 号"（Apollo 10）飞船
	7	美国发射"阿波罗 11 号"（Apollo 11）载人飞船，人类第一次踏上月球
	10	苏联发射载有瓦莱里·库巴索夫（Valery Kubasov）等的"联盟 6 号"（Soyuz 6）飞船；载有阿纳托利·菲利普琴科（Anatoly Phillipchenko）、弗拉季斯拉夫·沃尔科夫（Vladislav Volkov）和维克托·戈尔巴特科（Victor Golbatko）的"联盟 7 号"（Soyuz 7）飞船；载有弗拉基米尔·沙塔洛夫（Vladimir Shatalov）和阿列克谢·叶利谢耶夫（Aleksei Yeliseyev）的"联盟 8 号"（Soyuz 8）飞船
	11	美国发射载有皮特·康拉德（Pete Conrad）、理查德·戈尔登（Richard Gordo）和艾伦·宾（Alan Bean）的"阿波罗 12 号"（Apollo 12）飞船，执行第 2 次登月任务
1970	4	美国发射载有吉姆·洛威尔（Jim Lovell）、弗莱德·海斯（Fred Haise）和杰克·斯威格特（Jack Swigert）的"阿波罗 13 号"（Apollo 13）飞船进行第 3 次登月飞行
	6	苏联发射"联盟 9 号"（Soyuz 9）飞船
	11	苏联发射"宇宙 379 号"（Cosmos 379）无人飞船，考核联盟号飞船执行登月任务的方案
1971	1	美国发射载有艾伦·谢泼德（Alan Shepard）、斯图尔特·罗萨（Stuart Roosa）和艾德加·米切尔（Edgar Mitchell）的"阿波罗 14 号"（Apollo 14）载人飞船，进行登月飞行
	2	苏联发射"宇宙 398 号"（Cosmos 398）无人飞船，进行月球飞行的试验
	4	苏联用质子号火箭（Proton rocket）发射世界第一个空间站"礼炮 1 号"（Salyut 1），发射载有弗拉基米尔·沙塔洛夫（Vladimir Shatalov）、阿列克谢·叶利谢耶夫（Aleksei Yeliseyev）等的"联盟 10 号"（Soyuz 10）飞船
	6	苏联发射载有格奥尔基·多勃罗沃利斯基（Georgi Dobrovolski）、维克托·帕查耶夫（Viktor Patsayev）和弗拉季斯拉夫·沃尔科夫（Vladislav Volkov）的"联盟 11 号"（Soyuz 11）飞船，成功实现与"礼炮 1 号"空间站的对接，航天员进入空间站

年份	月份	事件
1971	7	美国发射载有大卫·斯科特（David Scott）、阿尔弗莱德·沃尔登（Alfred Worden）和詹姆斯·艾尔文（James Irwin）的"阿波罗 15 号"（Apollo 15）飞船，首次在环月轨道上发射一颗环月飞行的科学卫星
	8	苏联发射"宇宙 434 号"（Cosmos 434）无人飞船，进行联盟号飞船登月任务试验
1972	4	美国发射载有约翰·杨（John Young）、肯·马丁利（Ken Mattingly）和查尔斯·杜克（Charles Duke）的"阿波罗 16 号"（Apollo 16）飞船
	6	苏联发射"宇宙 496 号"（Cosmos 496）无人飞船
	12	美国发射载有尤金·塞尔南（Eugene Cernan）、罗纳德·埃万斯（Ron Evans）和哈里森·施密特（Harrison Schmitt）的"阿波罗 17 号"（Apollo 17）飞船
1973	4	苏联发射"礼炮 2 号"（Salyut 2）空间站
	5	美国用土星 V（Saturn V）火箭发射名为"天空实验室 1 号"（Sky Lab 1）的空间站；用土星 1B 运载（Saturn 1B）火箭发射命名为"天空实验室 2 号"（Sky Lab 2）的阿波罗飞船，与"天空实验室 1 号"对接
	6	苏联发射"宇宙 573 号"（Cosmos 573）无人飞船
	7	美国发射名为"天空实验室 3 号"（Sky Lab 3），与"天空实验室 1 号"对接
	9	苏联发射"联盟 12 号"（Soyuz 12）飞船
	11	美国发射载有威利阿姆·波格（William Pogue）和埃德瓦德·吉布逊（Edvard Gibbson）等的命名为"天空实验室 4 号"（Sky Lab 4）的阿波罗飞船，与"天空实验室 1 号"对接；苏联发射"宇宙 613 号"（Cosmos 613）无人飞船
	12	苏联发射"联盟 13 号"（Soyuz 13）飞船上天
1974	4	苏联发射"宇宙 638 号"（Cosmos 638）无人飞船
	5	苏联发射"宇宙 656 号"（Cosmos 656）无人飞船
	6	苏联发射"礼炮 3 号"（Salyut 3）空间站
	7	苏联发射载有波波维奇（Popovich）等的"联盟 14 号"（Soyuz 14）飞船，与"礼炮 3 号"（Salyut 3）空间站对接
	8	苏联发射"宇宙 670 号"（Cosmos 670）无人飞船，进行联盟 T 飞船的首次飞行试验；发射"宇宙 672 号"（Cosmos 672）无人飞船，执行联盟号与阿波罗飞船对接任务的试验性飞行；发射载有根纳季·萨拉法诺夫（Soviet Cosmonaut）等的"联盟 15 号"（Soyuz 15）飞船
	12	苏联发射载有阿纳托利·菲利普琴科（Anatoly Phillipchenko）和尼古拉·鲁卡维什尼科夫（Nikolay Rukavishnikov）的"联盟 16 号"（Soyuz 16）飞船，模拟与美国阿波罗飞船对接的情况；发射"礼炮 4 号"（Salyut 4）空间站入轨
1975	1	苏联发射载有阿列克谢·古巴列夫（Alexei Gubanrev）等的"联盟 17 号"（Soyuz 17）飞船与"礼炮 4 号"（Salyut 4）对接
	4	苏联发射载有瓦西里·拉扎列夫（Vasily Lazarev）和奥列格·马卡洛夫（Oleg Makarov）的"联盟 18A"（Soyuz 18A）飞船
	5	苏联发射"联盟 18B"（Soyuz 18B）飞船与"礼炮 4 号"（Salyut 4）对接
	7	苏联、美国发射飞船进行联合对接飞行，"阿波罗 18 号"（Apollo 18）飞船和"联盟 19 号"（Soyuz 19）飞船成功对接

续表

年份	月份	事件
1975	9	苏联发射"宇宙 772 号"（Cosmos 772）无人飞船进行联盟 T 飞船试飞
	11	苏联发射无人驾驶的"联盟 20 号"（Soyuz 20）飞船，与"礼炮 4 号"（Salyut 4）自动对接
1976	6	苏联发射"礼炮 5 号"（Salyut 5）空间站入轨
	7	苏联发射载有鲍里斯·沃雷诺夫（Boris Volenov）等的"联盟 21 号"（Soyuz 21）飞船，与"礼炮 5 号"对接
	9	苏联发射载有瓦列里·贝科夫斯基（Valery Bykovsky）等的"联盟 22 号"（Soyuz 22）飞船上天
	10	苏联发射载有乌雅切斯拉夫·祖多夫（Vyacheslav Zudov）、瓦列里·罗德斯特文斯基（Valery Rozhdestvensky）的"联盟 23 号"（Soyuz 23）飞船
	11	苏联发射"宇宙 869 号"（Cosmos 869）无人飞船，进行联盟 T 飞船试飞
1977	2	苏联发射载有维克托·戈尔巴特科（Victor Golbatko）等的"联盟 24 号"（Soyuz 24）飞船与"礼炮 5 号"（Salyut 5）对接
	7	苏联发射"宇宙 929 号"（Cosmos 929）飞行器与"礼炮 5 号"（Salyut 5）对接
	9	苏联发射"礼炮 6 号"（Salyut 6）空间站上天
	10	苏联发射载有弗拉季米尔·瓦西里耶维奇·科瓦廖诺克（Vladimir Vasilyevich Kovalyonok）和瓦列里·柳明（Valery Ryumin）的"联盟 25 号"（Soyuz 25）飞船
	12	苏联发射"联盟 26 号"（Soyuz 26）飞船
1978	1	苏联发射载有奥列格·马卡洛夫（Oleg Makarov）等的"联盟 27 号"（Soyuz 27）飞船，与"联盟 26 号"（Soyuz 26）-"礼炮 6 号"（Salyut 6）联合体对接，实现了用两艘联盟号飞船与一艘礼炮号空间站首次对接；发射无人驾驶运货飞船"进步 1 号"（Progress 1）
	3	苏联发射载有阿列克谢·古巴列夫（Alexei Gubanrev）和捷克斯洛伐克航天员弗拉迪米尔·雷梅克（Vladimír Remek）的"联盟 28 号"（Soyuz 28）飞船与"礼炮 6 号"（Salyut 6）对接
	4	苏联发射"宇宙 1001 号"（Cosmos 1001）无人飞船，进行联盟 T 飞船试飞
	6	苏联发射载有弗拉季米尔·瓦西里耶维奇·科瓦廖诺克等的"联盟 29 号"（Soyuz 29）飞船与"礼炮 6 号"（Salyut 6）对接，发射"联盟 30 号"（Soyuz 30）飞船与"礼炮 6 号"-"联盟 29 号"联合体对接
	7	苏联发射"进步 2 号"（Progress 2）货船，给"礼炮 6 号"（Salyut 6）送补给品
	8	苏联发射"进步 3 号"（Progress 3）货船给"礼炮 6 号"（Salyut 6）送补给品；苏联发射载有瓦列里·贝科夫斯基（Valery Bykovsky）和伊恩（Ian）的"联盟 31 号"（Soyuz 31）飞船，与"礼炮 6 号"（Salyut 6）对接
	10	苏联发射"进步 4 号"（Progress 4）货船，为"礼炮 6 号"（Salyut 6）运送补给品
1979	1	苏联发射"宇宙 1074 号"（Cosmos 1074）无人飞船，进行联盟 T 飞船试飞
	2	苏联发射载有利亚霍夫（Lyakhov）和瓦列里·柳明（Valery Ryumin）的"联盟 32 号"（Soyuz 32）飞船，成功与"礼炮 6 号"（Salyut 6）对接
	3	苏联发射"进步 5 号"（Progress 5）货船，与"礼炮 6 号"（Salyut 6）对接
	4	苏联发射载有尼古拉·鲁卡维什尼科夫（Nikolay Rukavishnikov）等的"联盟 33 号"（Soyuz 33）飞船

年份	月份	事件
1979	5	苏联发射"进步 6 号"（Progress 6）货船，给"礼炮 6 号"（Salyut 6）运送补给
	6	苏联发射无人驾驶的"联盟 34 号"（Soyuz 34）飞船、"进步 7 号"（Progress 7）货船
	12	苏联发射"联盟 T1 号"（Soyuz T1）无人驾驶飞船与"礼炮 6 号"（Salyut 6）对接
1980	3	苏联发射"进步 8 号"（Progress 8）货船与"礼炮 6 号"（Salyut 6）对接
	4	苏联发射载有列昂尼德·伊万诺维奇·波波夫（Leonid Ivanovich Popov）和瓦列里·柳明（Valery Ryumin）的"联盟 35 号"（Soyuz 35）飞船上天，苏联"进步 9 号"（Progress 9）货船上天
	5	苏联发射载有瓦莱里·库巴索夫（Valery Kubasov）等的"联盟 36 号"（Soyuz 36）飞船
	6	苏联发射载有马雷舍夫（Malyshev）等的"联盟 T2 号"（Soyuz T2）飞船上天，苏联发射"进步 10 号"（Progress 10）货船
	7	苏联发射"联盟 37 号"（Soyuz 37）飞船上天，船上载有维克托·戈尔巴特科（Victor Golbatko）和越南航天员范遵（Phạm Tuân）
	9	苏联发射"联盟 38 号"（Soyuz 38）飞船上天，船上载有罗曼年科（Romanenko）等；苏联发射"进步 11 号"（Progress 11）货船升空，给"礼炮 6 号"（Salyut 6）运送补给
	11	苏联发射"联盟 T3 号"（Soyuz T3）飞船上天，船上载有奥列格·马卡洛夫（Oleg Makarov）等
1981	1	苏联发射"进步 12 号"（Progress 12）货船给"礼炮 6 号"（Salyut 6）运送补给
	3	苏联发射"联盟 T4 号"（Soyuz T4）飞船、"联盟 39 号"（Soyuz 39）飞船
	4	苏联发射"宇宙 1267 号"（Cosmos 1267）飞行器，后与"礼炮 6 号"（Salyut 6）自动对接，是第一个在太空组装的空间站复合体
	5	苏联发射载有列昂尼德·伊万诺维奇·波波夫等的"联盟 40 号"（Soyuz 40）上天
1982	4	苏联在拜科努尔发射场成功地发射了第 2 代空间站"礼炮 7 号"（Salyut 7）
	5	苏联发射"联盟 T5 号"（Soyuz T5）飞船上天，船上载有列别杰夫（Lebedev）等，与"礼炮 7 号"（Salyut 7）对接；苏联发射"进步 13 号"（Progress 13）货船，给"礼炮 7 号"运送补给
	6	苏联发射载有弗拉基米尔·贾尼别科夫（Vladimir Dzhanibekov）和法国航天员让·卢·克雷蒂安（Jean-Loup Chrétien）等的"联盟 T6 号"飞船，与"礼炮 7 号"（Salyut 7）空间站对接
	7	苏联发射"进步 14 号"（Progress 14）货船，与"礼炮 7 号"（Salyut 7）对接
	8	苏联发射"联盟 T7 号"（Soyuz T7）飞船，与"礼炮 7 号"（Salyut 7）对接
	9	苏联发射"进步 15 号"（Progress 15）货船，20 日与"礼炮 7 号"（Salyut 7）对接
	10	苏联发射"进步 16 号"（Progress 16）货船，与"礼炮 7 号"（Salyut 7）对接
1983	3	苏联发射宇宙 1443 号（Cosmos 1443）空间舱体，与"礼炮 7 号"（Salyut 7）空间站对接
	4	苏联发射载有季托夫（Titov）等的"联盟 T8 号"（Soyuz T8）飞船

年份	月份	事件
1983	6	苏联发射载有利亚霍夫（Lyakhov）和亚历山德罗夫（Alexandrov）的"联盟 T9 号"（Soyuz T9）飞船，与"礼炮 7 号"（Salyut 7）对接
	8	苏联发射"进步 17 号"（Progress 17）货船，与"礼炮 7 号"（Salyut 7）对接
	9	苏联发射"联盟 T10A"（Soyuz T10A）载人飞船时，运载火箭在发射台上爆炸
	10	苏联发射"进步 18 号"（Progress 18）货船，与"礼炮 7 号"（Salyut 7）对接
1984	2	苏联发射"联盟 T10B"（Soyuz T10B）飞船，苏联发射"进步 19 号"（Progress 19）货船，与"礼炮 7 号"（Salyut 7）对接
	4	苏联发射载有马雷舍夫（Malyshev）和印度航天员拉克什·沙尔玛（Rakesh Sharma）等的"联盟 T11"（Soyuz T11）飞船，发射"进步 20 号"（Progress 20）货船
	5	苏联发射"进步 21 号"（Progress 21）、"进步 22 号"（Progress 22）货船
	7	苏联发射载有弗拉基米尔·贾尼别科夫（Vladimir Dzhanibekov）等的"联盟 T12 号"（Soyuz T12）飞船
	8	苏联发射"进步 23 号"（Progress 23）货船，与"礼炮 7 号"（Salyut 7）对接
1985	6	苏联发射载有弗拉基米尔·贾尼别科夫（Vladimir Dzhanibekov）等的"联盟 T13"（Soyuz T13）载人飞船和"礼炮 7 号"（Salyut 7）空间站对接，发射"进步 24 号"（Progress 24）货船与"礼炮 7 号"（Salyut 7）对接
	7	苏联发射"宇宙 1669 号"（Cosmos 1669），与"礼炮 7 号"（Salyut 7）对接
	9	苏联发射载有弗拉季斯拉夫·沃尔科夫（Vladislav Volkov）等的"联盟 T14 号"（Soyuz T14）飞船，发射"宇宙 1668 号"（Cosmos 1668）与"礼炮 7 号"（Salyut 7）空间站对接
1986	2	苏联发射了第 3 代永久型空间站"和平号"（Mir），以取代"礼炮 7 号"（Salyut 7）
	3	苏联发射"联盟 T15 号"（Soyuz T15）飞船、"进步 25 号"（Progress 25）货船与"和平号"（Mir）对接
	4	苏联发射"进步 26 号"（Progress 26）货船与"和平号"（Mir）对接
	5	苏联航天员弗拉基米尔·索洛维约夫（Vladimir Soloviev）等从"和平号"（Mir）驾驶"联盟 T15 号"（Soyuz T15）飞往"礼炮 7 号"（Salyut 7）空间站；苏联发射"联盟 TM1"（Soyuz TM1）飞船，进行无人飞行试验成功
	6	苏联航天员弗拉基米尔·索洛维约夫（Vladimir Soloviev）等驾驶的"联盟 T15 号"（Soyuz T15）飞船与"礼炮 7 号"（Salyut 7）空间站分离，与"和平号"（Mir）对接，是人类航天史上飞船第一次从两个空间站之间进行转移飞行
1987	1	苏联发射"进步 27 号"（Progress 27）货船与"和平号"（Mir）空间站对接
	2	苏联发射载有航天员罗曼年科（Romanenko）等的"联盟 TM2 号"（Soyuz TM2）飞船与"和平号"（Mir）对接成功
	3	苏联发射"进步 28 号"（Progress 28）货船与"和平号"（Mir）对接，苏联发射第一个天文专业舱"量子号"前往"和平号"（Mir）
	4	苏联发射"进步 29 号"（Progress 29）货船对接"量子号"
	5	苏联发射"进步 30 号"（Progress 30）货船与"和平号"（Mir）空间站对接

年份	月份	事件
1987	7	苏联发射"联盟 TM3 号"（Soyuz TM3）飞船与"和平号"（Mir）对接，船上载有苏联航天员亚历山德罗夫（Alexandrov）等
	8	苏联发射"进步 31 号"（Progress 31）货船与"和平号"（Mir）对接
	9	苏联发射"进步 32 号"（Progress 32）货船与"和平号"（Mir）对接
	11	苏联发射"进步 33 号"（Progress 33）货船与"和平号"（Mir）对接
	12	苏联发射载有季托夫（Titov）等的"联盟 TM4 号"（Soyuz TM4）飞船与"和平号"（Mir）空间站对接成功
1988	1	苏联发射"进步 34 号"（Progress 34）货船与"和平号"（Mir）对接
	3	苏联发射"进步 35 号"（Progress 35）货船给"和平号"（Mir）空间站运送补给
	5	苏联发射"进步 36 号"（Progress 36）货船给"和平号"（Mir）空间站运送补给
	6	苏联发射"联盟 TM5 号"（Soyuz TM5）飞船上天与"和平号"（Mir）对接
	7	苏联发射"进步 37 号"（Progress 37）货船给"和平号"（Mir）送去补给
	8	苏联发射载有利亚霍夫（Lyakhov）、瓦列里·波利亚科夫（Valeri Poliakov）和阿富汗航天员阿卜拉·阿哈德·穆罕默德（Abdullah Ahad Mohammed）的"联盟 TM6 号"（Soyuz TM6）飞船与"和平号"（Mir）对接
	9	苏联发射"进步 38 号"（Progress 38）货船为"和平号"（Mir）运送补给
	11	苏联发射载有弗拉季斯拉夫·沃尔科夫（Vladislav Volkov）等的"联盟 TM7 号"（Soyuz TM7）飞船与"和平号"（Mir）对接
	12	苏联航天员季托夫（Titov）等乘"联盟 TM6 号"（Soyuz TM6）飞船返回地面，苏联发射"进步 39 号"（Progress 39）货船
1989	2	苏联发射"进步 40 号"（Progress 40）货船给"和平号"（Mir）送货
	4	在苏联"和平号"（Mir）和量子号天体专业舱联合体上工作过的弗拉季斯拉夫·沃尔科夫（Vladislav Volkov）等乘坐的"联盟 TM7 号"（Soyuz TM7）飞船着陆
	8	苏联发射新的运货飞船"进步 M1 号"（Progress M1）与"和平号"（Mir）空间站对接
	9	苏联发射"联盟 TM8 号"（Soyuz TM8）飞船与"和平号"（Mir）空间站对接
	11	苏联用"质子号"运载火箭（Proton rocket）将"量子 2 号"大型组合舱送上绕地轨道
	12	苏联发射"进步 M2 号"（Progress M2）货船上天
1990	2	苏联发射"联盟 TM9 号"（Soyuz TM9）飞船与"和平号"（Mir）空间站对接，发射"进步 M3 号"（Progress M3）货船与"和平号"（Mir）对接
	5	苏联发射最后一个老式"进步 42 号"（Progress 42）货船与"和平号"（Mir）对接，苏联用"质子号"火箭（Proton rocket）将"晶体号"（Crystal）专业舱送入轨道
	8	苏联发射飞船"联盟 TM10 号"（Soyuz TM10）与"和平号"（Mir）对接，苏联发射"进步 M4 号"（Progress M4）货船与"和平号"（Mir）空间站对接
	10	苏联发射"进步 M5 号"（Progress M5）货船与"和平号"（Mir）对接
	12	苏联"联盟 TM11 号"（Soyuz TM11）飞船发射升空

续表

年份	月份	事件
1991	1	苏联发射"进步 M6 号"（Progress M6）货船，为"和平号"（Mir）空间站送货
	3	苏联发射"进步 M7 号"（Progress M7）货船，为"和平号"（Mir）空间站送货
	5	苏联发射载有英国第一位女航天员海伦·沙曼（Helen Sharman）等的"联盟 TM12 号"（Soyuz TM12）飞船升空与"和平号"（Mir）对接
	8	苏联发射"进步 M9 号"（Progress M9）货船，为"和平号"（Mir）空间站送货
	10	苏联发射载有弗拉季斯拉夫·沃尔科夫（Vladislav Volkov）等的"联盟 TM13 号"（Soyuz TM13）飞船上天与"和平号"（Mir）空间站对接，苏联发射"进步 M10 号"（Progress M10）货船升空与"和平号"（Mir）对接
1992	1	独联体发射"进步 M11 号"（Progress M11）货船与"和平号"（Mir）对接
	3	独联体发射"联盟 TM14 号"（Soyuz TM14）飞船与"和平号"（Mir）对接
	4	俄罗斯发射"进步 M12 号"（Progress M12）货船与"和平号"（Mir）对接
	6	俄罗斯发射"进步 M13 号"（Progress M13）货船与"和平号"（Mir）对接
	7	俄罗斯发射载有弗拉基米尔·索洛维约夫（Vladimir Soloviev）、谢尔盖·阿夫杰耶夫（Sergei Avdeyev）等的"联盟 TM15 号"（Soyuz TM15）与"和平号"（Mir）对接
	8	俄罗斯发射"进步 M14 号"（Progress M14）货船与"和平号"（Mir）对接
	10	俄罗斯发射"进步 M15 号"（Progress M15）货船与"和平号"（Mir）对接
1993	1	俄罗斯发射"联盟 TM16 号"（Soyuz TM16）飞船与"和平号"（Mir）空间站对接
	2	俄罗斯首次在太空试验人造月亮，俄罗斯发射"进步 M16 号"（Progress M16）货船与"和平号"（Mir）对接
	3	俄罗斯发射"进步 M17 号"（Progress M17）货船与"和平号"（Mir）对接
	5	俄罗斯发射"进步 M18 号"（Progress M18）货船与"和平号"（Mir）对接
	7	俄罗斯"联盟 TM17 号"（Soyuz TM17）飞船发射升空与"和平号"（Mir）对接
	8	俄罗斯发射"进步 M19 号"（Progress M19）货船升空与"和平号"（Mir）对接
	10	俄罗斯发射"进步 M20 号"（Progress M20）货船升空与"和平号"（Mir）对接
1994	1	俄罗斯发射载有尤里·乌萨切夫（Yury Usachev）和瓦列里·波利亚科夫（Valeri Poliakov）等的"联盟 TM18 号"（Soyuz TM18）飞船升空与"和平号"（Mir）对接，俄罗斯发射"进步 M21 号"（Progress M21）货船与"和平号"（Mir）对接
	3	俄罗斯发射"进步 M22 号"（Progress M22）货船与"和平号"（Mir）对接
	5	俄罗斯发射"进步 M23 号"（Progress M23）货船与"和平号"（Mir）对接
	7	俄罗斯发射载有尤里·马连琴科（Yuri Malenchenko）的"联盟 TM19 号"（Soyuz TM19）飞船与"和平号"（Mir）对接
	8	俄罗斯发射"进步 M24 号"（Progress M24）货船
	10	俄罗斯发射载有女航天员叶莲娜·康达科娃（Yelena Kondakova）等的"联盟 TM20 号"（Soyuz TM20）飞船上天同"和平号"（Mir）对接
	11	俄罗斯发射"进步 M25 号"（Progress M25）货船与"和平号"（Mir）对接

年份	月份	事件
1995	2	美国发现号航天飞机载 5 名美国人和 1 名俄罗斯人升空，俄罗斯发射"进步 M26 号"（Progress M26）货船与"和平号"（Mir）对接
	3	俄罗斯发射载有两名俄罗斯航天员和一名美国航天员的"联盟 TM21 号"（Soyuz TM21）载人飞船升空与"和平号"（Mir）对接；俄罗斯在"和平号"（Mir）空间站上工作的瓦列里·波利亚科夫（Valeri Poliakov）、叶莲娜·康达科娃（Yelena Kondakova）等乘"联盟 TM20 号"（Soyuz TM20）返回地面
	4	俄罗斯发射"进步 M27 号"（Progress M27）货船与"和平号"（Mir）对接
	5	俄罗斯发射"光谱号"（Spectrum）实验船
	6	载有 5 名美国人和 2 名俄罗斯人的美国"亚特兰蒂斯号"（Atlantis）航天飞机升空与"和平号"（Mir）空间站首次对接成功
	7	俄罗斯发射"进步 M28 号"（Progress M28）货船与"和平号"（Mir）对接
	9	俄罗斯发射载有谢尔盖·阿夫杰耶夫（Sergei Avdeyev）等的"联盟 TM22 号"（Soyuz TM22）飞船升空与"和平号"（Mir）空间站对接
	10	俄罗斯发射"进步 M29 号"（Progress M29）货船
	11	美国"亚特兰蒂斯号"（Atlantis）航天飞机载 5 人升空，与"和平号"（Mir）实现第 2 次太空对接
	12	俄罗斯发射"进步 M30 号"（Progress M30）货船
1996	2	俄罗斯"和平号"（Mir）空间站升空 10 周年，俄罗斯"联盟 TM23 号"（Soyuz TM23）飞船载着尤里·乌萨切夫（Yury Usachev）等飞往"和平号"（Mir）
	3	美国"亚特兰蒂斯号"（Atlantis）航天飞机 6 人升空，6 人中有 2 名是女性，其中一名为 53 岁的香农·露西德（Shannon Lucid）
	4	俄罗斯用"质子号"（Proton rocket）火箭将"和平号"（Mir）空间站最后一个舱段自然舱发射入轨
	5	俄罗斯发射"M31 号"（Progress M31）货船与"和平号"（Mir）对接
	7	俄罗斯发射"M32 号"（Progress M32）货船与"和平号"（Mir）对接
	8	俄罗斯发射"联盟 TM24 号"（Soyuz TM24）载人飞船与"和平号"（Mir）对接
	9	美国"亚特兰蒂斯号"（Atlantis）航天飞机 6 人上天，与"和平号"（Mir）实现了第 4 次太空对接
	11	俄罗斯发射"进步 M33 号"（Progress M33）货运飞船与"和平号"（Mir）对接
1997	1	美国"亚特兰蒂斯号"（Atlantis）航天飞机 6 人升空，与"和平号"（Mir）实现第 5 次太空对接
	2	俄罗斯"联盟 TM25 号"（Soyuz TM25）飞船载两名俄罗斯航天员拉佐特金、齐布列耶夫和一名美国航天员升空
	4	俄罗斯"进步 M34 号"（Progress M34）货船升空与"和平号"（Mir）对接，俄罗斯航天员和美国航天员进行了首次俄、美航天员联合太空行走
	5	美国"亚特兰蒂斯号"（Atlantis）航天飞机载 7 人升空与"和平号"（Mir）实现第 6 次太空对接

续表

年份	月份	事件
1997	7	俄罗斯发射"进步 M35 号"（Progress M35）货运飞船与"和平号"（Mir）对接
	8	俄罗斯发射"联盟 TM26 号"（Soyuz TM26）载人飞船升空
	9	美国"亚特兰蒂斯号"（Atlantis）航天飞机载 7 人升空与"和平号"（Mir）实现第 7 次太空对接
	10	俄罗斯发射"进步 M36 号"（Progress M36）货船，7 日与"和平号"（Mir）对接
	12	俄罗斯"进步 M37 号"（Progress M37）运货飞船升空，与"和平号"（Mir）空间站对接
1998	1	美国"奋进号"（STS Endeavour OV-105）航天飞机载 7 人升空，是美国航天飞机第 8 次与"和平号"（Mir）对接，俄罗斯"联盟 TM27 号"（Soyuz TM27）飞船载 3 人（有一名为法国人）升空与"和平号"（Mir）空间站对接
	3	俄罗斯"进步 M38 号"（Progress M38）货运飞船升空与"和平号"（Mir）空间站对接
	5	俄罗斯"进步 M39 号"（Progress M39）货运飞船升空与"和平号"（Mir）空间站对接
	6	美国"发现号"（STS Discovery OV-103）航天飞机载 6 人升空，与"和平号"（Mir）实现第 9 次对接，也是最后一次太空对接
	8	俄罗斯"联盟 TM28 号"（Soyuz TM2）飞船载谢尔盖·阿夫杰耶夫（Sergei Avdeyev）和尤里·巴图林（Yuri Baturin）等升空与"和平号"（Mir）对接
	10	俄罗斯"进步 M40 号"（Progress M40）货运飞船升空与"和平号"（Mir）对接
	11	俄罗斯用质子 K 火箭（PROTON-K launch vehicle）将国际空间站的"曙光号"（Zarya）多功能船送入太空
	12	美国"奋进号"（STS Endeavour OV-105）航天飞机载 6 人升空，将国际空间站第二个组件"团结号"（Unity）节点舱送往太空